マンガでわかる ゆがみと痛みが消えるストレッチ

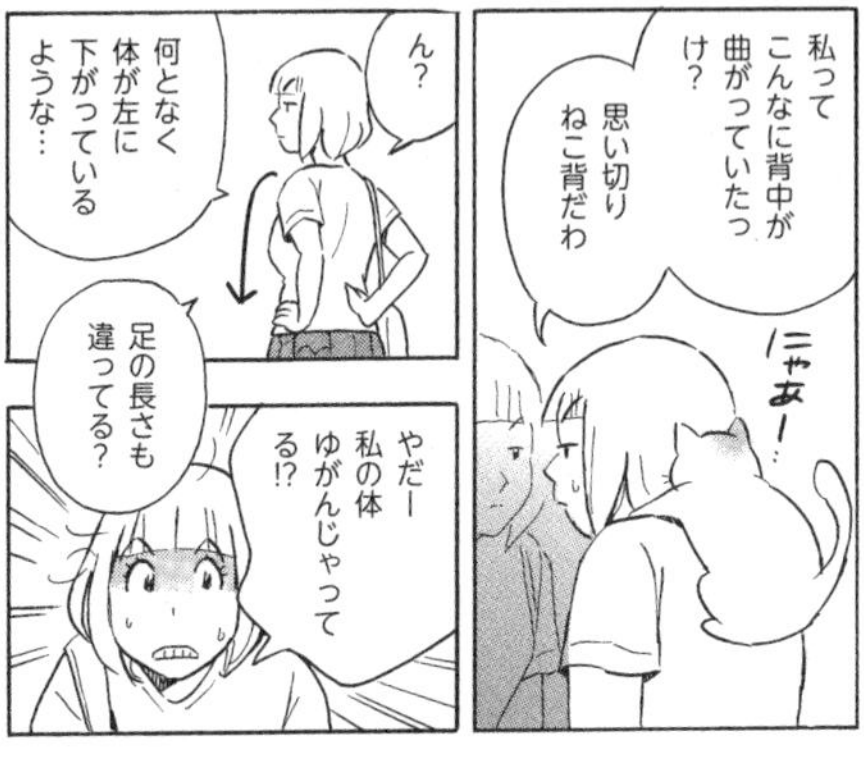
私って
こんなに背中が
曲がっていたっけ?
思い切り
ねこ背だわ
にゃあ!..
ん?
何となく
体が左に
下がっている
ような…
足の長さも
違ってる?
やだー
私の体
ゆがんじゃってる!?

いいだ整骨院・鍼灸院
いいだカイロプラクティック院長

原幸夫 監修

新紀元社

肩こり・ねこ背・体の不調は体のゆがみが原因!?

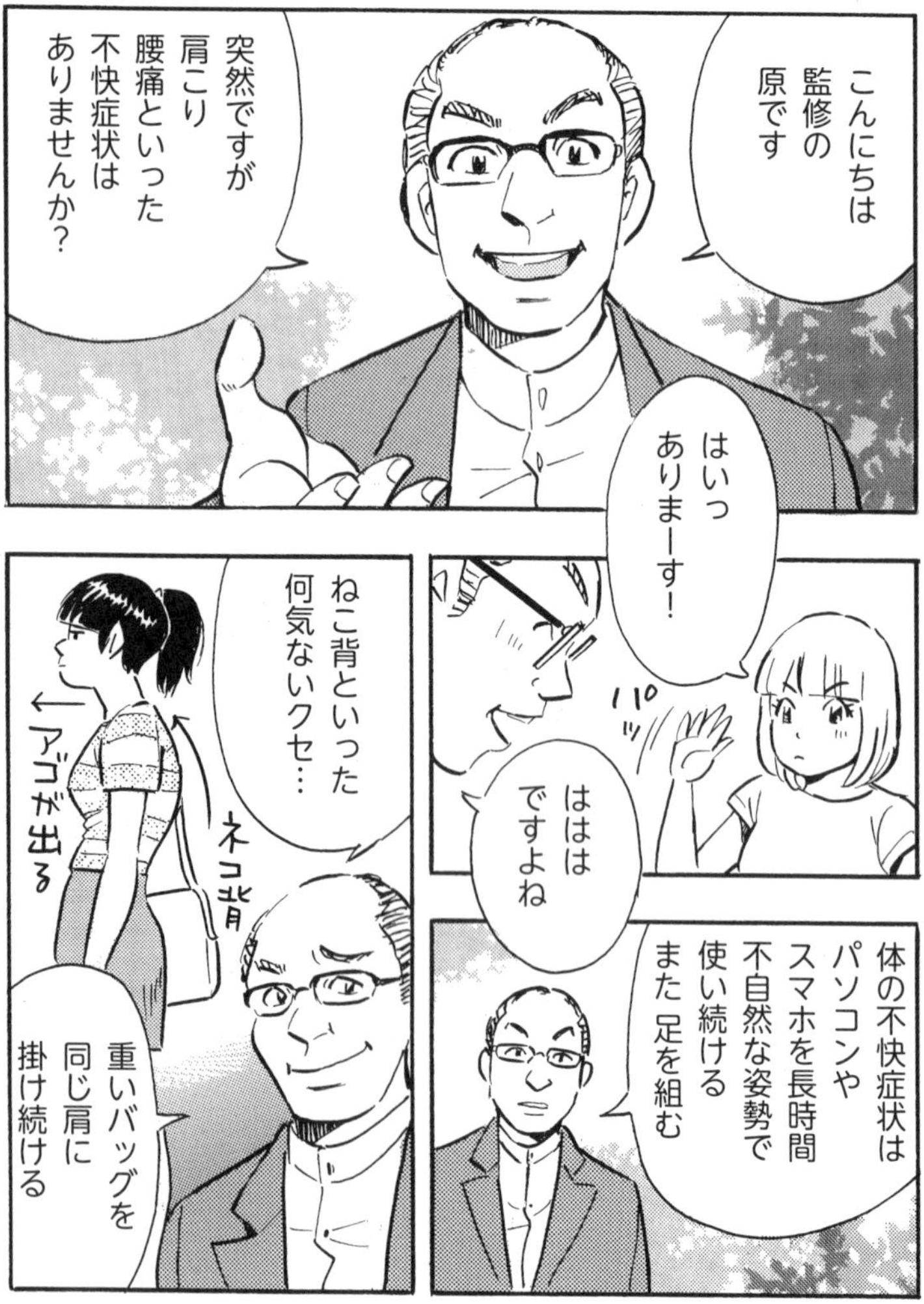

こんにちは 監修の 原です
突然ですが 肩こり 腰痛といった 不快症状は ありませんか?
はいっ ありまーす!
パッ
ははは ですよね
体の不快症状は パソコンや スマホを長時間 不自然な姿勢で 使い続ける また 足を組む
ねこ背といった 何気ないクセ…
ネコ背
←アゴが出る
重いバッグを 同じ肩に 掛け続ける

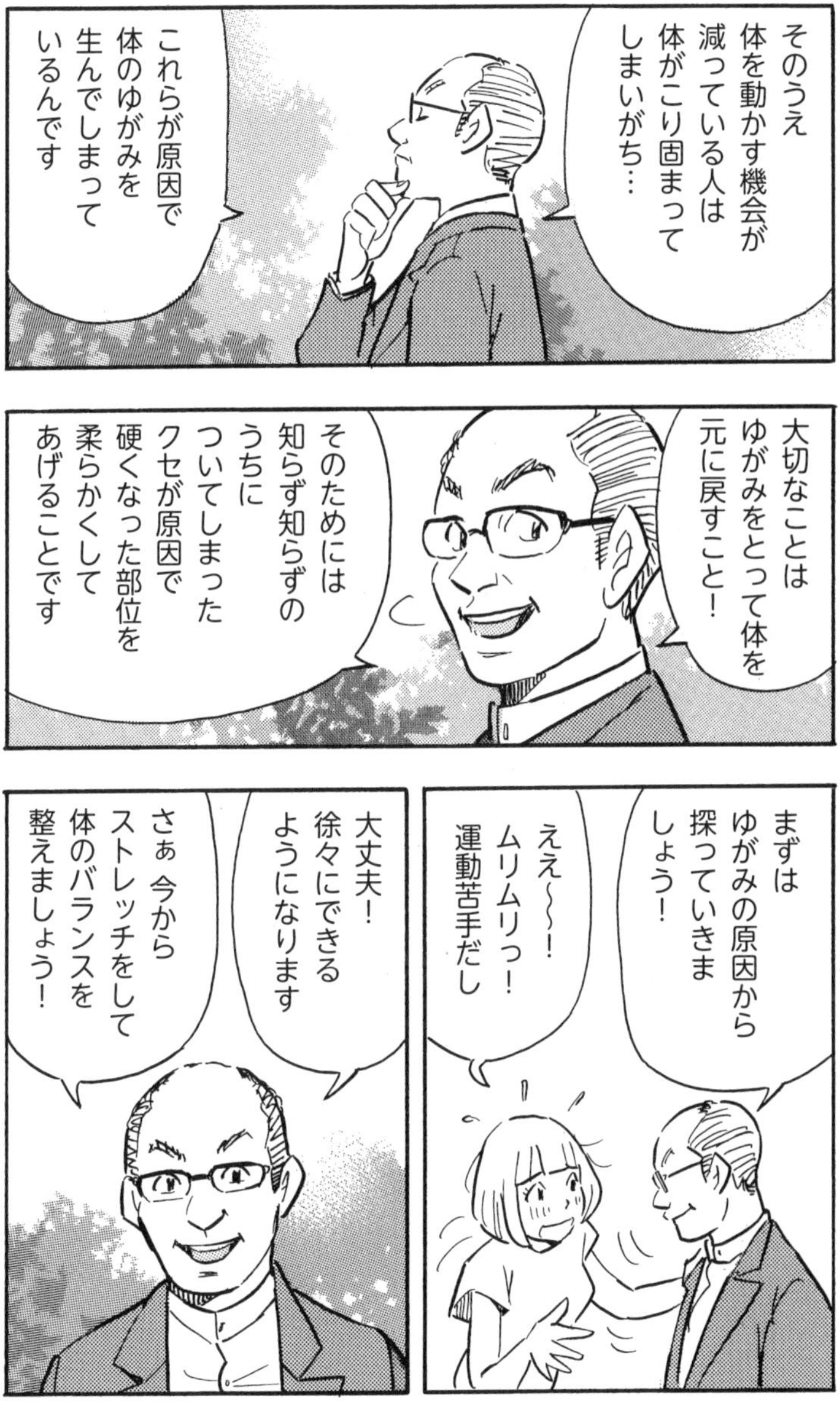
そのうえ体を動かす機会が減っている人は体がこり固まってしまいがち…
これらが原因で体のゆがみを生んでしまっているんです
大切なことはゆがみをとって体を元に戻すこと！
そのためには知らず知らずのうちについてしまったクセが原因で硬くなった部位を柔らかくしてあげることです
まずはゆがみの原因から探っていきましょう！
ええ〜〜！ムリムリっ！運動苦手だし
大丈夫！徐々にできるようになります
さぁ 今からストレッチをして体のバランスを整えましょう！

はじめに

私たちの体はいろいろな筋肉や関節がスムーズに動くことで、様々な動作が楽に行えています。いつも普通に動いてくれるので、普段は意識することも少ないことでしょう。ところが、これらが動かなくなったり、痛むようになるとたんにいつもの生活は送れなくなってしまいます。こうなったとき初めて、痛むことなく動けることがどんなにありがたいかを思い知ることとなります。

パソコンやスマホの普及により、世の中はたいへん便利になりました。しかし、同時に体を動かす機会が減り、体がこり固まっている人が極端に増えてきたのです。原因は長時間のパソコン、スマホの使用、横座り、足を組む、高枕といった普段何気なく行っていることや、いつの間にかついたクセが体をゆがませてしまうのです。しかし、恐ろしいことにゆがみはそれだけではとどまりません。放っておくと次々と連鎖し、やがて痛みをも生んでいくことになるのです。

こうした問題を解決するには、正しい姿勢で生活することが大切ですが、いつも正しい姿勢でいることは難しいもの。ときには体が要求する姿勢(悪い姿勢)を取る必要もあります。それがじつは体のゆがみを回復させる姿勢であることも多いのです。そして、**大切なのは、ゆがみを元に戻してあげることです。日頃からストレッチで筋肉を柔らかくしてあげれば、それだけでいつまでも自由に動くことが可能となります。**筋肉を伸ばしたり、縮めたりする簡単なストレッチを身につければ、痛むこともなく、また、老化も食い止めることもできるのです。体がスムーズに動ければ、きっと健康的な生活を送れるはずです。また、同時によい姿勢を意識するようになるはずです。

ほんの少しの時間でいつでもできるストレッチを取り入れることで血流もよくなりますし、心もリフレッシュします。

ぜひ、生活の中に取り入れて、快適な日々が送れるようにお役立てください。

原幸夫

もくじ

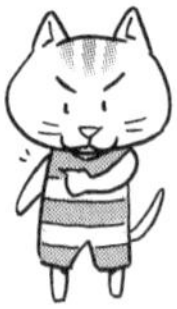

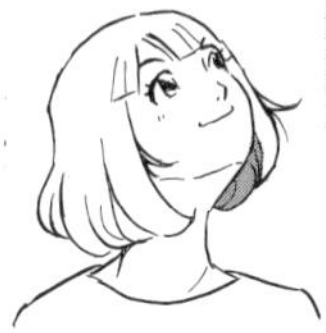

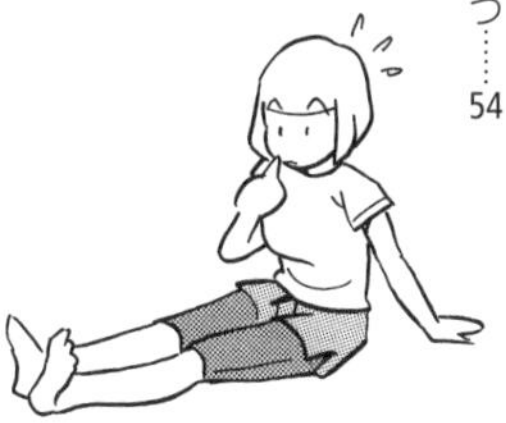

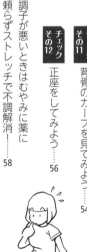

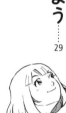

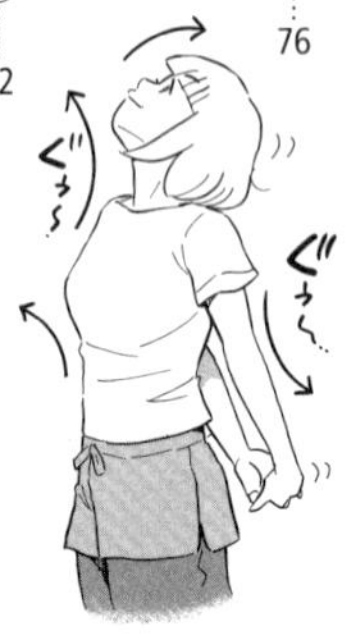

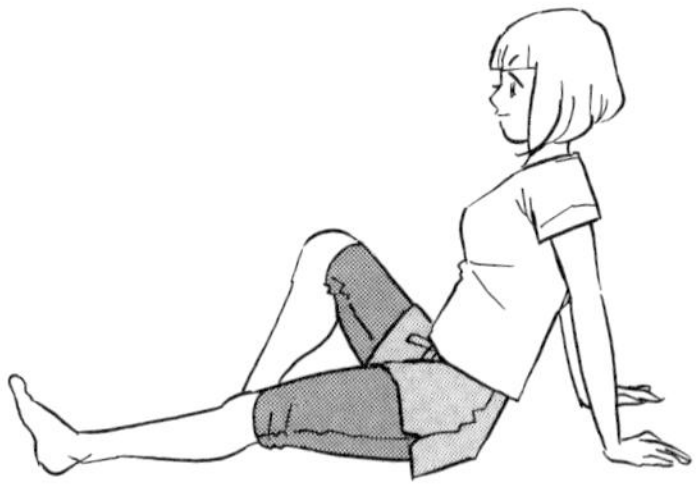

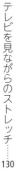

腰のゆがみをストレッチで整え
日常生活の不調の改善を!

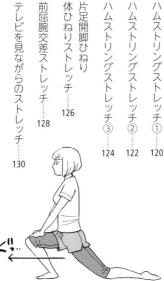

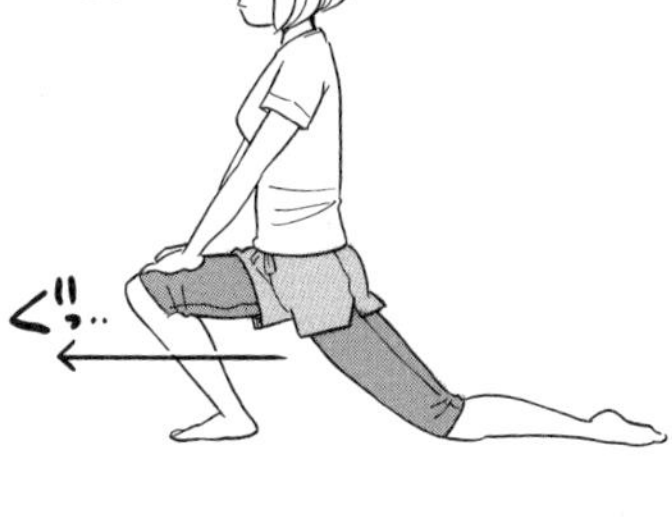

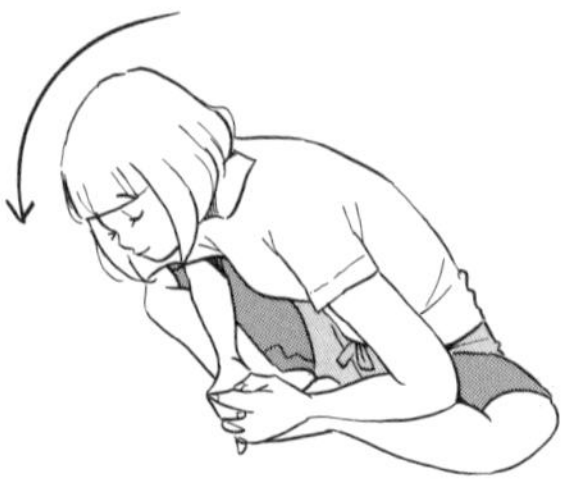

1章

ゆがみが体の不調を招く

体は年とともに自然とゆがんでしまうものではありません。日常生活の中でゆがませているのです。そして、ゆがみはこりや痛みといった体の不調を引き起こす原因となります。

普段の生活のメンテナンスで体は不調にも好調にもなる

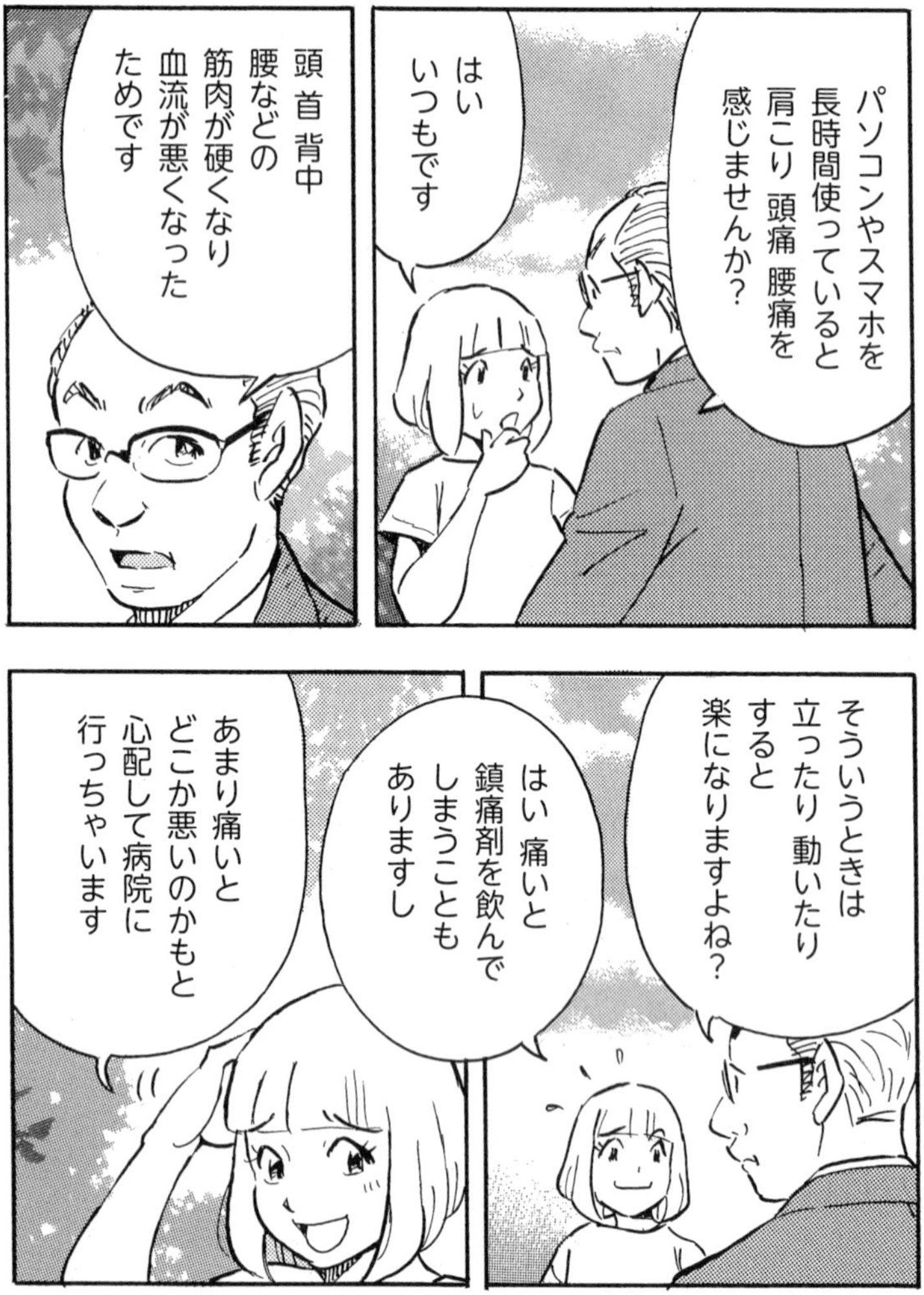
パソコンやスマホを長時間使っていると肩こり 頭痛 腰痛を感じませんか?
はい いつもです
頭 首 背中 腰などの筋肉が硬くなり血流が悪くなったためです
そういうときは立ったり 動いたりすると楽になりますよね?
はい 痛いと鎮痛剤を飲んでしまうこともありますし
あまり痛いとどこか悪いのかもと心配して病院に行っちゃいます

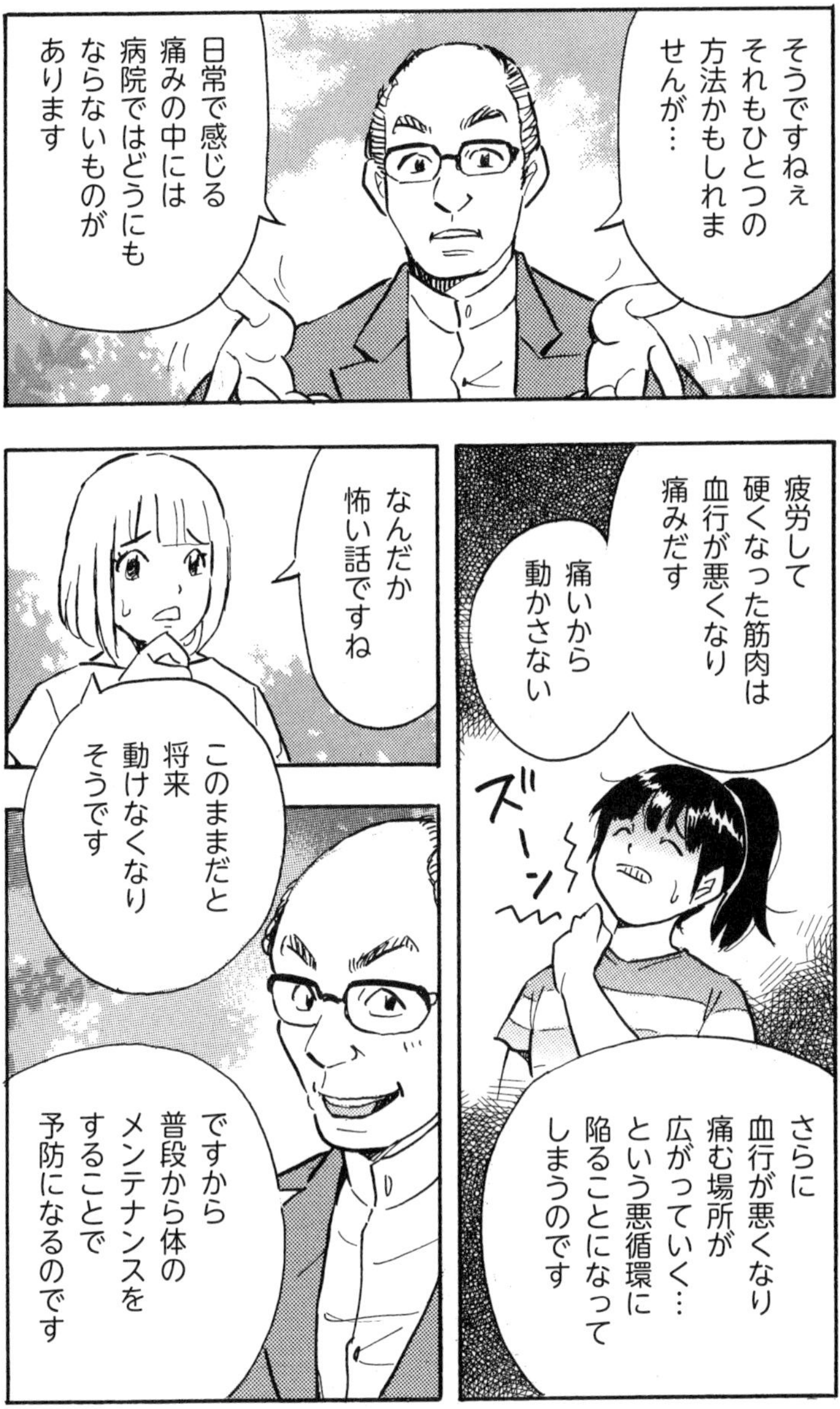
そうですねぇ それもひとつの 方法かもしれま せんが…
日常で感じる 痛みの中には 病院ではどうにも ならないものが あります
疲労して 硬くなった筋肉は 血行が悪くなり 痛みだす
痛いから 動かさない
ズーン
さらに 血行が悪くなり 痛む場所が 広がっていく… という悪循環に 陥ることになって しまうのです
なんだか 怖い話ですね
このままだと 将来 動けなくなり そうです
ですから 普段から体の メンテナンスを することで 予防になるのです

病院でも見つかりにくい不調
その痛みはどこからくるの？

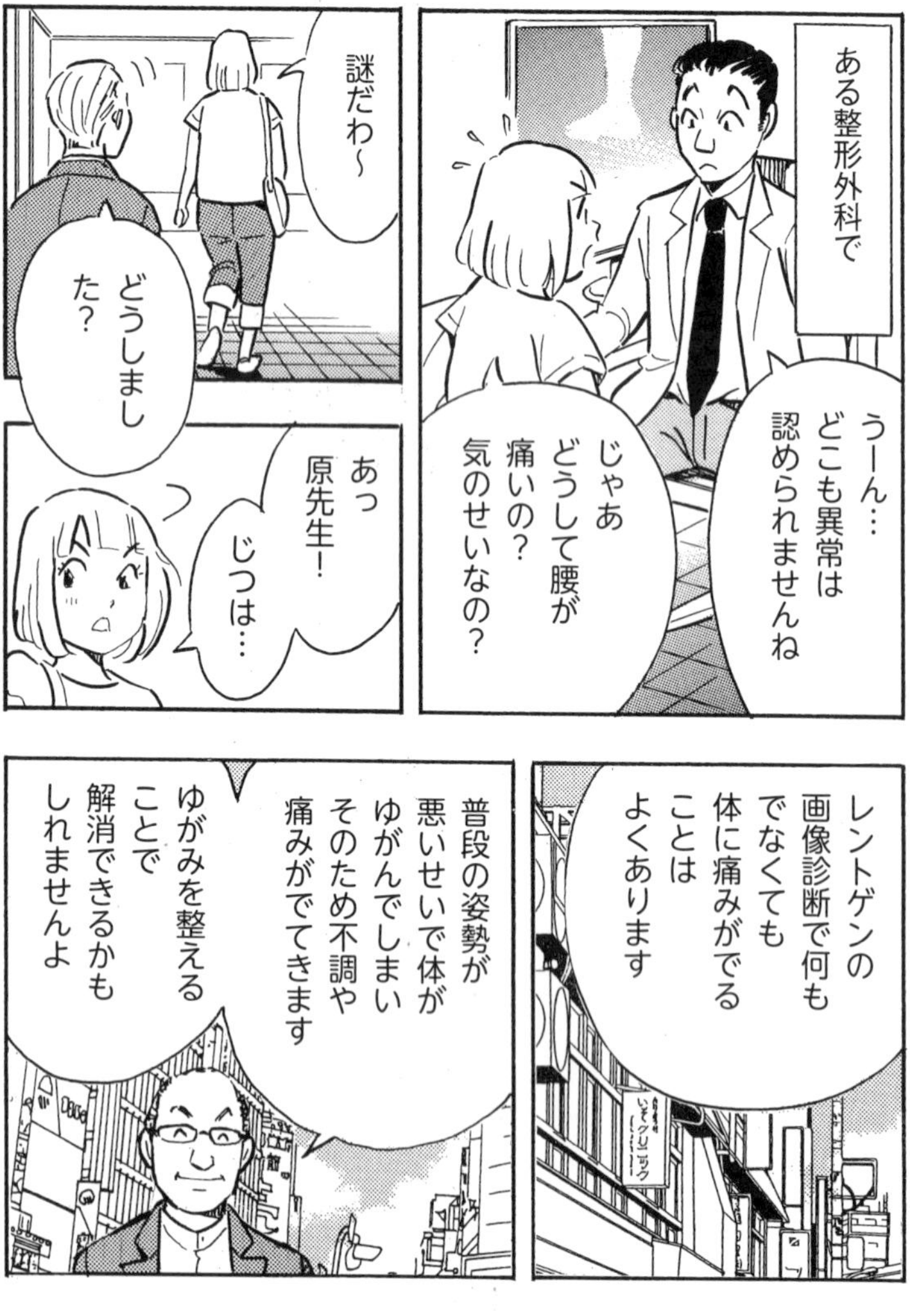
ある整形外科で
うーん… どこも異常は認められませんね
じゃあ どうして腰が痛いの？ 気のせいなの？
謎だわ〜
どうしました？
あっ 原先生！
じつは…
レントゲンの画像診断で何もでなくても体に痛みがでることはよくあります
普段の姿勢が悪いせいで体がゆがんでしまいそのため不調や痛みがでてきます
ゆがみを整えることで解消できるかもしれませんよ

痛みの原因はＸ線やＭＲＩなどで必ずしもわかるものではない

腰や首が痛むので整形外科に行って、レントゲン、ＣＴ、ＭＲＩといった検査をしたら、「特に異常はありません」といわれて悩んだことがあるかもしれません。画像診断では何もでなくても、体に痛みがでることはよくあることです。これを**「不定愁訴《ふていしゅうそ》」**といいます。**痛みを感じて受診しても、体の不調や不快感につながる明らかな病変が見つからないため、治療は難しく、周囲からも理解されにくいのが特徴です。**

では、「異常はない」と診断された痛みはどこからくるのでしょうか。

じつは、それは「体のゆがみ」からきているのです。普段から姿勢の悪い人は、体がゆがんでいます。体のどこかがゆがめば、いろいろなところに不調や痛みがでてきます。肩こり、腰痛、頭痛、冷え、不眠といった症状で悩んでいるなら、ゆがみを整えることで解消するかもしれません。

昔はもっと体が柔軟だったのに 不調なときほど体が硬い!?

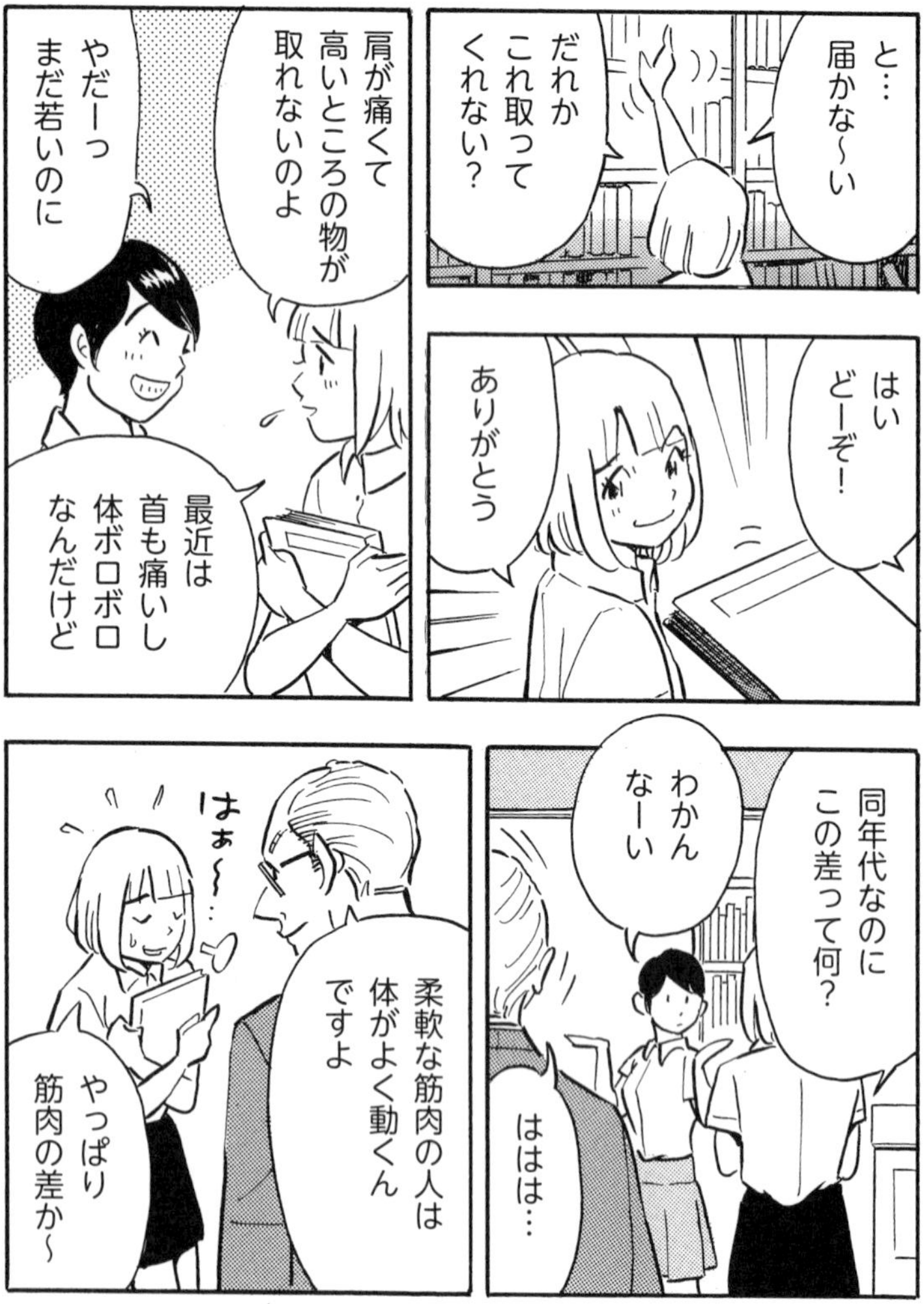

体をスムーズに動かすためには柔軟な筋肉が必要となる

どこかに痛みがあると、体は筋肉を硬くして動きを減らし、その部分にそれ以上の負担がかからないようにしようとします。たとえば右肩が痛くなったとします。何とかいつも通りに手を上げようとします。ところが体は痛い右肩に力を入れないようにする代わりに右ひじ、手、肩甲骨周囲でカバーしようとします。これが長時間続くと、疲労は徐々に広がり、首、左肩、腰などにまで影響がおよび、右肩とは遠く離れた場所まで痛みだしてしまうこともあります。これを**「代償《だいしょう》運動」**といいます。

慢性的な痛みがある人は、たいてい体のどこかにねじれやゆがみが生じています。ゆがみを取っていい姿勢になることで、痛みがなくなることは本当に多いのです。体のゆがみの原因は、筋肉のバランスが崩れてしまうこと。これを根本的に解決するためには、筋肉の柔軟性を高め、体に中心軸をつくることです。

柔軟で輪ゴムのような筋肉をストレッチで取り戻そう!

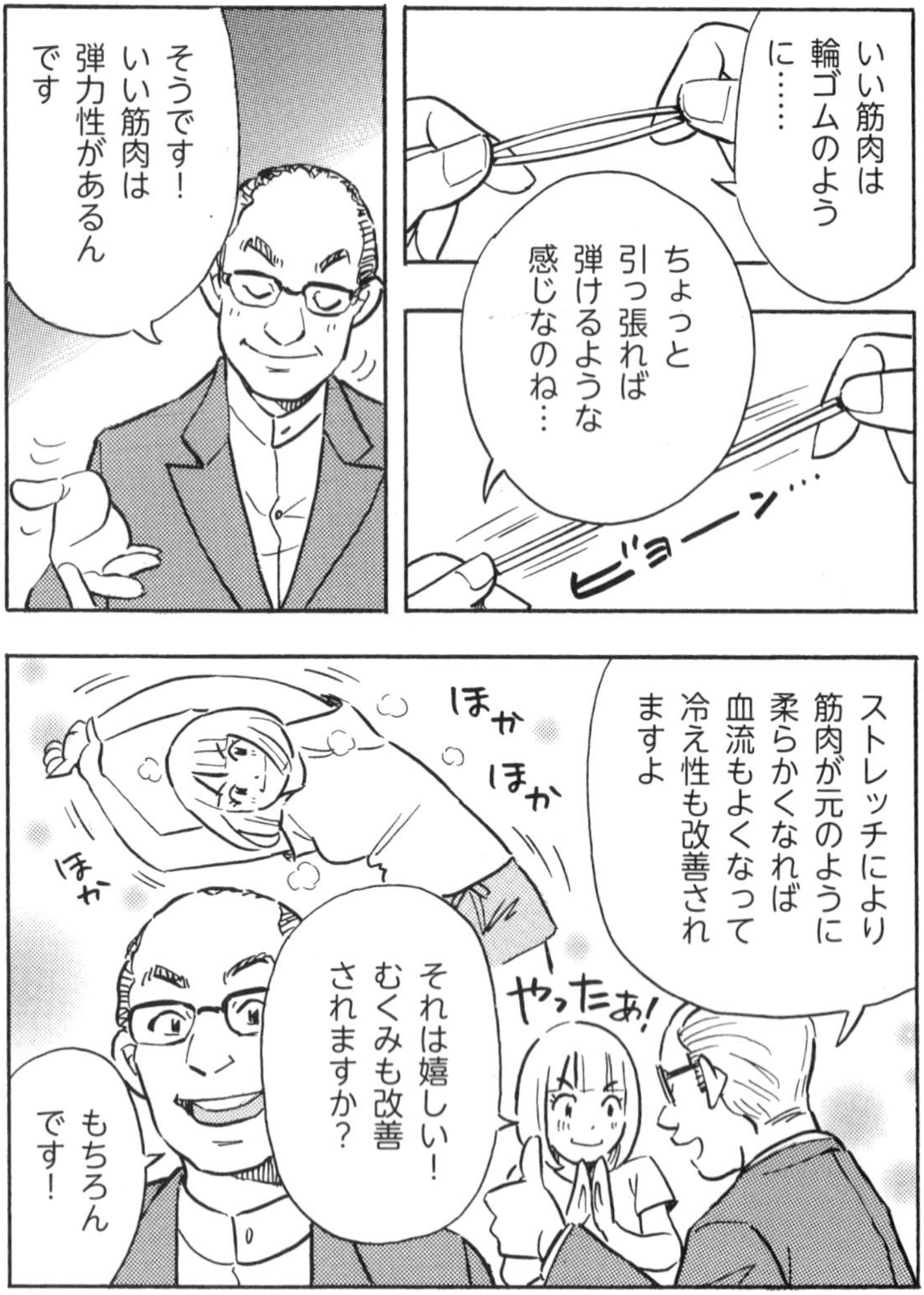

いい筋肉は輪ゴムのように……
ちょっと引っ張れば弾けるような感じなのね…
ビョーン…
そうです！いい筋肉は弾力性があるんです
ストレッチにより筋肉が元のように柔らかくなれば血流もよくなって冷え性も改善されますよ
ほかほか
ほか
ほか
やったぁ!
それは嬉しい！むくみも改善されますか？
もちろんです！

筋肉が柔らかくなることで血流がよくなり不調も消える

　では、よい筋肉とはどんな状態のことをいうのでしょうか。それは、力を抜いた状態では柔らかく、力を入れると硬くなる筋肉のことです。

　筋肉が元の柔らかさを取り戻せば、今まで滞っていた血液が回りはじめるようになります。その結果、下半身の冷え、むくみ、だるさなどの悩みは一気に解消するようになります。人間の体は、血流がよければ調子よく動けるようになりますが、反対に滞るようであれば不調が現われてくるものなのです。

　ワークスタイルやライフスタイルの変化により、多かれ少なかれ姿勢が乱れている人がほとんどです。それがいつのまにかクセになり、体のゆがみとなり、不調となって現れてしまっているのです。力を抜いたときに硬くなっている筋肉が元の柔らかさを取り戻せば、自然と体調はよくなるはずです。

仕事がはかどらない時間帯こそ
筋肉を動かしてストレッチ!

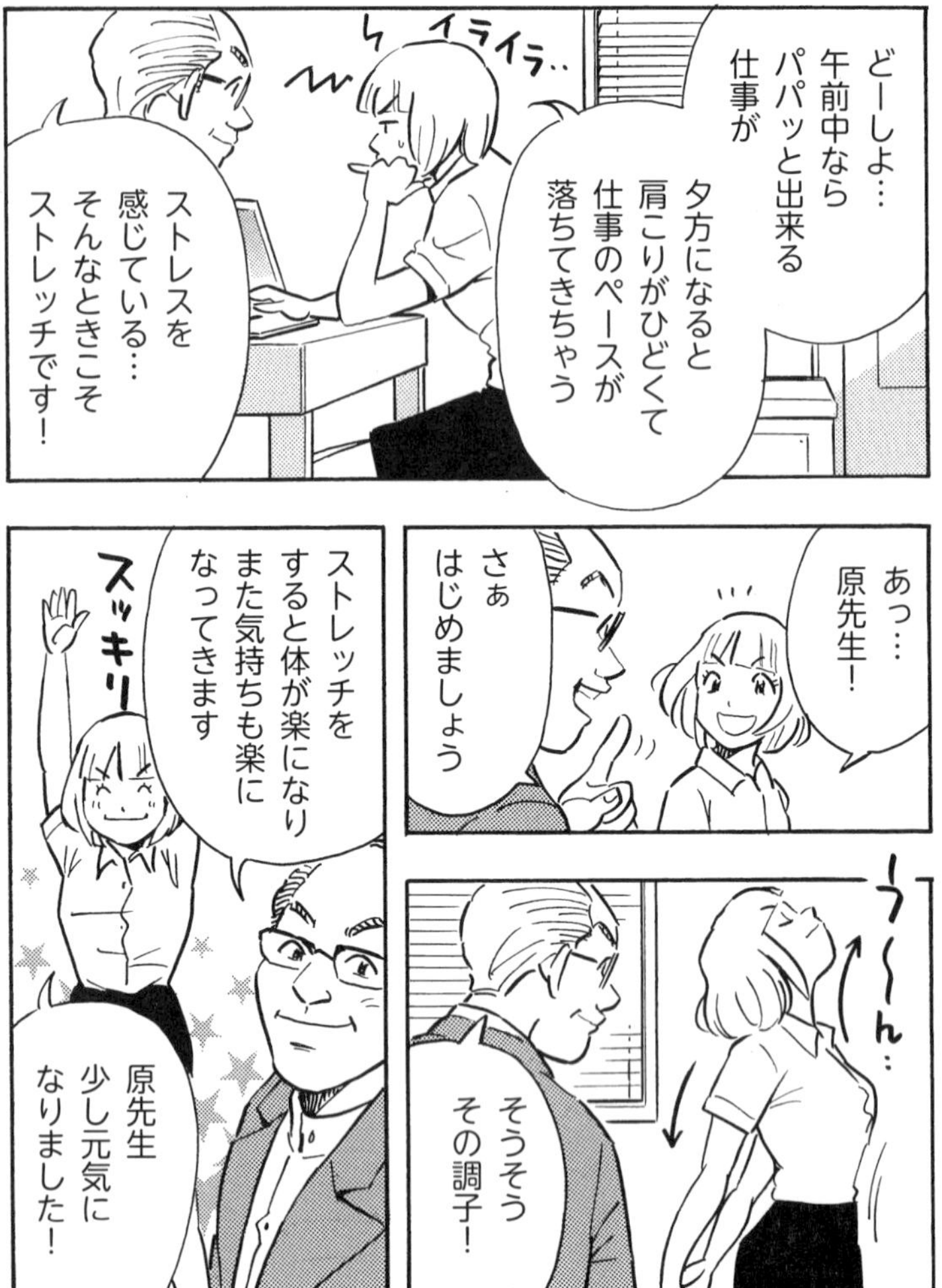
どーしよ… 午前中なら パパッと出来る 仕事が
夕方になると 肩こりがひどくて 仕事のペースが 落ちてきちゃう
イライラ…
ストレスを 感じている… そんなときこそ ストレッチです!
あっ… 原先生!
さぁ はじめましょう
う〜〜ん…
そうそう その調子!
ストレッチを すると体が楽になり また気持ちも楽に なってきます
スッキリ
原先生 少し元気に なりました!

筋肉がよく動くようになれば生活動作もよりスムーズに

筋肉が硬くなって動かなければ関節もうまく動きません。可動域は狭くなり、腕や腰、足の動きなどが制限されてきます。**筋肉には「運動」という働きのほかに「体熱の発生」と「血液を体中に送る」という大切な役割がありますが、そもそも筋肉がスムーズに動いてくれることが大前提です。**ストレッチをして体のゆがみをなくし、筋肉を柔らかくすれば可動域も広がります。

筋肉がよく動くようになれば、立つ、座る、歩くといった生活動作がよりスムーズに行えるようになります。ですから、仕事や家事のフットワークが軽くなります。今まで面倒だと思えた動作も軽々と行えることで効率もアップするでしょうし、能力も十分に発揮出来るようになることでしょう。だれでもゆがみは持っているものです。アンバランスな筋肉をストレッチで整えましょう。

筋肉と関節を上手に動かして ケガや不調にサヨウナラ!

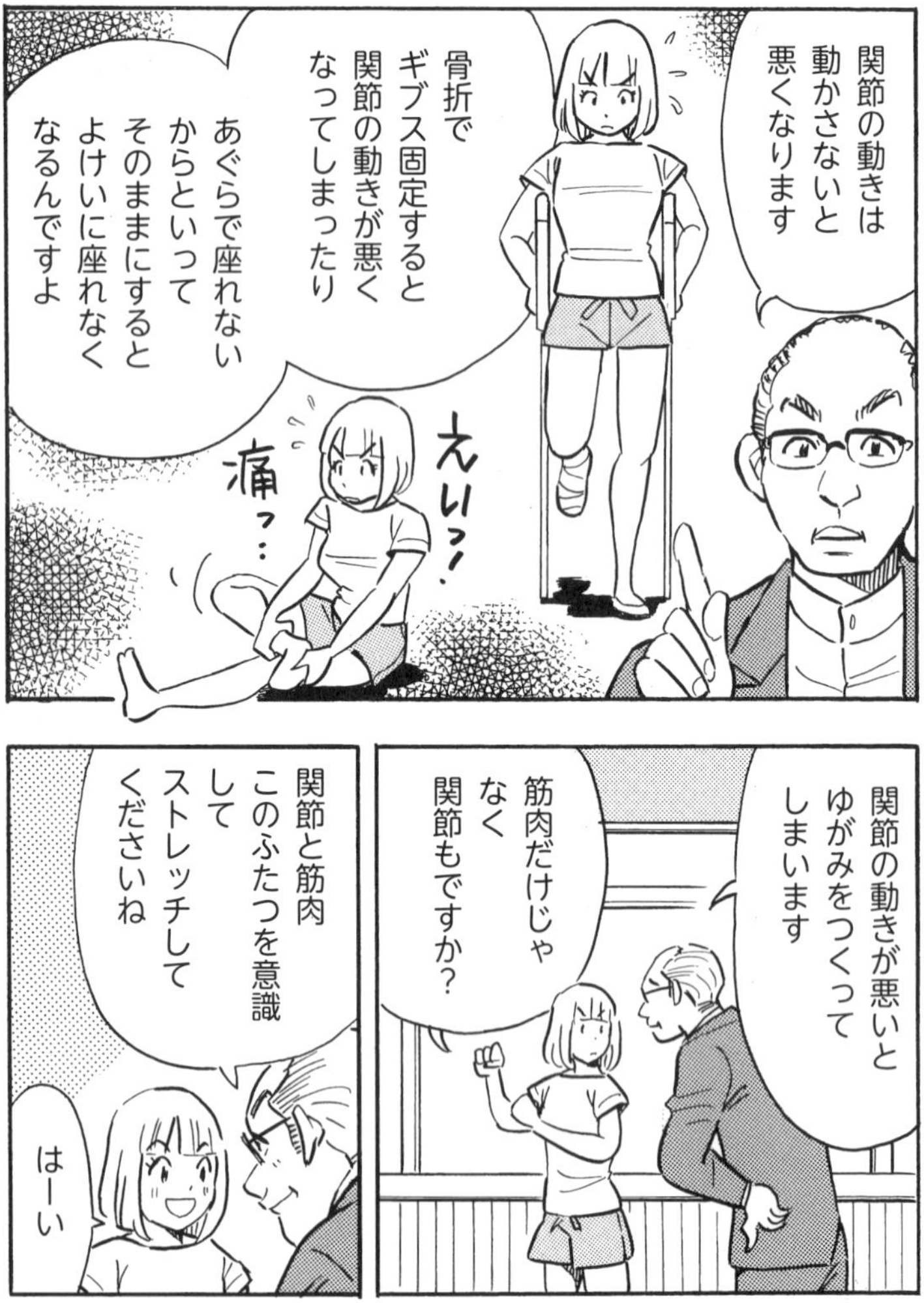
関節の動きは
動かさないと
悪くなります
骨折で
ギブス固定すると
関節の動きが悪く
なってしまったり
あぐらで座れない
からといって
そのままにすると
よけいに座れなく
なるんですよ
えいっ!
痛っ…
関節の動きが悪いと
ゆがみをつくって
しまいます
筋肉だけじゃ
なく
関節もですか?
関節と筋肉
このふたつを意識
して
ストレッチして
くださいね
はーい

奥にある筋肉が使われるようになると体脂肪が燃えやすい「やせやすい体質」に

筋肉がよく動くことで筋肉量が増えれば、体の中を血液がよく巡るようになりますし、多くのエネルギーを効率的に消費できるようになります。これでエネルギー代謝も大幅にアップするはずです。

普段、歩いたり動いたりするだけで、これまでは使われていなかった腸腰筋《ちょうようきん》のような奥にある筋肉が使われるようになり、周辺の脂肪がよく燃やされるようになります。**代謝がアップすれば、脂肪燃焼効率もアップします。つまり、脂肪がつきやすい腰周り、お腹やお尻、太ももなどが細くなり、下半身のラインがすっきりしてくるわけです。**

ストレッチをすることで筋肉が働くようになり、これにより体幹も働きやすくなるという相乗効果が生まれます。うまく使うべき筋肉が機能することで引き締まったボディラインが出来るようになるのです。

足のむくみや冷え性も体が硬いことが原因かも!?

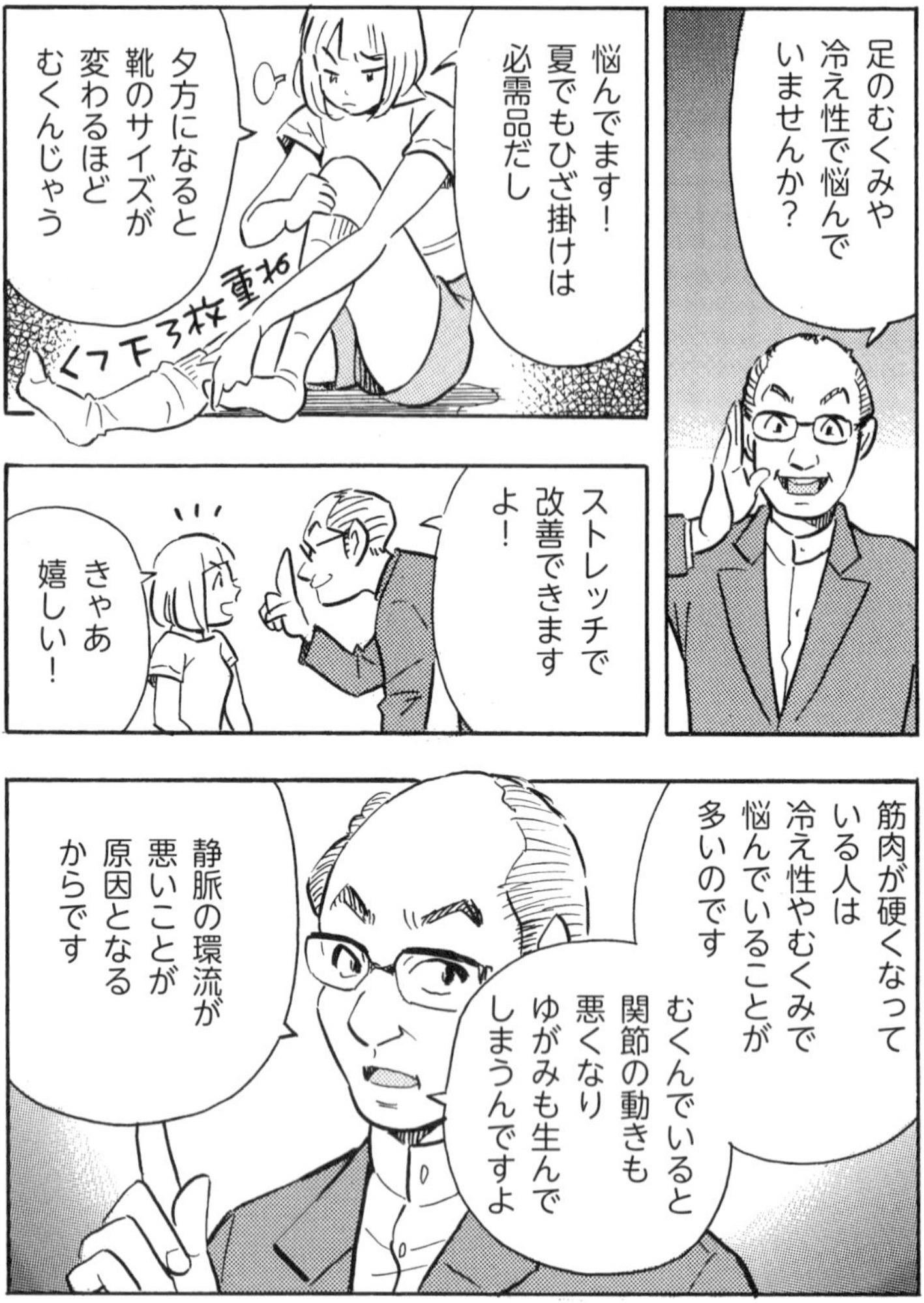
足のむくみや冷え性で悩んでいませんか？
悩んでます！夏でもひざ掛けは必需品だし
夕方になると靴のサイズが変わるほどむくんじゃう
くつ下3枚重ね
ストレッチで改善できますよ！
きゃあ嬉しい！
筋肉が硬くなっている人は冷え性やむくみで悩んでいることが多いのです
静脈の環流が悪いことが原因となるからです
むくんでいると関節の動きも悪くなりゆがみも生んでしまうんですよ

筋肉を柔らかくすることで体が温まり冷えやむくみ体質が解消する

筋肉が硬くなっている人は冷え体質やむくみ体質になっていることが多いようです。**静脈の環流が悪いために静脈から染みでる水分量が多すぎたり、逆に血管に戻す量（再吸収）が少なすぎたりすると、過剰な水分が皮下に溜まってしまいむくんでしまいます。**細胞と細胞の隙間《すきま》を**「組織間隙《そしきかんげき》」**といい、ここにむくみにより間質液《かんしつえき》が充満すると筋肉が伸びなくなり、関節が曲げにくくなります。筋肉がうまく収縮しないために筋肉のパワーも落ちてしまいますし、栄養、酸素補給も悪くなります。特に下肢《かし》や上肢末梢部《じょうしまっしょうぶ》の手や指はむくみやすくなります。下肢ではむくみが強いとふくらはぎの筋肉が伸びないために足先上りが悪くなり、つまずいて転びやすくなったりします。血液循環が悪いため冷えのほか、だるい、重いといった症状も。これらの症状は筋肉を柔らかくすることで劇的に変化します。さらに、内臓もよく動くようになるので胃腸の調子もよくなります。

ストレッチを日常に取り込んで硬い体を柔らかく!

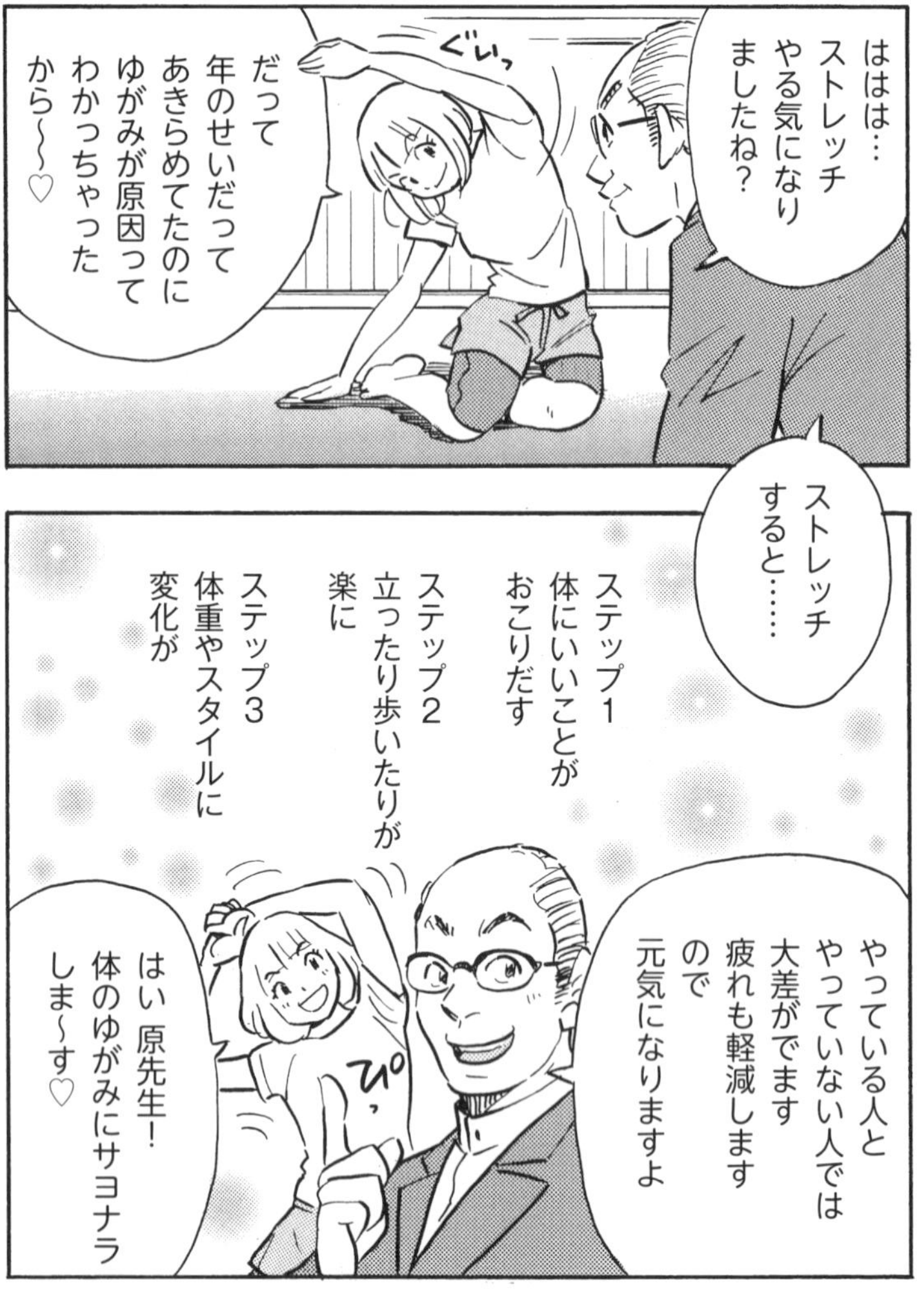
ははは…
ストレッチ
やる気になり
ましたね？
ぐいっ
だって
年のせいだって
あきらめてたのに
ゆがみが原因って
わかっちゃった
から〜〜♡
ストレッチ
すると……
ステップ1
体にいいことが
おこりだす
ステップ2
立ったり歩いたりが
楽に
ステップ3
体重やスタイルに
変化が
やっている人と
やっていない人では
大差がでます
疲れも軽減します
ので
元気になりますよ
はい 原先生!
体のゆがみにサヨナラ
しま〜す♡
ぴっ

体がうまく動くようになると気分も自然と明るくなる

痛みは人にとって最も不快な感覚のひとつです。腰が痛かったりひざが痛かったりして、動きに制限がでてくれば、気分も暗くなります。しかし、ストレッチをして動けるようになれば、気分も晴れてくるはずです。

はじめてすぐには結果はでないかもしれません。少しずつ痛みのでない程度で続けると体は変わってきます。続けるほどに立ったり、座ったり、歩いたりといった動作がスムーズになります。次第に体型や体重にも変化が現れてくると、気持ちにも変化がでてきます。このように**筋肉をよく動かすと、体だけではなく、心もよく動くようになるのです。**

どれも簡単にできるストレッチばかりですが、これをやるのとやらないのでは大きな差がでてきます。ぜひ、毎日、続けて行い、筋肉の日頃の疲れを減らして元気でよく動く体をつくり上げていきましょう。

column

「筋膜リリース」は
筋膜をゆるめるテクニック！

「筋膜《きんまく》」とは、筋肉を包んでいる膜のことで、５つに分類することが出来ます。皮下組織の中にあり、あらゆる方向に動く浅筋膜《せんきんまく》、浅筋膜《せんきんまく》の下にあり筋を連結している深筋膜《しんきんまく》、筋肉を覆う薄い筋外膜《きんがいまく》、複数の筋内膜《きんないまく》を包む筋周膜《きんしゅうまく》、複数の筋繊維を包む筋内膜の５つ。

これらの筋膜が硬くなった状態を元に戻し、筋肉が正しく動けるようにする方法を「筋膜リリース」と呼びます。「リリース」は「はがす」わけではなく、解放するという意味で「ゆるめる」テクニックのことを指します。

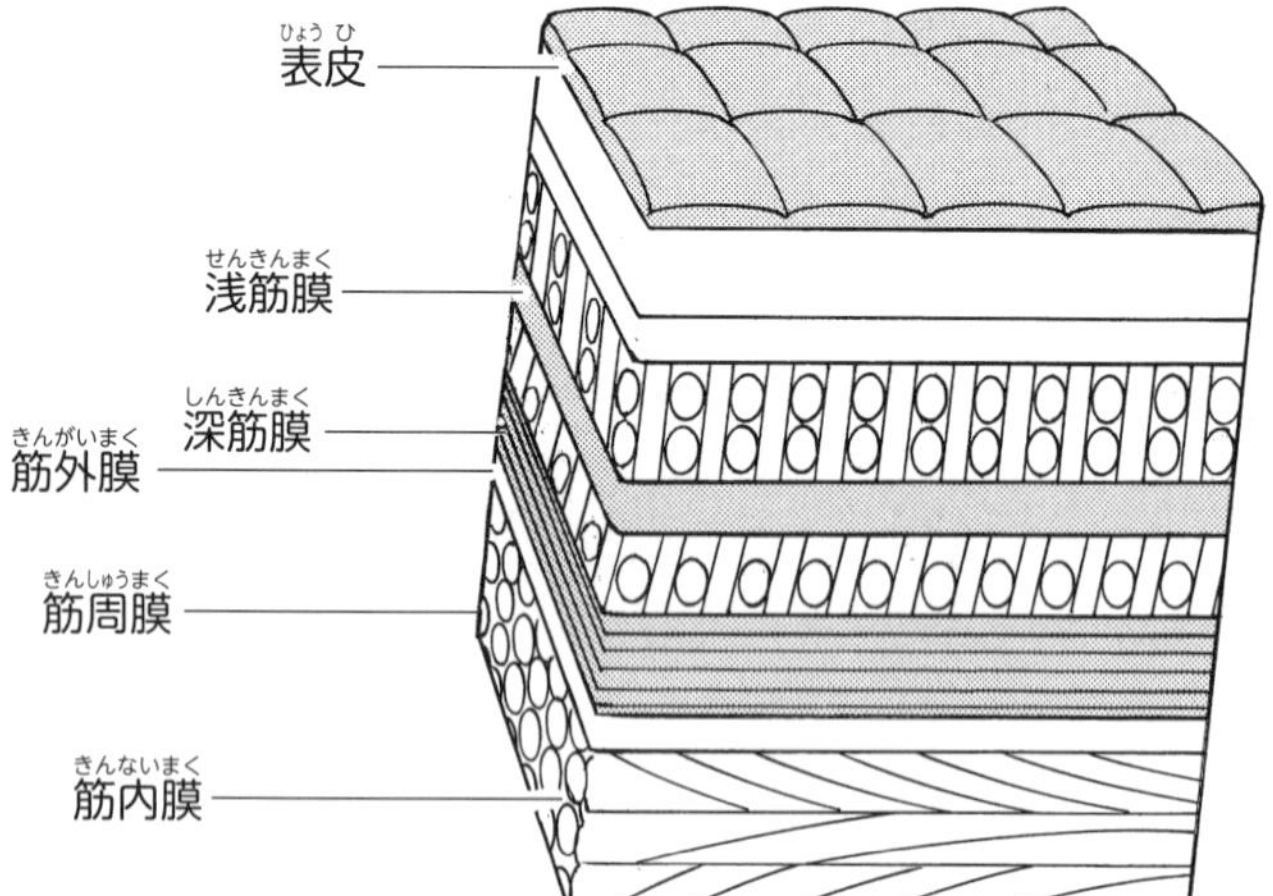

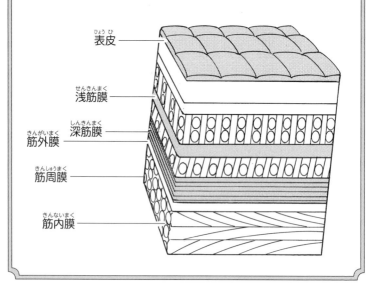

2章

体のゆがみをチェックしてみよう

筋肉のバランスが良好なら、各関節はスムーズに可動域も制限なしで動いてくれます。まずは、自分の体のどこがゆがんでいるかをチェックすることからはじめましょう！

クセがつくりだす体のゆがみ
普段の生活の姿勢は大丈夫？

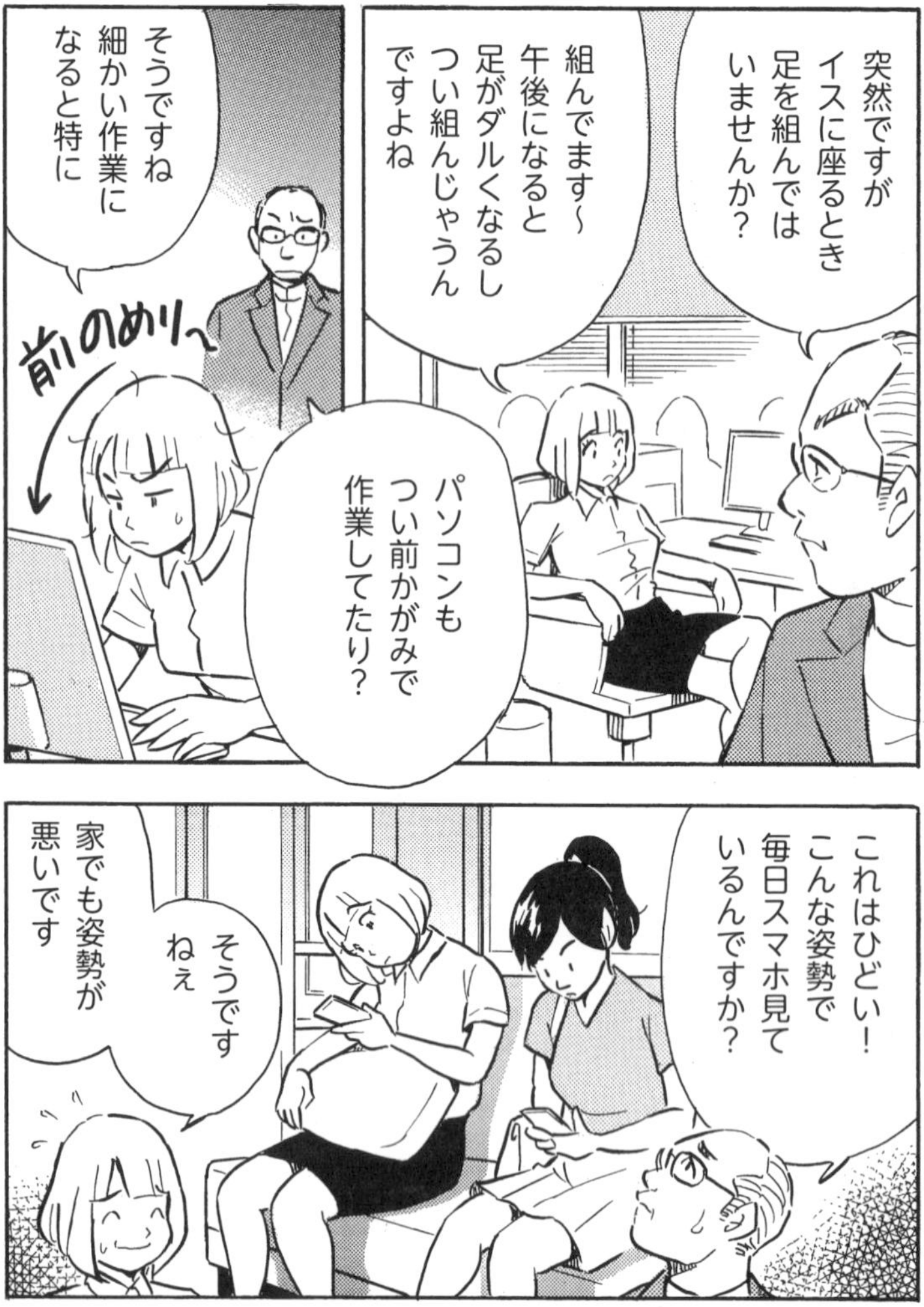
突然ですがイスに座るとき足を組んではいませんか？
組んでます～午後になると足がダルくなるしつい組んじゃうんですよね
パソコンもつい前かがみで作業してたり？
そうですね細かい作業になると特に
前のめり～
これはひどい！こんな姿勢で毎日スマホ見ているんですか？
そうですねぇ
家でも姿勢が悪いです

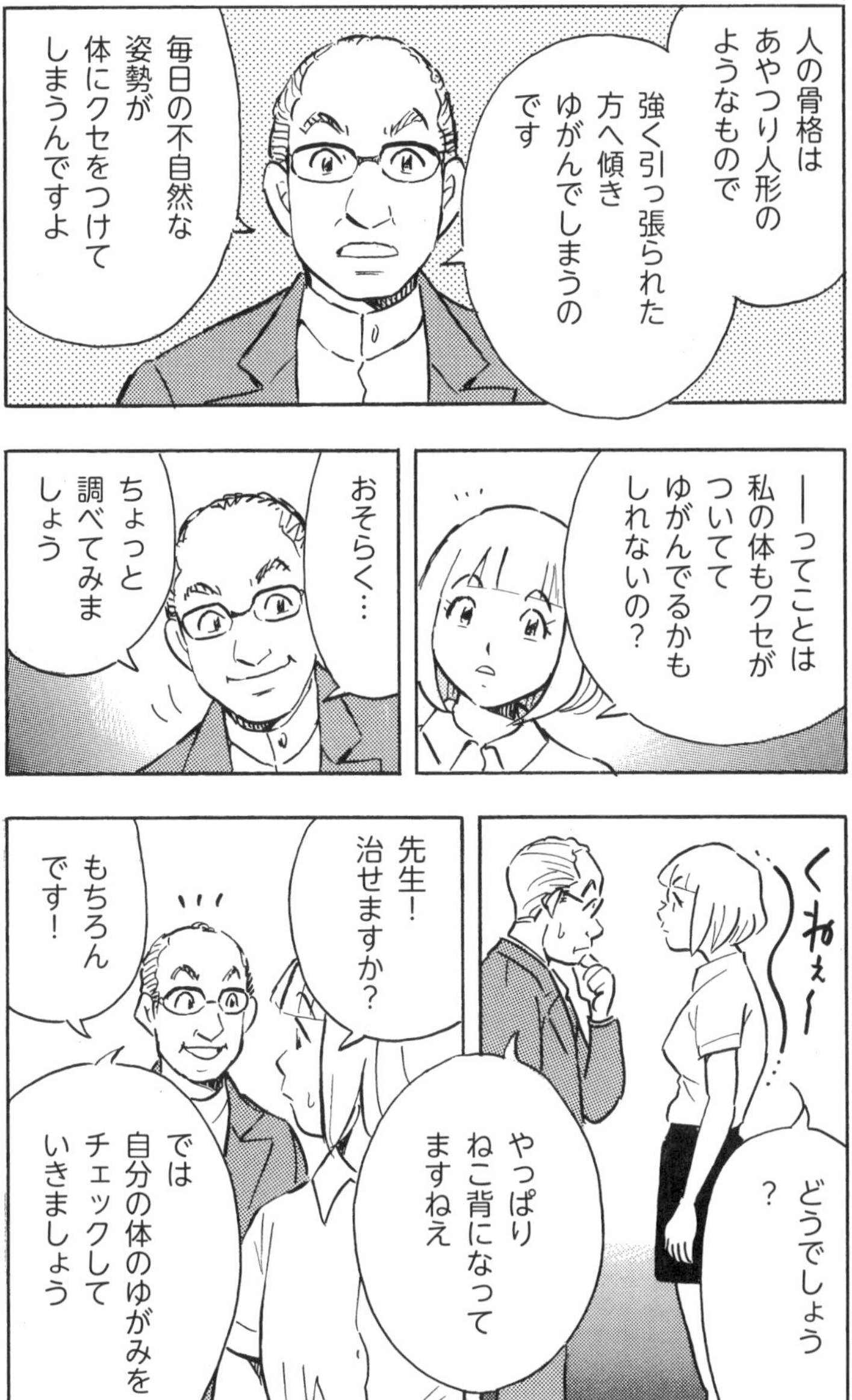
人の骨格はあやつり人形のようなもので強く引っ張られた方へ傾きゆがんでしまうのです
毎日の不自然な姿勢が体にクセをつけてしまうんですよ
…
ーってことは私の体もクセがついててゆがんでるかもしれないの？
おそらく…
ちょっと調べてみましょう
くねぇ～
どうでしょう？
やっぱりねこ背になってますねえ
先生！治せますか？
もちろんです！
では自分の体のゆがみをチェックしていきましょう

まずは自分の姿勢の再チェック!

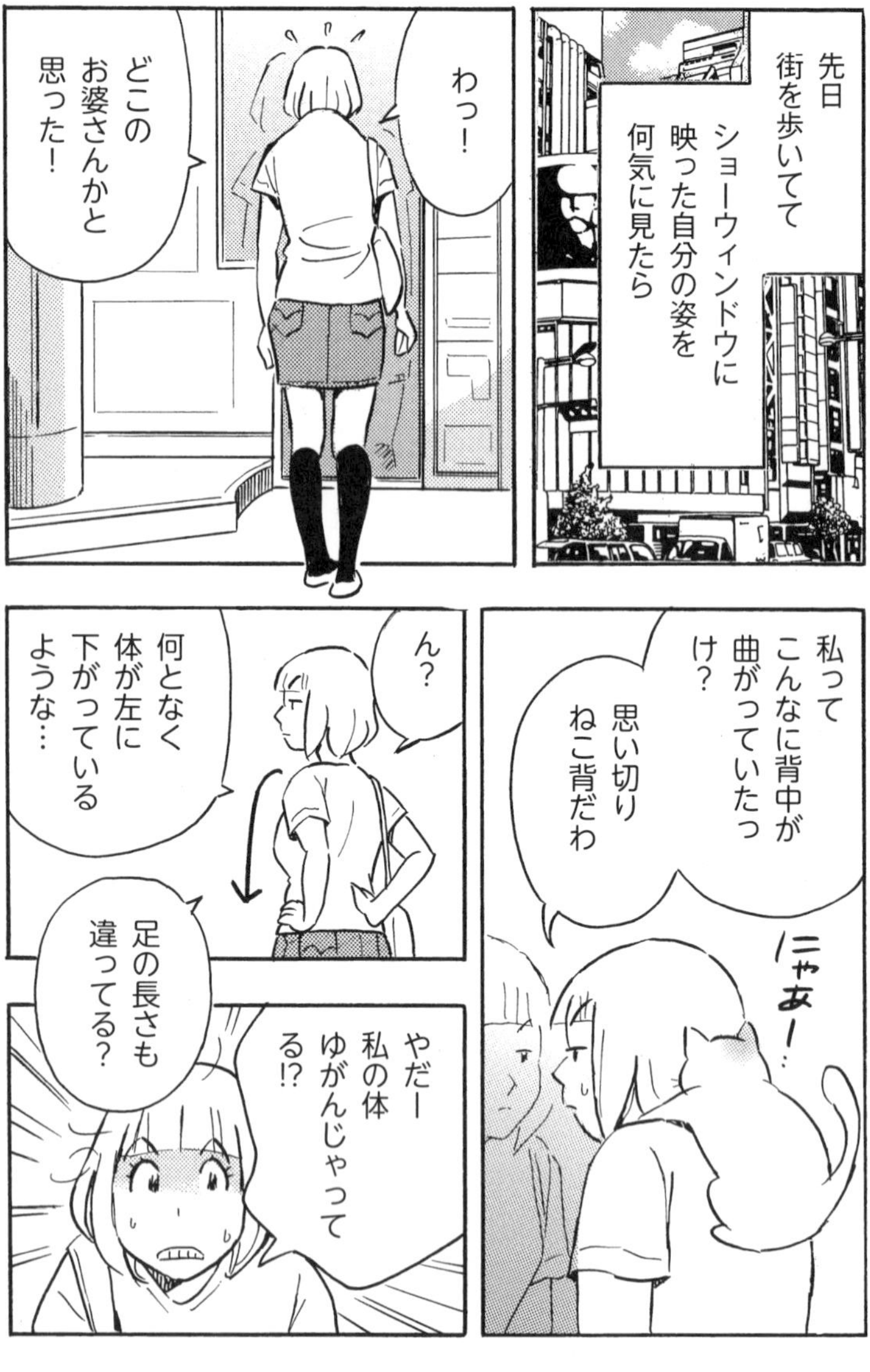
先日
街を歩いてて
ショーウィンドウに
映った自分の姿を
何気に見たら
わっ!
どこの
お婆さんかと
思った!
私って
こんなに背中が
曲がっていたっけ?
思い切り
ねこ背だわ
にゃあ!..
ん?
何となく
体が左に
下がっている
ような…
足の長さも
違ってる?
やだー
私の体
ゆがんじゃってる!?

自分の体を知ることが健康への第一歩
どこにゆがみがあるのかをチェックしよう

肩がこる、腰が痛い、冷え性、むくみ…といった諸症状は、体のゆがみが原因となっていることが多いのです。しかし、体は自然にはゆがみません。**ゆがみは足を組む、背中を丸めてスマホを見る、パソコンを前かがみで操作する…といった日々の生活習慣からきていると考えられます。**中には足を交互に組めば大丈夫と思われている方もいるかもしれませんが、どちらにせよ体をゆがめていることには変わりはないのです。そのほか、横座りや高枕も、ゆがみの原因となるので注意が必要です。

しかし、クセは自然とついてしまったものですから、他人のクセはよくわかるものですが、自分のクセは他人から指摘されない限り、なかなかわかりにくいものです。まずは自分の体を知ることが重要ですから、体のどこにゆがみがあるのかをチェックしていきましょう。

チェック　その①

肩幅に足を広げて立ってみよう

全身が映る鏡の前で、
足を肩幅に開いて出来るだけ自然に立ってください。
ゆがんでいないと思っている人も、
こうして立っただけでも体のゆがみがはっきりと見えてきます。

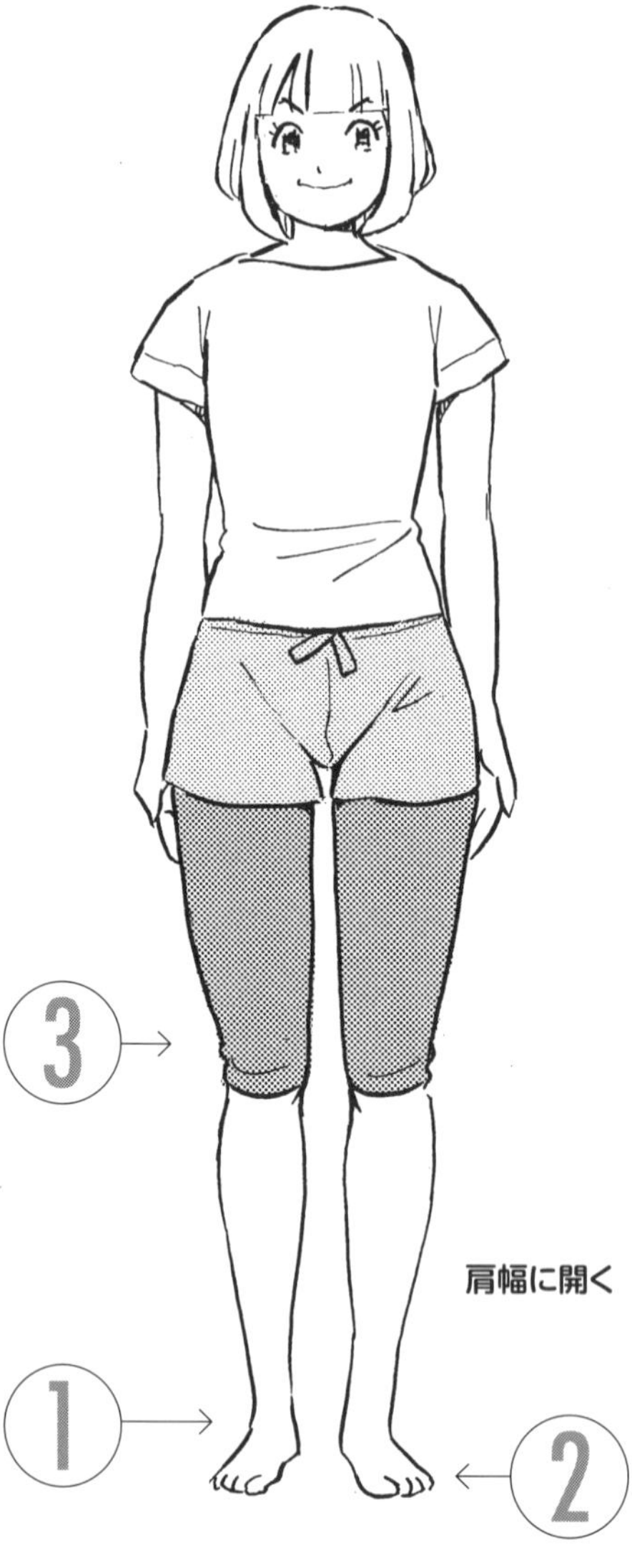

①左右の足はそろっていますか？

左右の足が前後していたら、ねじれをおこしている方の足が前に出ています。

②つま先の向きはどうですか？

足先が内側に入っている人はＸ脚の可能性大。ひざを曲げていると内側に向かって入り込んでいくため、骨盤が前傾しています。

③足はまっすぐですか？

もし、ひざが開いていたら０脚の可能性大。

Ｘ脚、０脚は日常の姿勢や体の動かし方のクセによってつくられるもの。ひざにかかる力の方向を修正しましょう。

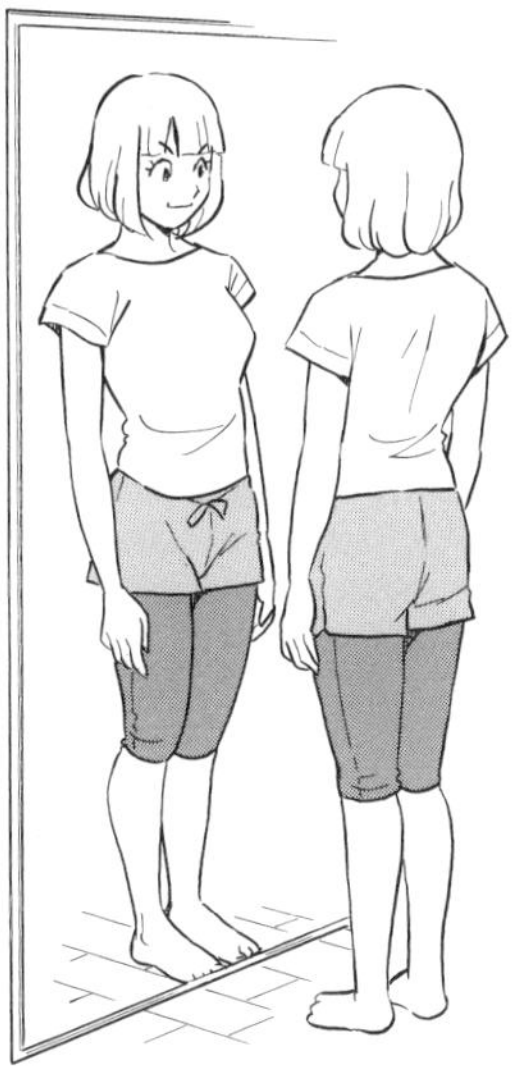

このチェックで問題ありの方は
136ページ～の
ストレッチを行いましょう。

チェック　その②

首を回してみよう

鏡の前で首をゆっくりと回してみましょう。
首がどの方向ならしっかりと倒れるか、痛みがないかなどを確認しましょう。
首が自由に動かない原因は頸部、前胸部、後背部、そして上腕のいずれかにあります。

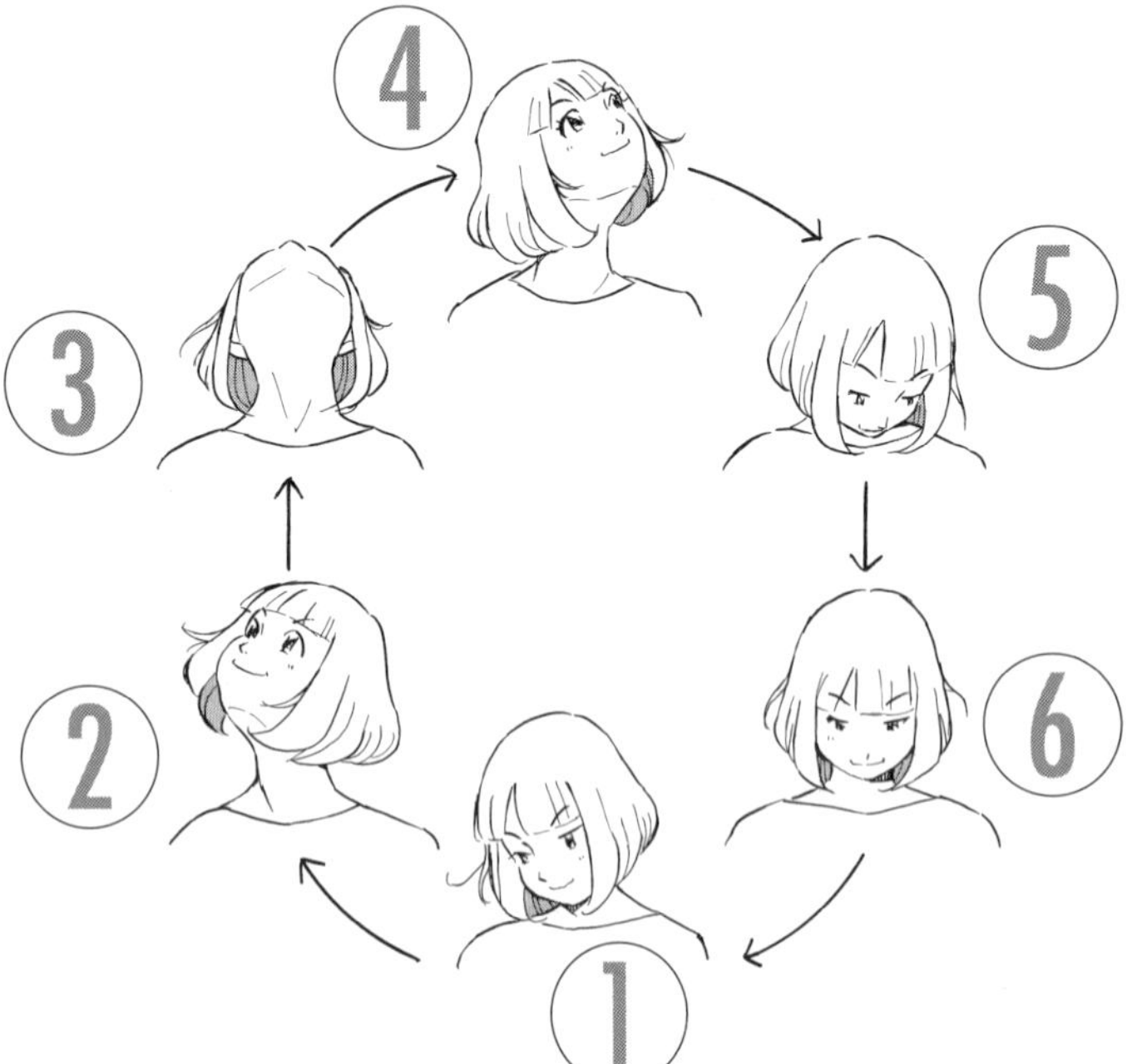

②・④左右に首が向けられますか？

左右の高さが違う、向きにくい方向がある人は頸部、前胸部、後背部、上腕のいずれかが硬くなっているようです。

③・上方向に首が向けられますか？

上に向きにくい人は前頸部と胸部に何らかの問題がありそうです。また、腰が疲れていたり、腰痛を起こしていることも考えられます。

①〜⑥首をぐるりと回せますか？

回しにくい人は首全体が硬くなっていることが考えられます。肩を上げれば回しやすくなる人は胸から首にかけての筋肉が硬くなっているようです。

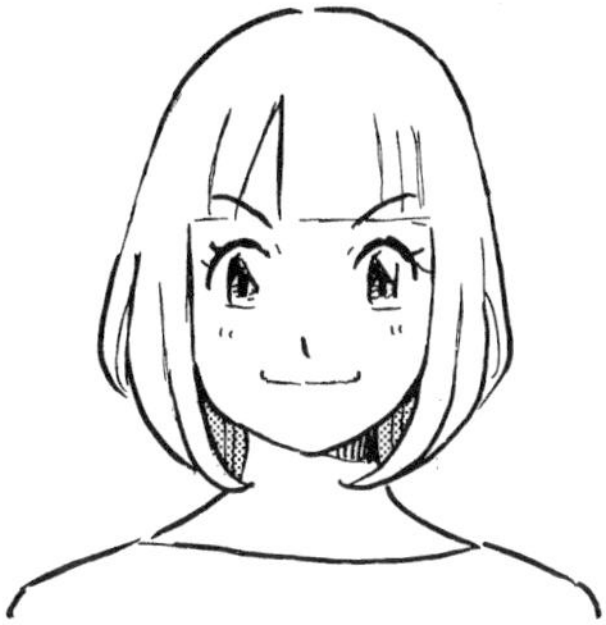

このチェックで問題ありの方は
72ページ〜の
ストレッチを行いましょう。

チェック　その③

肩幅に足を広げて立ってみよう

足を肩幅に広げて、まっすぐに立ちます。そのまま自然に両腕を上げてみましょう。腕が上げにくい人は寝て行っても大丈夫です。体にゆがみがなければ、左右が同じように動きます。

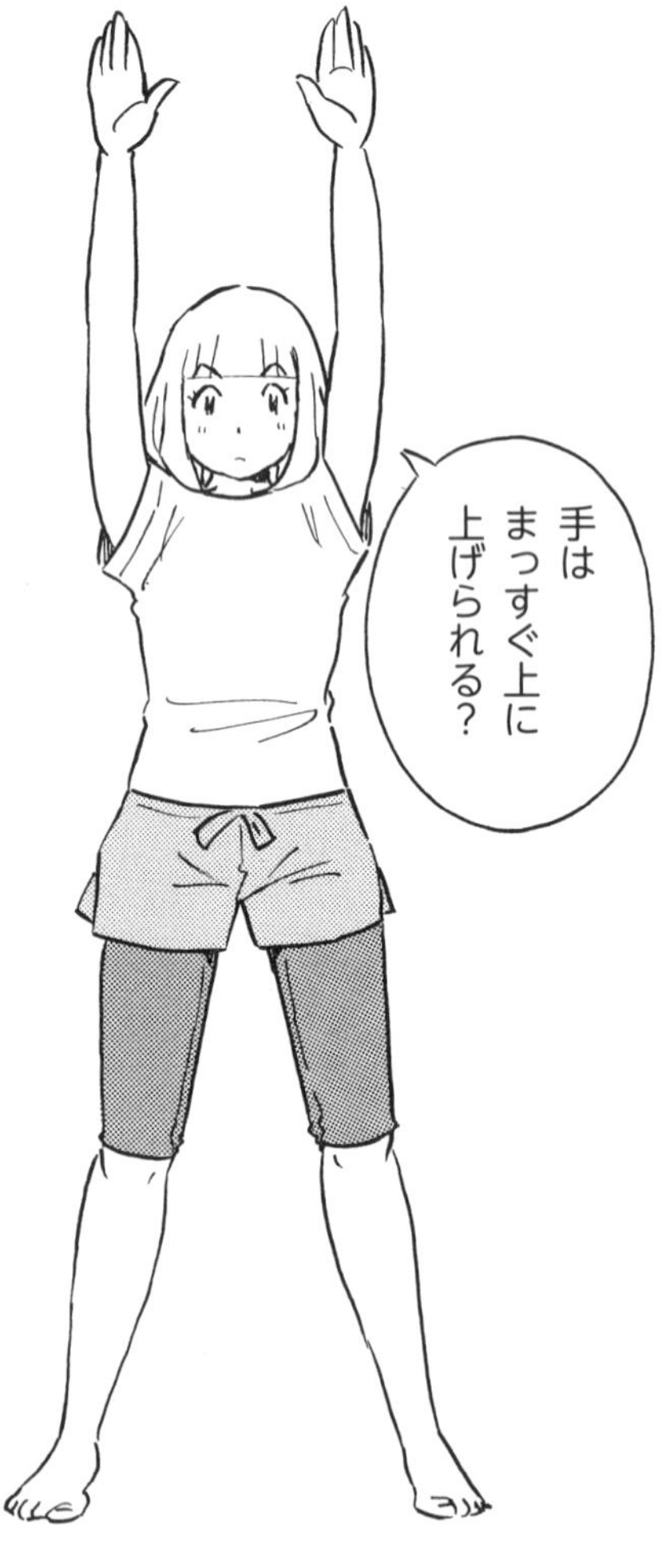
手はまっすぐ上に上げられる？

①頭の上にまっすぐ腕が上げられていますか？

ひじが曲がってしまう人は肩関節が硬くなっている、大胸筋が緊張していると考えられます。

②左右の腕は同じように伸びていますか？

左右の上がり具合に違いがある人は伸びない側が硬くなっています。利き腕は疲労度が高いため硬くなりやすいのです。たとえば、右腕の上がりが悪い人の場合、右上腕（二の腕）、前腕、手の指の筋肉も硬くなっていると考えられます。

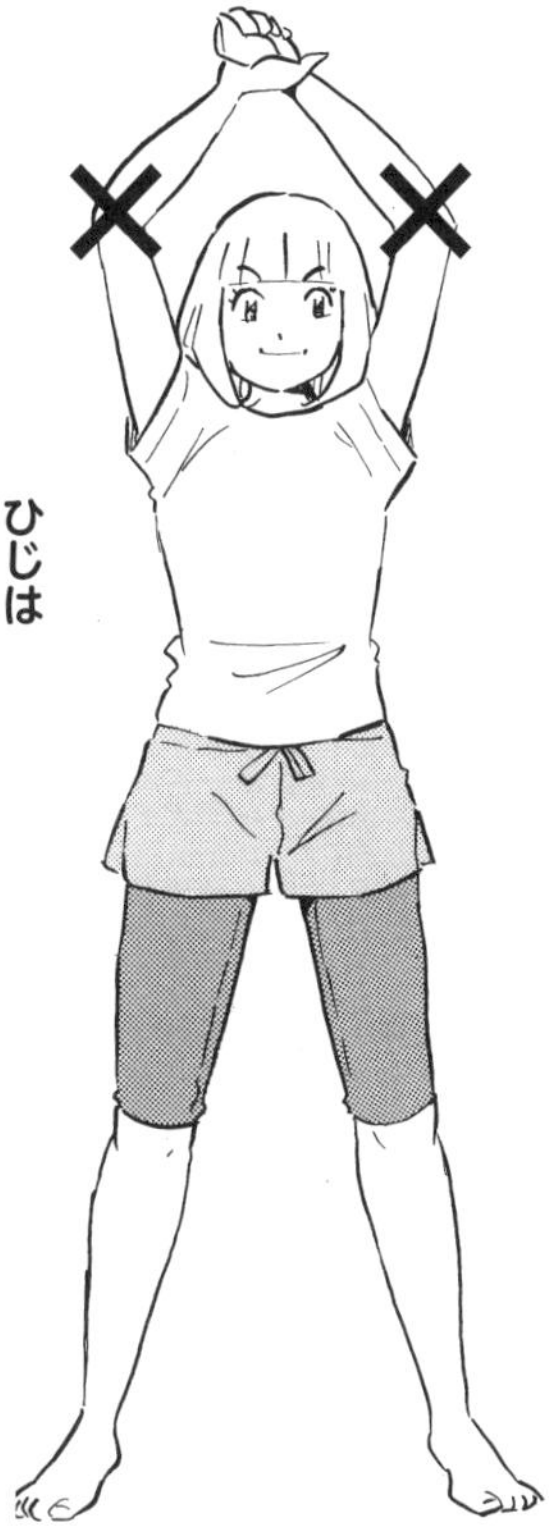

このチェックで問題ありの方は
92ページ〜の
ストレッチを行いましょう。

チェック　その④

足の開きを見てみよう

あぐらで座ってみましょう。
左右の足の裏を合わせて座り、
両手は後ろへ回して
両手で体を支えるようにします。
ひざが床につくくらいまで
広げてみてください。
ムリに広げるのではなく、
自然に行ってみましょう。

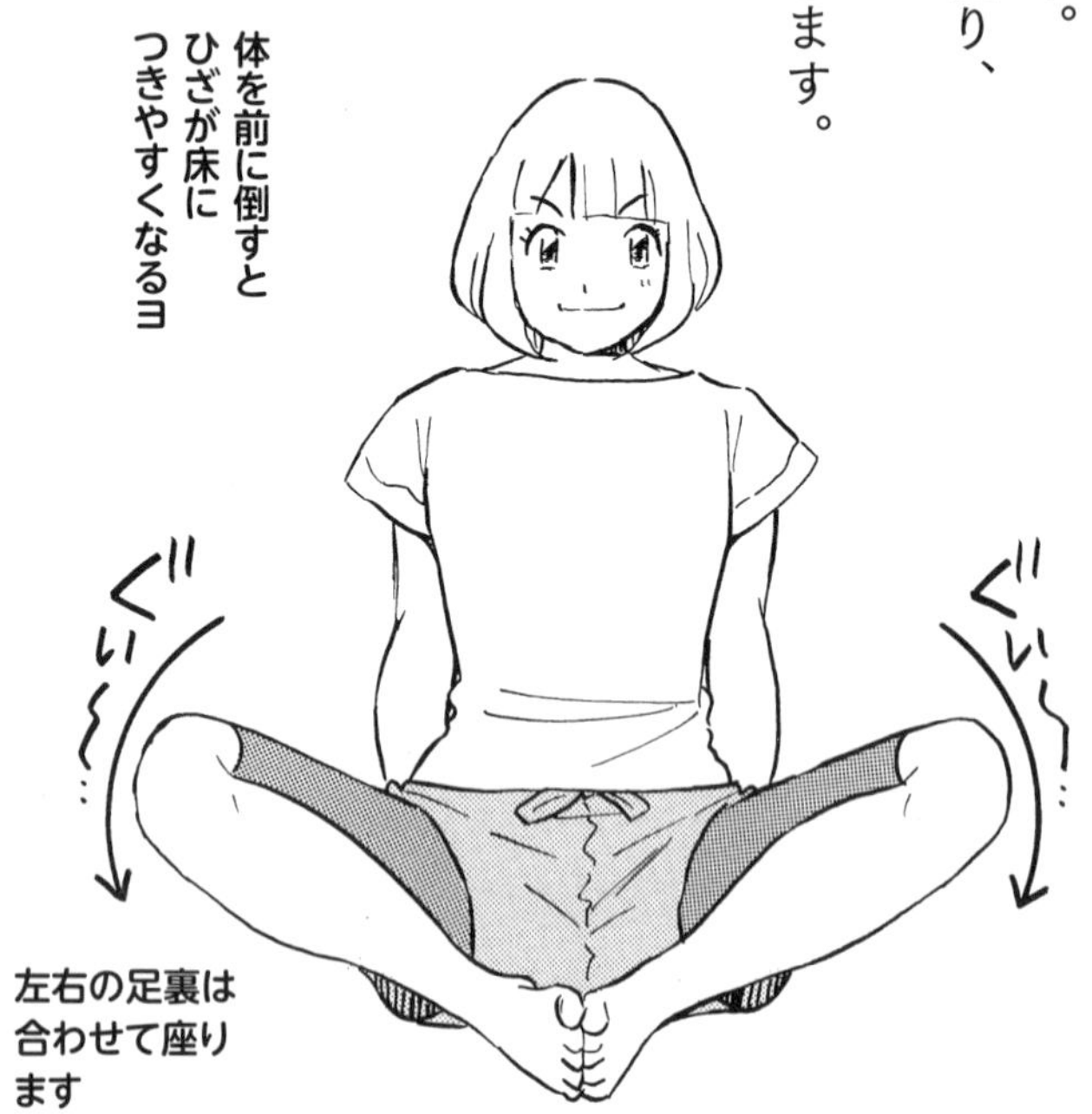
体を前に倒すと
ひざが床に
つきやすくなるヨ
ぐい〜…
ぐい〜…
左右の足裏は
合わせて座り
ます

①両ひざの高さは同じですか？

左右のひざの高さが同じならば正常ですが、どちらかが高い場合は、ひざの高い方の足の内転筋《ないてんきん》（もも内側の筋肉）が硬くなっていると考えられます。

②ひざは床近くまで下ろせますか？

ひざが下ろせない人は内転筋が硬くなっています。股関節の靭帯《じんたい》や、股関節周囲の筋肉も硬くなっていることが考えられます。

あぐらは、股関節の外転と外旋を同時に行います。股関節が硬くなると「開く」「曲げる」という動作がうまく出来なくなります。

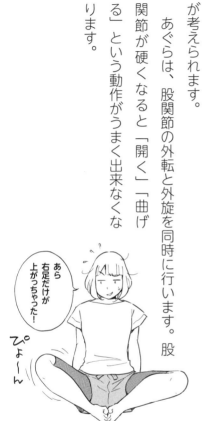

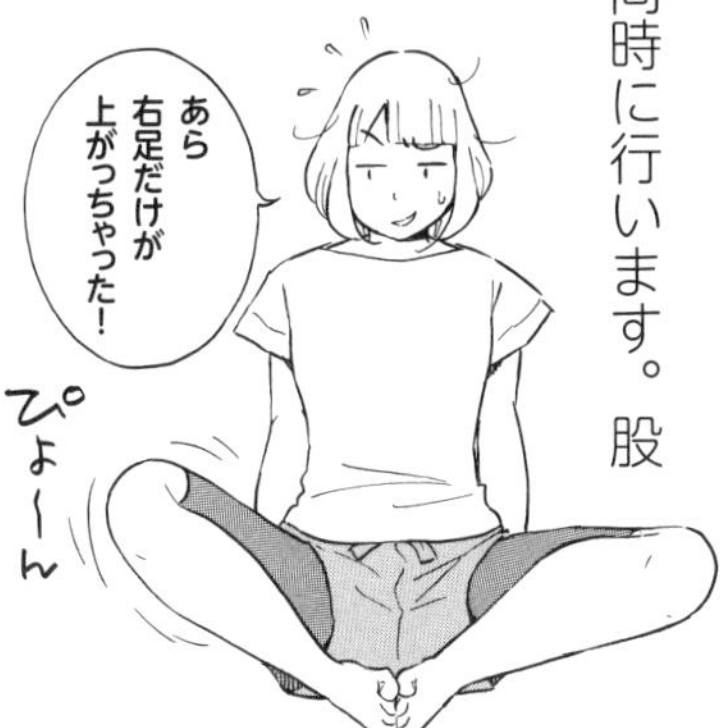
あら 右足だけが 上がっちゃった！
ぴょ〜ん

このチェックで問題ありの方は
136ページ〜の
ストレッチを行いましょう。

チェック｜その⑤

つま先の開き具合を見てみよう

足を伸ばして座るか、または仰向けに寝ましょう。
このときかかとは少し離しておいてください。
そこで大きく深呼吸しましょう。
リラックスした状態で、両足のつま先の向いている方向をチェックしてください。

片側で25～30度
合わせて
約60度が正常 ←

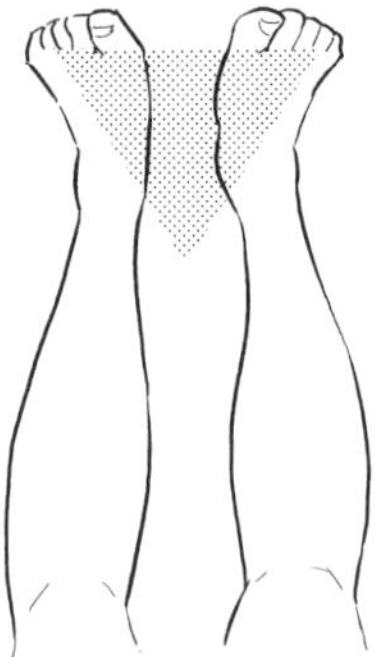

➡ つま先が内側を向く
内旋筋《ないせんきん》が硬い

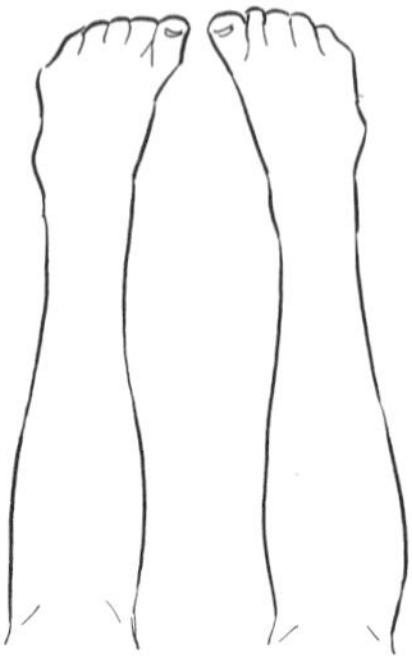

左のつま先の開きが
大きいので
左股関節外旋筋《がいせんきん》の
短縮がみられる ←

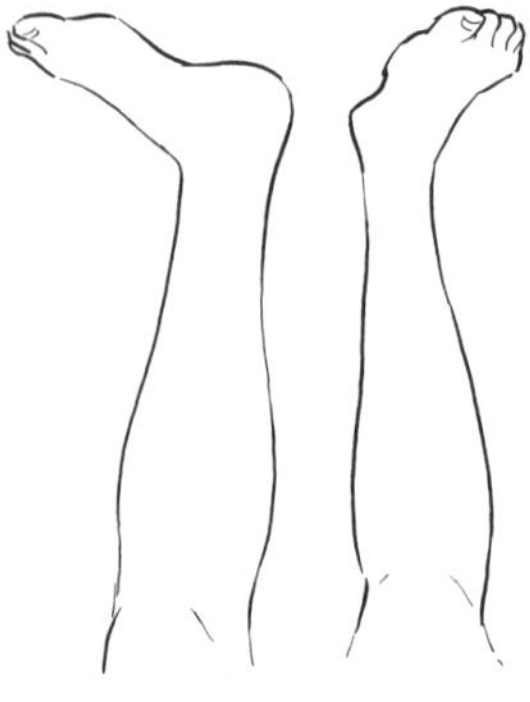

左右ともに25～30度程度に開いていれば正常です。それより狭い方は股関節内旋筋が硬くなっていてあぐらは難しいかも。反対に開いている方は、股関節外旋筋が硬くなっていて股関節内旋が困難。イスに座った状態で足を開き膝を内側に寄せる姿勢や、割り座（正座した状態で膝をつけたまま足を開きその間に尻を落とす座り方）が難しいかもしれません。左右に違いがあるなら開いている側だけの外旋筋が硬い、開きにくい側だけの内旋筋が硬いと考えられます。そのため、多くは開きが大きい側は内側にねじり（内旋し）にくく、開きが小さい側は外側にねじり（外旋し）にくくなっています。

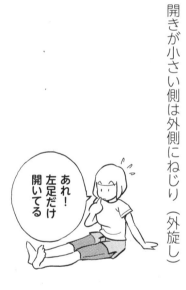

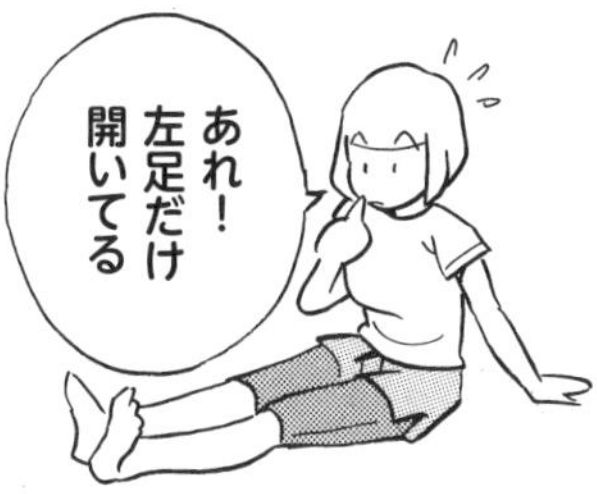

このチェックで問題ありの方は

116ページ～、136ページ～の

ストレッチを行いましょう。

チェック　その⑥

うつ伏せ寝になってみよう

うつ伏せ寝になりましょう。
自分が楽だと思う姿勢で寝てみてください。
足はまっすぐに伸ばします。
ただ、この姿勢だとひとりではわからないので
他の人にチェックしてもらってください。

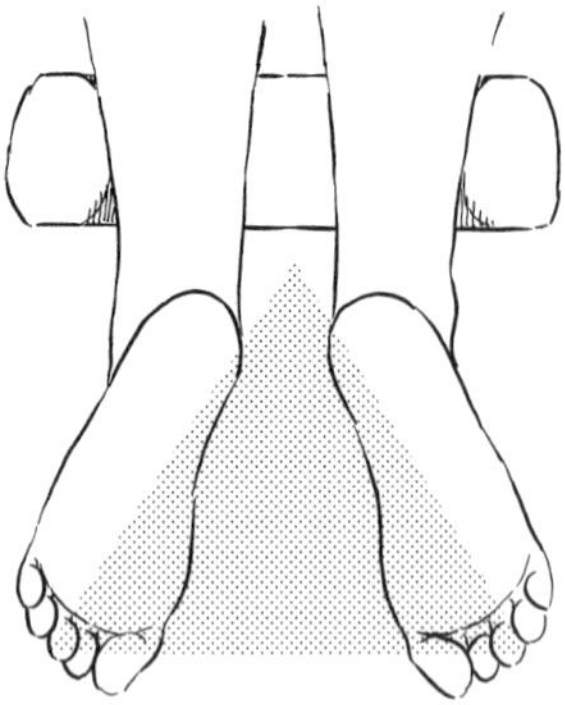
足の開きが
左右対称か
チェックする

かかとが
立っている人は
アキレス腱が硬い
かかとが内側
つま先が外側に
なっている人は
骨盤のアンバランス
かも

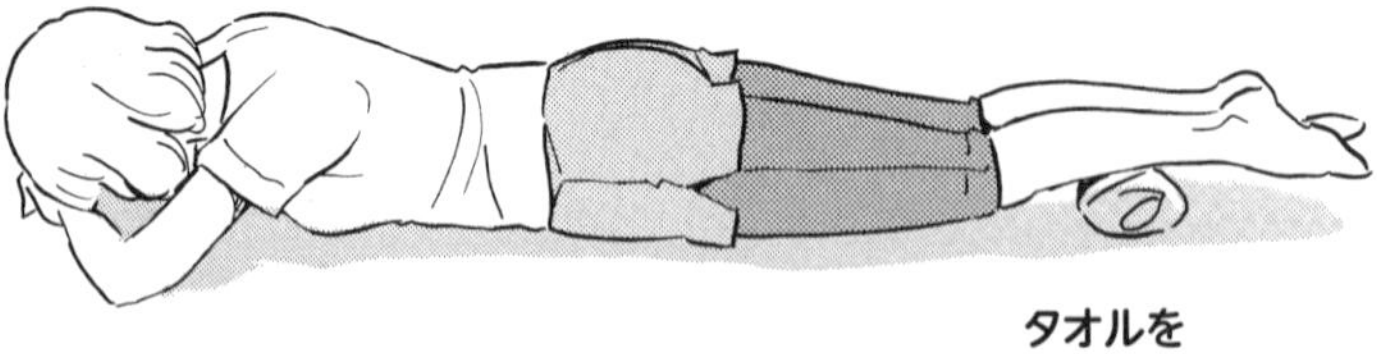
タオルを
まるめて入れる

体の軸はまっすぐですか？

うつ伏せに寝るとほとんどの方の体の軸は曲がっています。試しに体をまっすぐな状態に人に直してもらうと違和感を感じるはずです。この原因は脊柱《せきちゅう》の可動性の悪さ、筋肉の硬さなど様々です。

通常足先が左右10度程度につま先が開きます（フレアーという）。

このフレアーの左右差や角度の変化は足首、ひざ関節、股関節のバランスの異常（多くは股関節の）を現わしています。つま先が近づき、かかとが開く人は内また歩きの人が多く、左右の足の間が開いてしまう方は外転筋が硬いと考えられます。

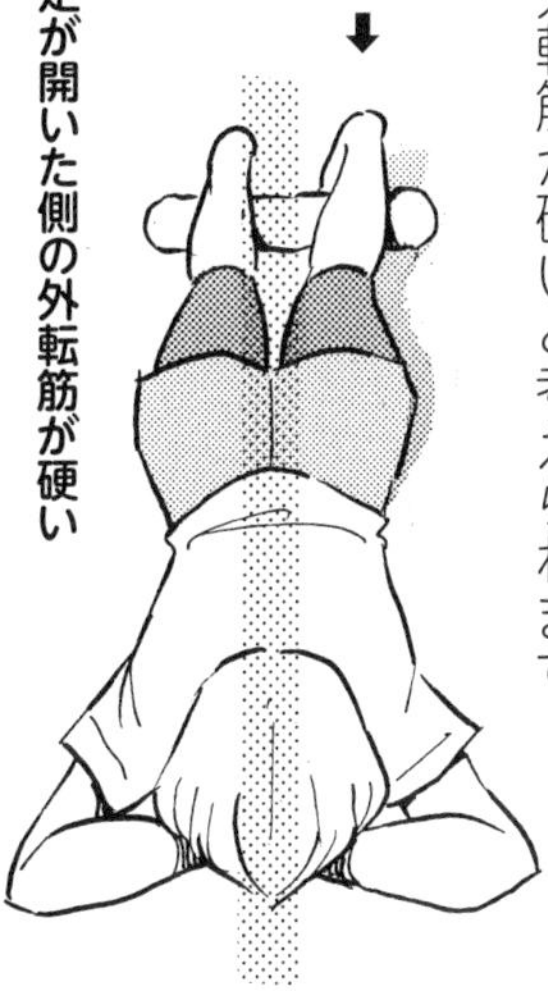
足が開いた側の外転筋が硬い

このチェックで問題ありの方は
116ページ～、136ページ～の
ストレッチを行いましょう。

チェック｜その⑦

股関節の内ねじり（内旋）の柔軟性を見てみよう

仰向けに寝た状態でひざを立てます。
これだけでもゆがみはチェックできます。
次に起き上がり、両手を後ろにして片ひざを立てます。
少し足を開き、
立てた片ひざをゆっくりと内側に倒していきましょう。

①

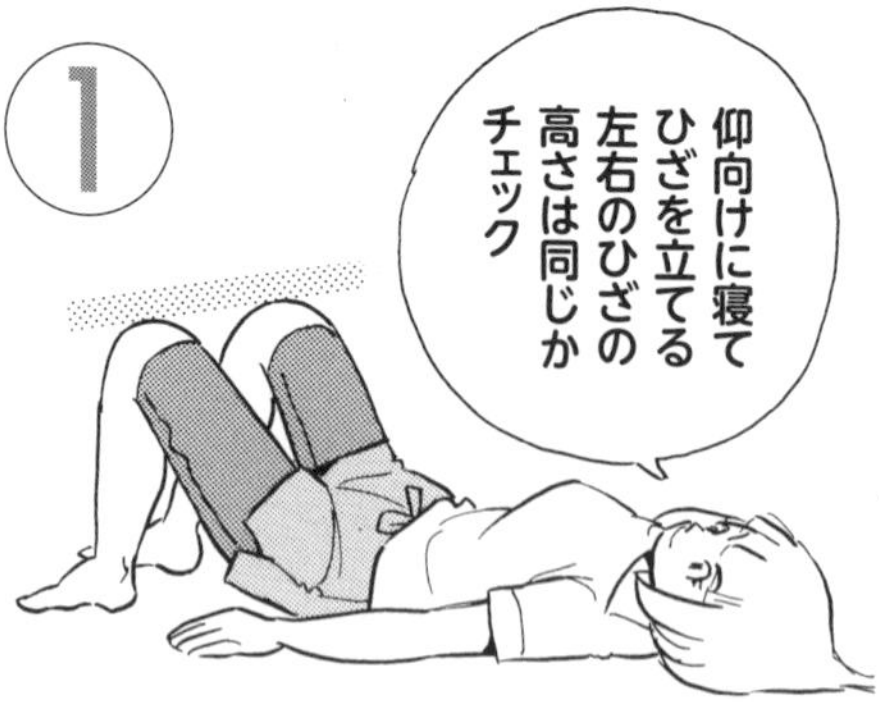
仰向けに寝て
ひざを立てる
左右のひざの
高さは同じか
チェック

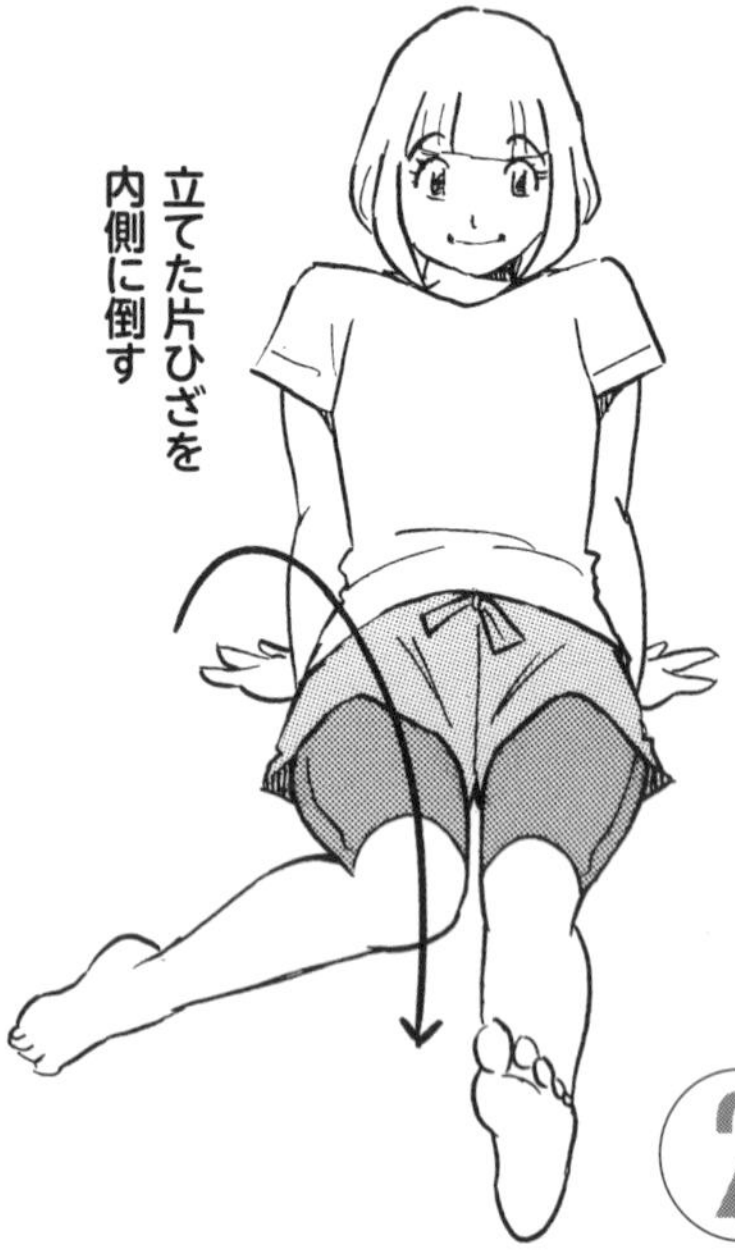
立てた片ひざを
内側に倒す

②

①寝てひざを立てたとき、ひざの高さは同じですか？

かかとをそろえた状態でひざの高さが違う人は、股関節の可動域に問題があります。

②ひざは床につくくらいまで倒れますか？

ひざが床に近づけば近づくほど、内旋は正常。ひざが45度以上、内側に倒れない場合は外旋筋《がいせんきん》が硬くなっています。両足のチェックをしてみましょう。股関節が内側に入りにくくなると、腰痛、股関節の痛み、関節障害、ひざの痛みなどが起こりやすくなります。

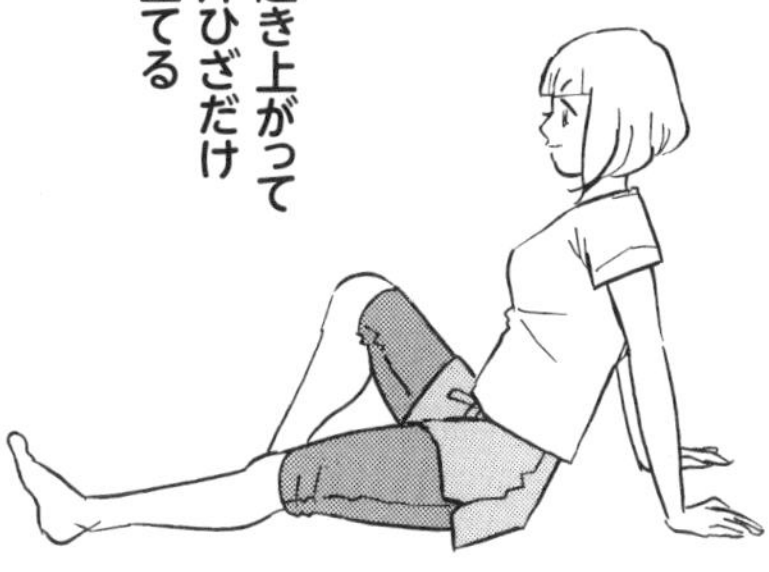

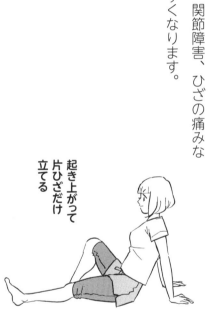

起き上がって片ひざだけ立てる

このチェックで問題ありの方は

136ページ～の

ストレッチを行いましょう。

チェック｜その⑧

側面の柔軟性を見てみよう

全身または、ひざ上までが見える鏡の前に足をそろえて立ちましょう。
背筋を伸ばして立ったら、
そのまま真横に体を倒していきます。
倒した側の骨盤が前にねじれない、
ひざが曲がらないように注意しながら行います。

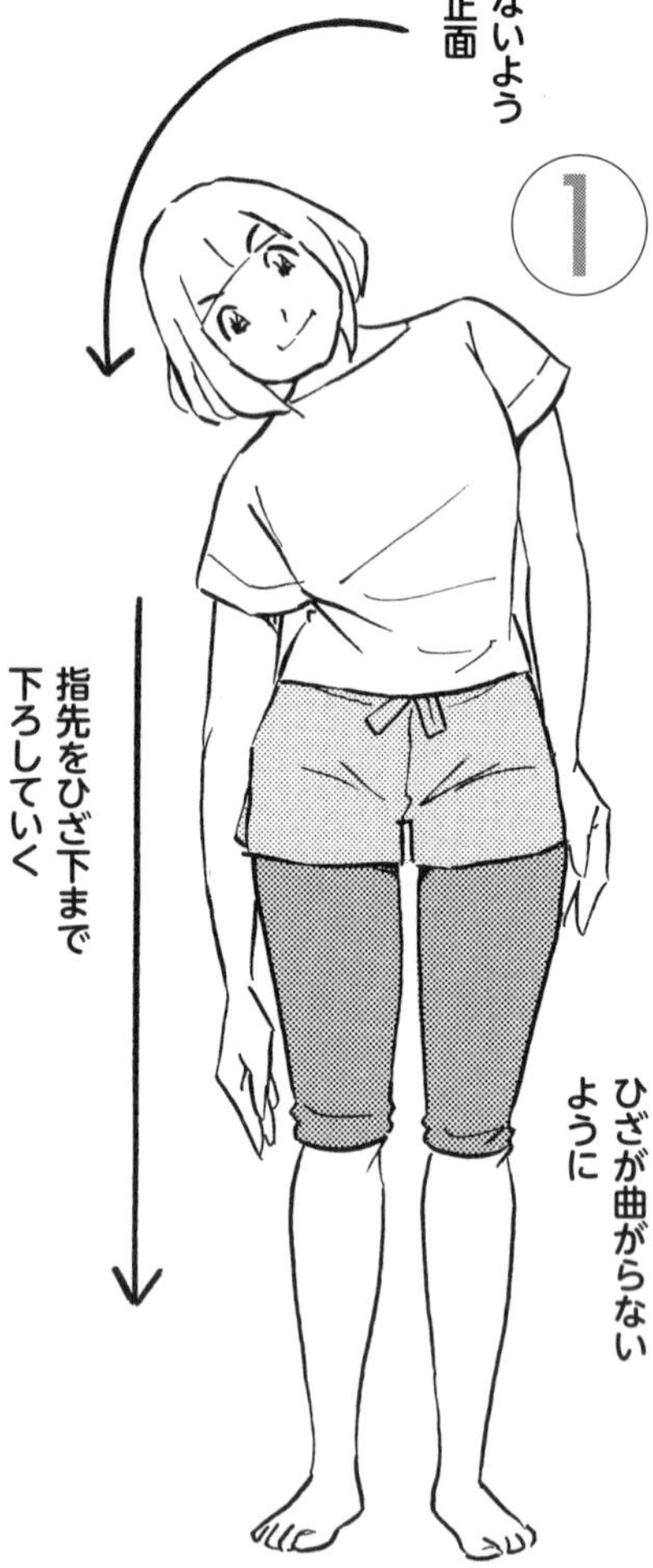

体幹がねじれないよう
目線は正面
1
指先をひざ下まで下ろしていく
ひざが曲がらないように

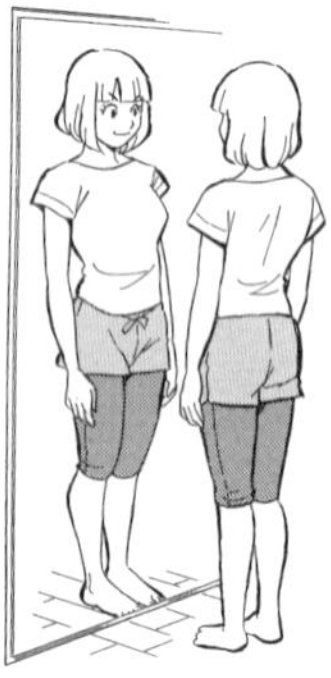

ひざが映る鏡の前に立って

①右左とも同じくらいに倒すことができますか？

左右ともに、ムリなく指先をひざ下まで下ろしていければ正常です。片側の方が下ろす位置が少ないときは、側屈が硬いということになります。これは反対側のお尻周り、腰周りが硬くなっているということで、これは腰痛、肩こりの原因となります。

②バランスは取れていますか？鏡の前に立ってチェックしましょう。

動きのバランスがよければ右に体を曲げると、右足の外側に重心が移動します。右に倒すと、骨盤部が左に移動、左足が荷重になる人はバランスが崩れています。

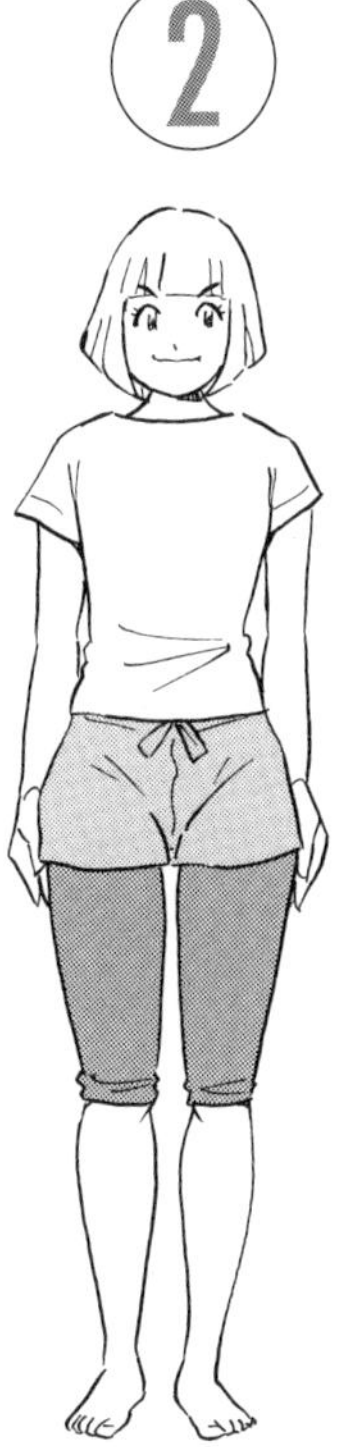

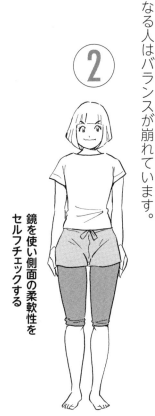

鏡を使い側面の柔軟性をセルフチェックする

このチェックで問題ありの方は

➡ **116ページ～、136ページ～**の

ストレッチを行いましょう。

チェック その⑨

骨盤の左右の高さを見てみよう

鏡の前にまっすぐ立ち、
足をそろえて背筋《せすじ》を伸ばしましょう。
骨盤の前面にあるふたつの突起の上に親指をあてて、
位置をしっかりと見てください。
親指の位置が水平ならば正常です。

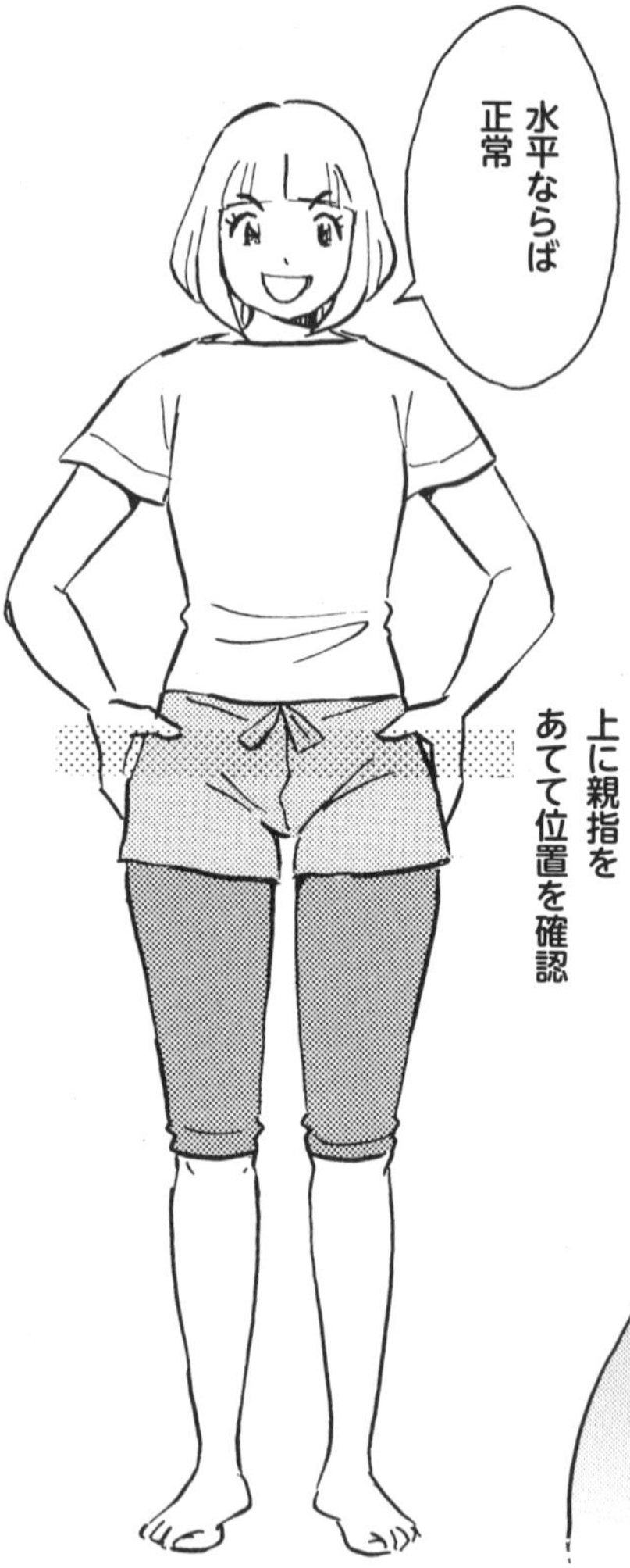

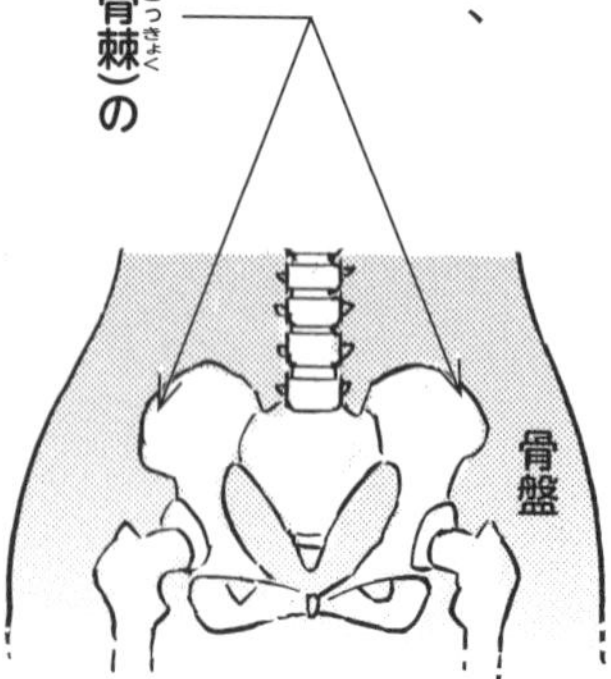

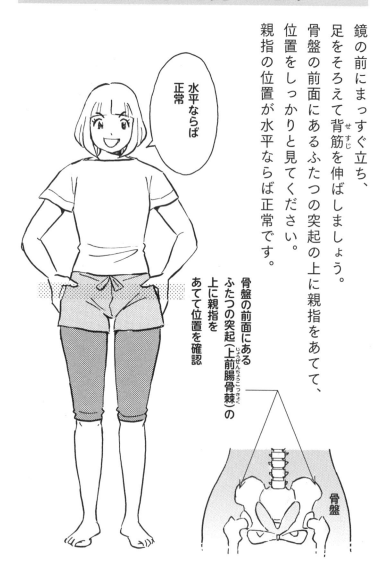

親指の高さは、左右同じですか?

左右どちらかに倒れていたら、足首やアキレス腱の硬さ、ふくらはぎのむくみ、ひざの伸びの悪さ、股関節の伸展制限、内外旋の制限、腸腰筋《ちょうようきん》の伸びの悪さなどが原因です。背骨が曲がっている場合も骨盤の左右の高さに違いがでます。**ここがゆがむと、体全体にゆがみが生じてしまいます。**ゆがみを放置すると、美容だけでなく、健康面にも悪影響をおよぼします。

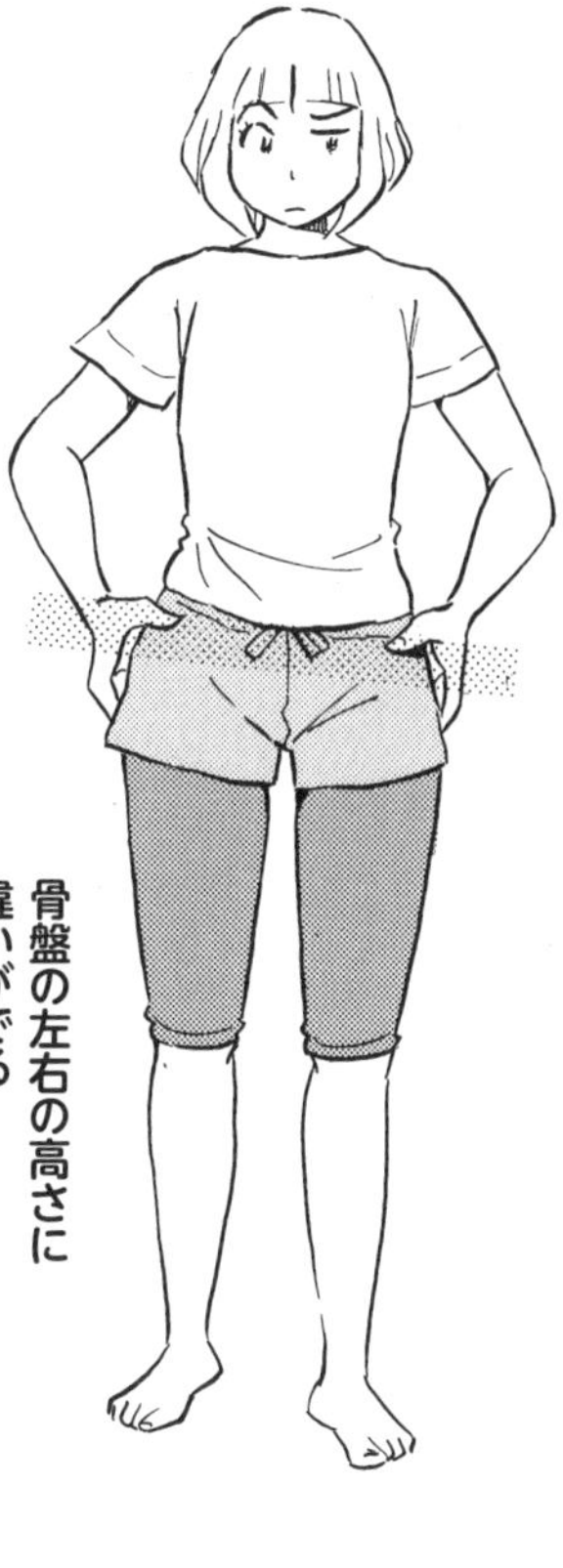
骨盤の左右の高さに違いがでる

このチェックで問題ありの方は
116ページ～の
ストレッチを行いましょう。

チェック　その⑩

骨盤のねじれを見てみよう

うつ伏せで寝て、
両足を自然にそろえてください。
そして左右の腰骨のすき間に手を差し入れてみましょう。
床と鼠径部《そけいぶ》（股関節前面）のすき間がどのくらい開いているかを
手を入れて確かめてください。

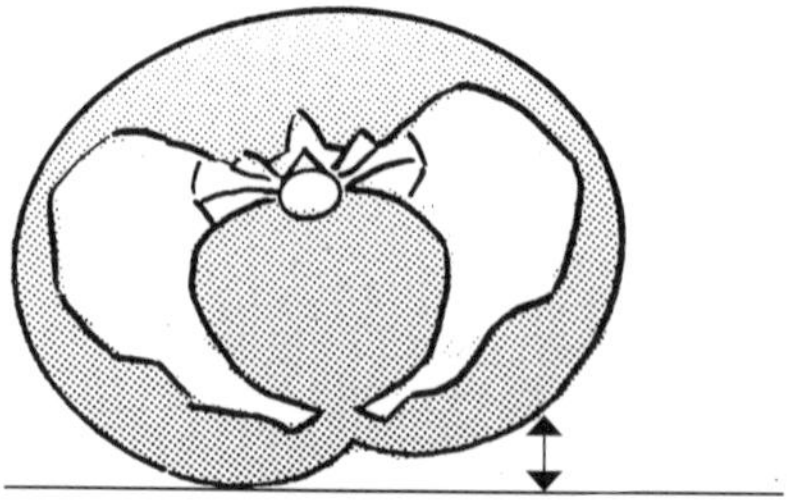

体がゆがんでいると
骨盤が傾きすき間が出来る

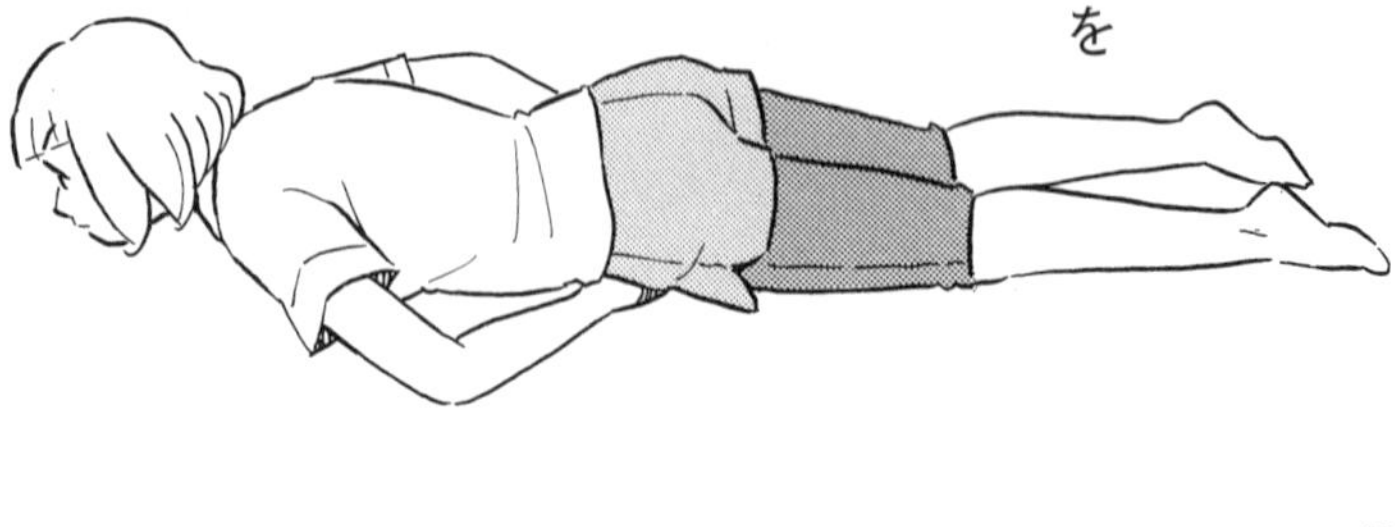

腰骨の部分に
手を差し入れて
すき間を
チェックする

左右のすき間は同じですか？

　左右の手の入れ具合に差がある場合は、すき間の大きい方の腸腰《ちょうよう》筋《きん》や股関節前側の筋肉が硬くなったり、縮んでいる、またひざの伸びが悪いと考えられます。これは腰痛、ひざ痛、肩こり、背中のこりの原因となります。

　両側のすき間が大きいと出っ尻、反り腰、S型ねこ背（腰が反り、お腹が出て背中が丸くなるねこ背）になっている可能性があります。

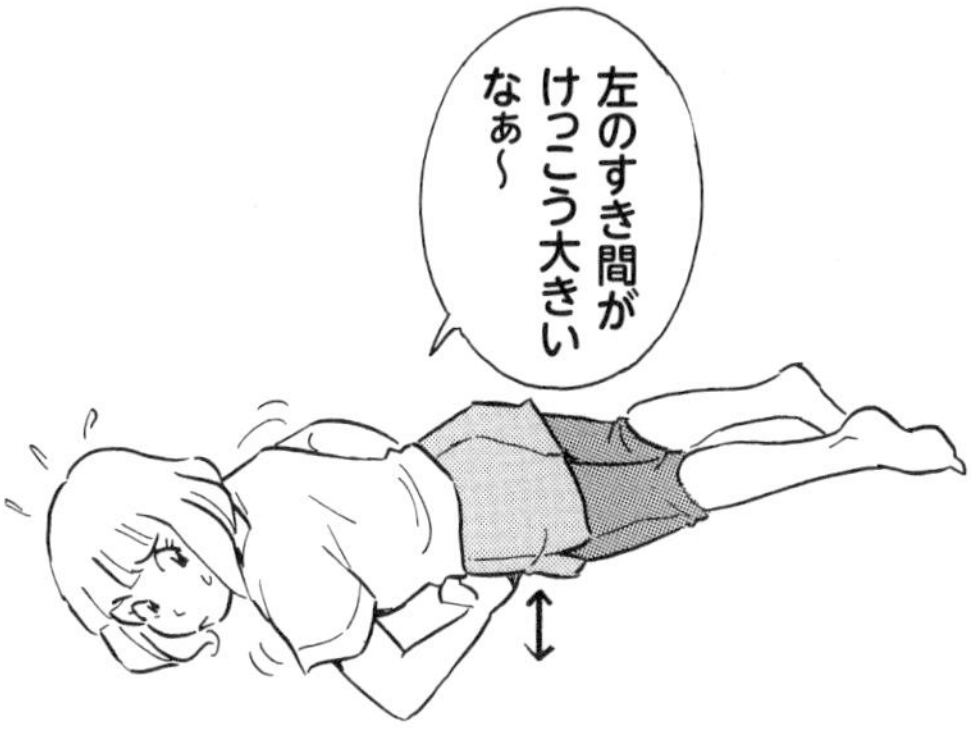
左のすき間がけっこう大きいなぁ〜

このチェックで問題ありの方は

116ページ〜、136ページ〜の

ストレッチを行いましょう。

チェック　その⑪

背骨のカーブを見てみよう

壁の前に立ちます。
壁にかかとをつけ、
足の幅はこぶしひとつ程度ほど開いて
両足の外側が平行になるように
立ちましょう。
大きく深呼吸をして
肩の力を抜いて、
まずはリラックスします。

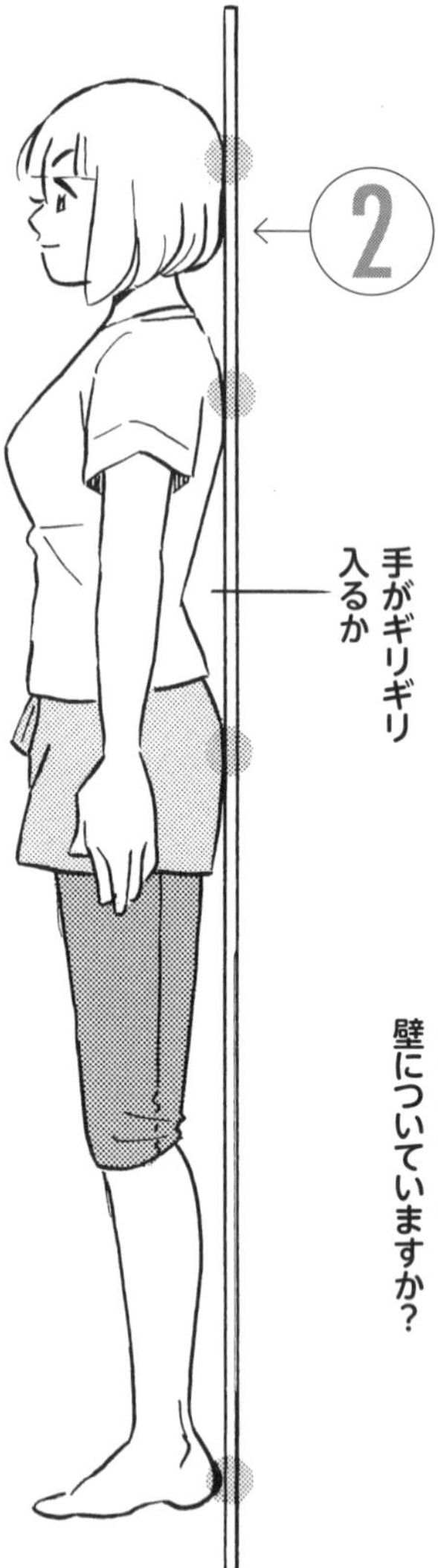

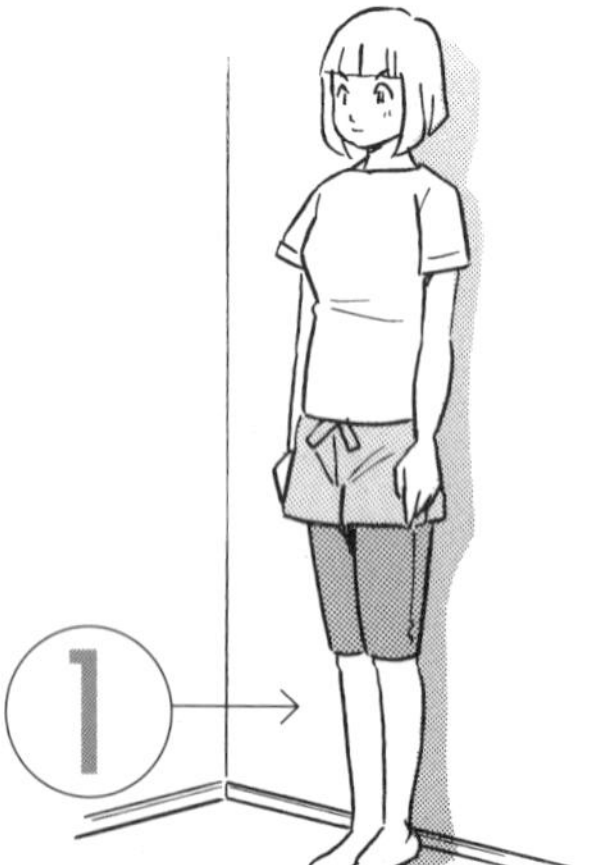

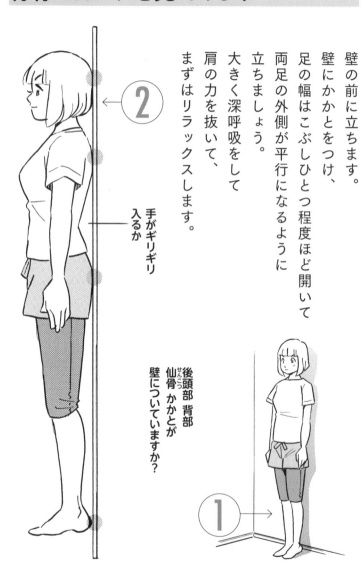

①どの部分が壁にぴったりとついていますか?

後頭部、背部、仙骨、かかとの4点がつき、腰の後ろに手がギリギリ入るくらいのスペースが開いていれば正常です。もし、もっとすき間が開いているとしたら、骨盤が前傾した状態であり、反り腰になっていて、背中が曲がっているのがS型ねこ背。反対にまったく手が入らない人は骨盤が後傾し、頭が前に出ているC型ねこ背ということになります。腰痛、背中の痛み、ひどい肩こりの原因となるので注意が必要です。

②後頭部はついていますか?

つきにくければC型ねこ背になっています。

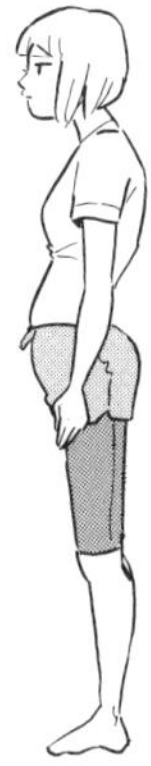
S型ねこ背

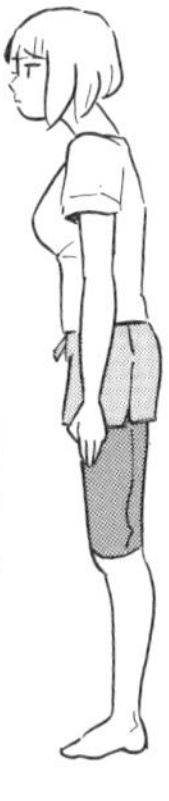
C型ねこ背

このチェックで問題ありの方は
72ページ～、92ページ～の
ストレッチを行いましょう。

チェック　その⑫

正座をしてみよう

正座をして
ひざをぴったりと閉じてみましょう。
後ろから見たときに、
お尻の真下にかかとがあるのが正常。
どこかがゆがんでいれば、
かかとの位置や肩の位置に
違いがでてくるはずです。

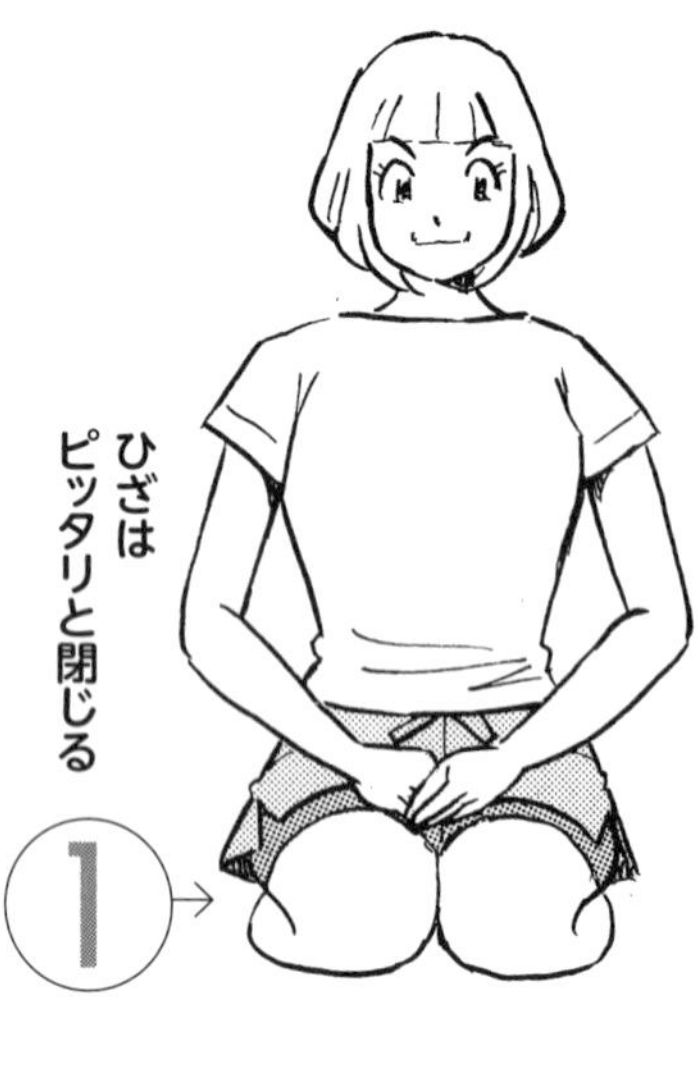
ひざは
ピッタリと閉じる
1

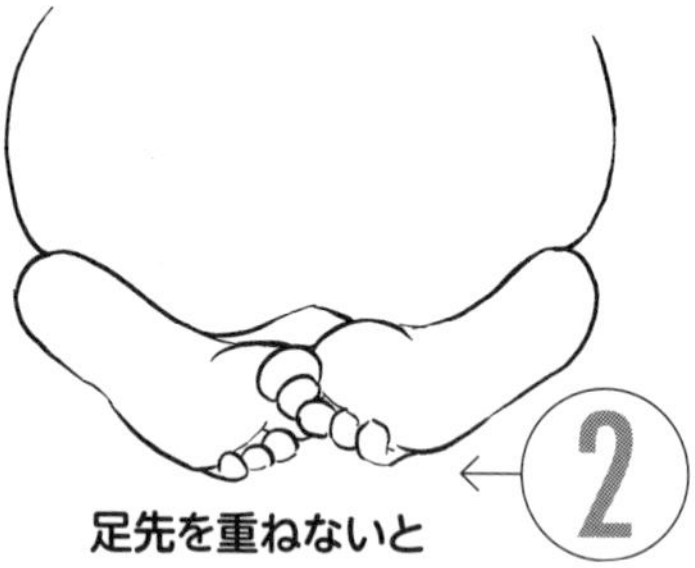
2

足先を重ねないと
正座できない

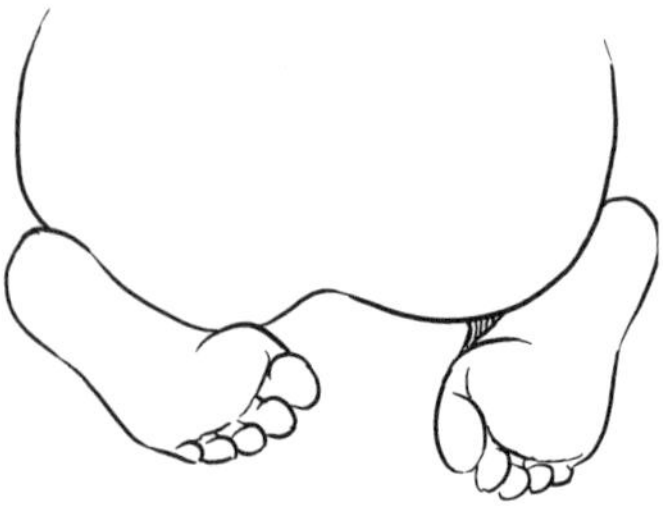

足首が硬くて
上手に正座ができない

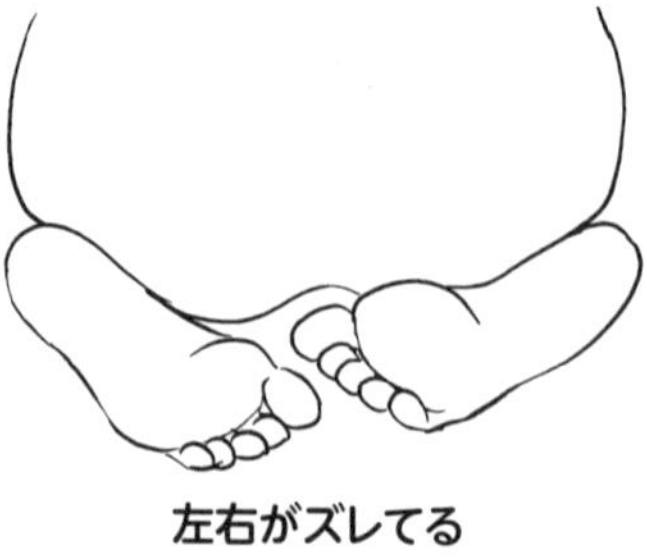

左右がズレてる

①ひざはきちんと閉じていますか？

閉じられない人は臀筋《でんきん》、大腿《だいたい》外側の筋が硬くなっています。それらの筋がゆるめばひざは簡単に閉じられるようになります。また、前方に出ている側の臀筋が硬いことが考えられます。

②後ろから見て足先は左右対称ですか？

足先を重ねないと正座できない、足先の位置がずれている人は足首の底屈《ていくつ》、甲の内反《ないはん》が硬くなっているようです。

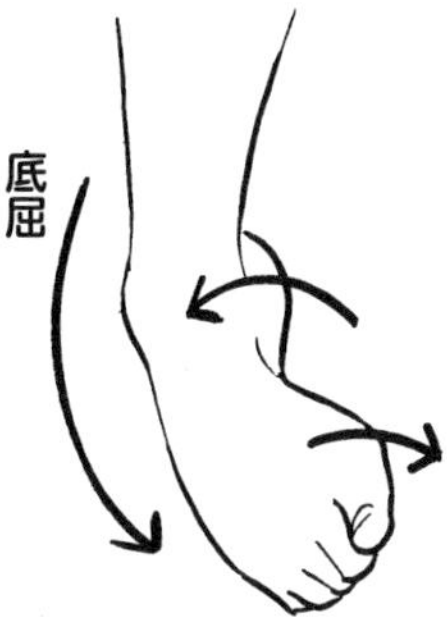

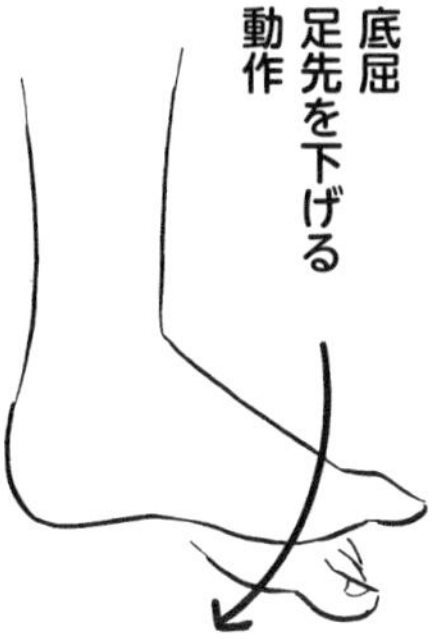

正座の出来ない人は足首の動きをチェック

このチェックで問題ありの方は

116ページ〜、136ページ〜の

ストレッチを行いましょう。

調子が悪いときはむやみに薬に頼らずストレッチで不調解消!

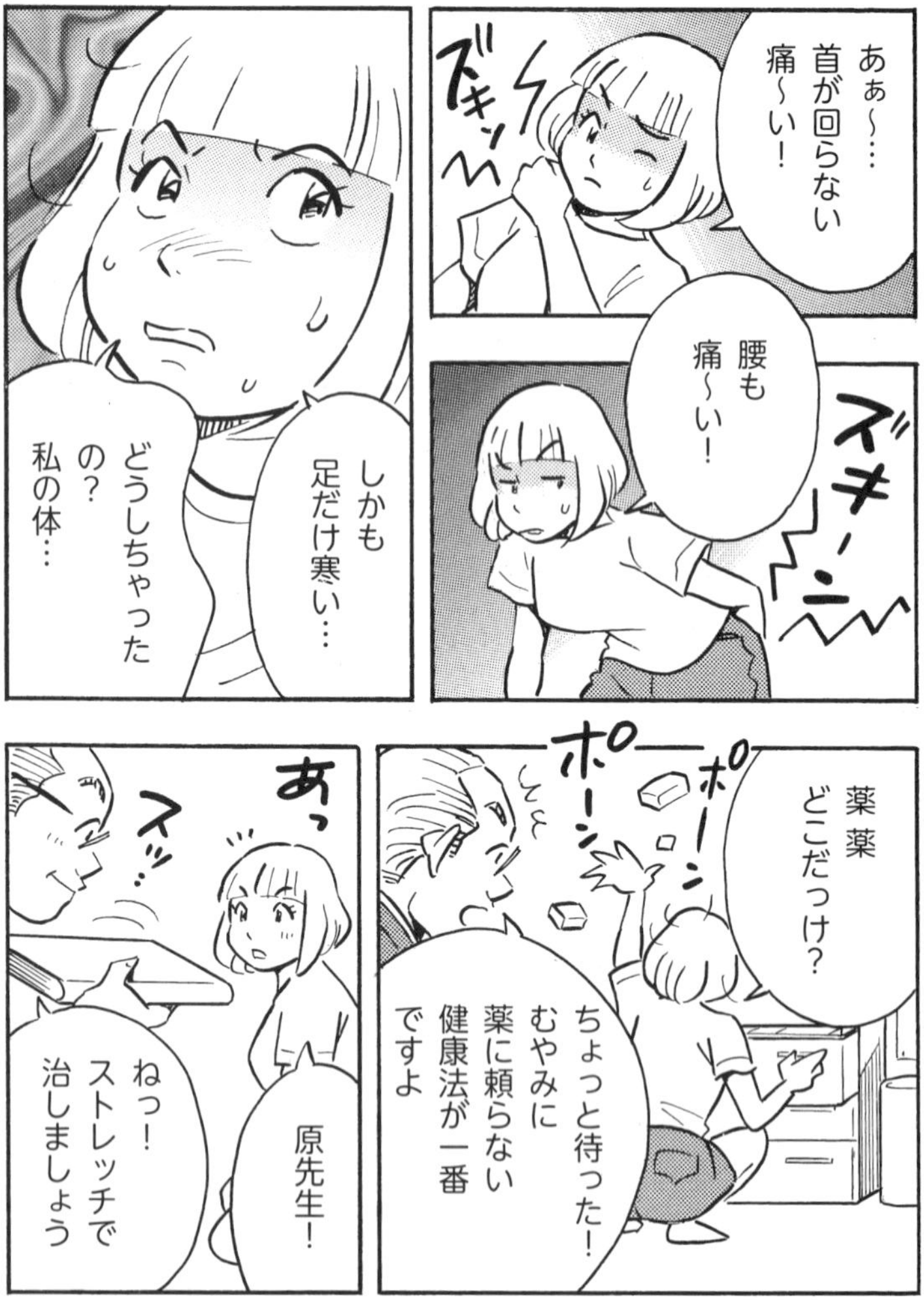

様々な悪影響をおよぼす体のゆがみ 筋肉の質を高めて不調を解消しよう!

人間の体はいくつになってもよくも悪くも驚くほど変化するものです。肩こりがひどい、すぐ頭が痛くなる、重ね着をしても体が冷える…**こんな不調がある人の多くがたいてい体のどこかにゆがみがあります。**骨や筋肉はゆがみを受けやすく、ゆがんでしまうと働きが悪くなって疲労物質が溜まり、硬くなっていきます。筋肉や骨格がゆがめば体型も変わってくるでしょうし、手が上がらないといった可動域の制限のほか、内臓の位置や神経などにも影響を与えるため身体的だけでなく心理的にも悪影響をおよぼしてしまうのです。

しかし、ゆがみを直すことで、体が自由に動けるようになる、内臓の調子がよくなる、自律神経のバランスが整うなど健康的な体へと戻っていくようになります。その場しのぎに湿布や鎮痛剤を使う前に、自分自身で体のゆがみをなくしていくメンテナンスを今日からはじめてください。

column

肩たたきは肩こり悪化の原因になることも!?

パソコンやスマホの普及により、長時間、前かがみの不自然な姿勢を取ることが多くなっています。首周辺は大変ナイーブなつくりになっているため、ちょっとしたことでバランスが崩れやすく、これが肩こり、頭痛、めまい、耳鳴り、吐き気といった様々な症状を引き起こしてしまうことが少なくありません。

肩関節には棘上筋《きょくじょうきん》・棘下筋《きょくかきん》・肩甲下筋《けんこうかきん》・小円筋《しょうえんきん》の４つの筋肉から構成されるローテーターカフ（肩 回旋筋腱《かいせんきんせん》板《ばん》）があり、腕をひねる、回すを担っています。この部分が硬くなると五十肩をおこすので、疲労を解消してあげることが大切です。

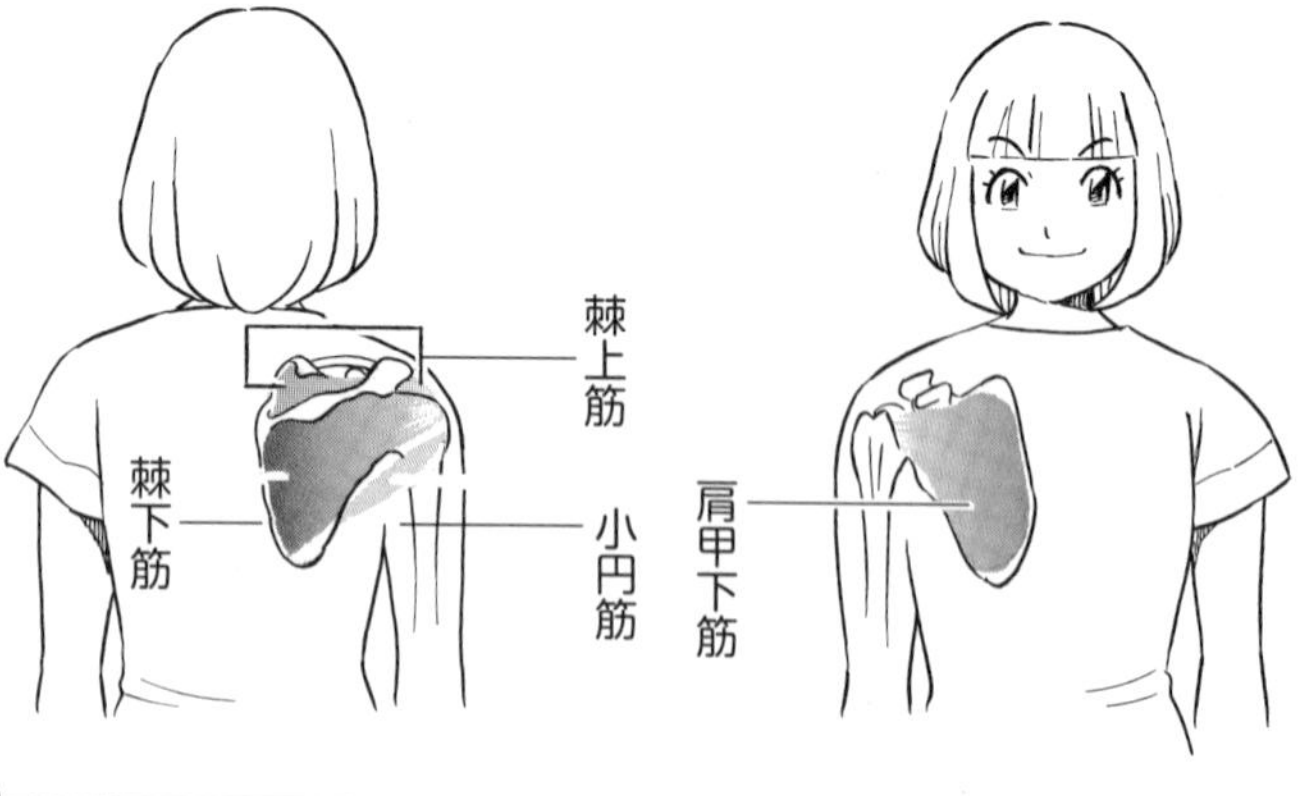

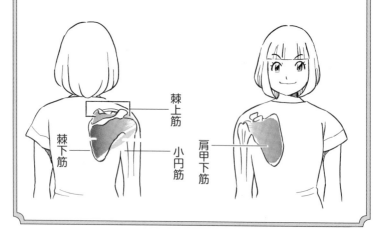

3章

今あるゆがみを簡単解消

ここからは実践です。ご紹介するストレッチはいつでもどこでも出来る簡単なものばかりです。ですから、体が硬い人や運動はちょっとという方でも楽に行えます。

ストレッチはムリなく
ゆっくり、しっかりと!

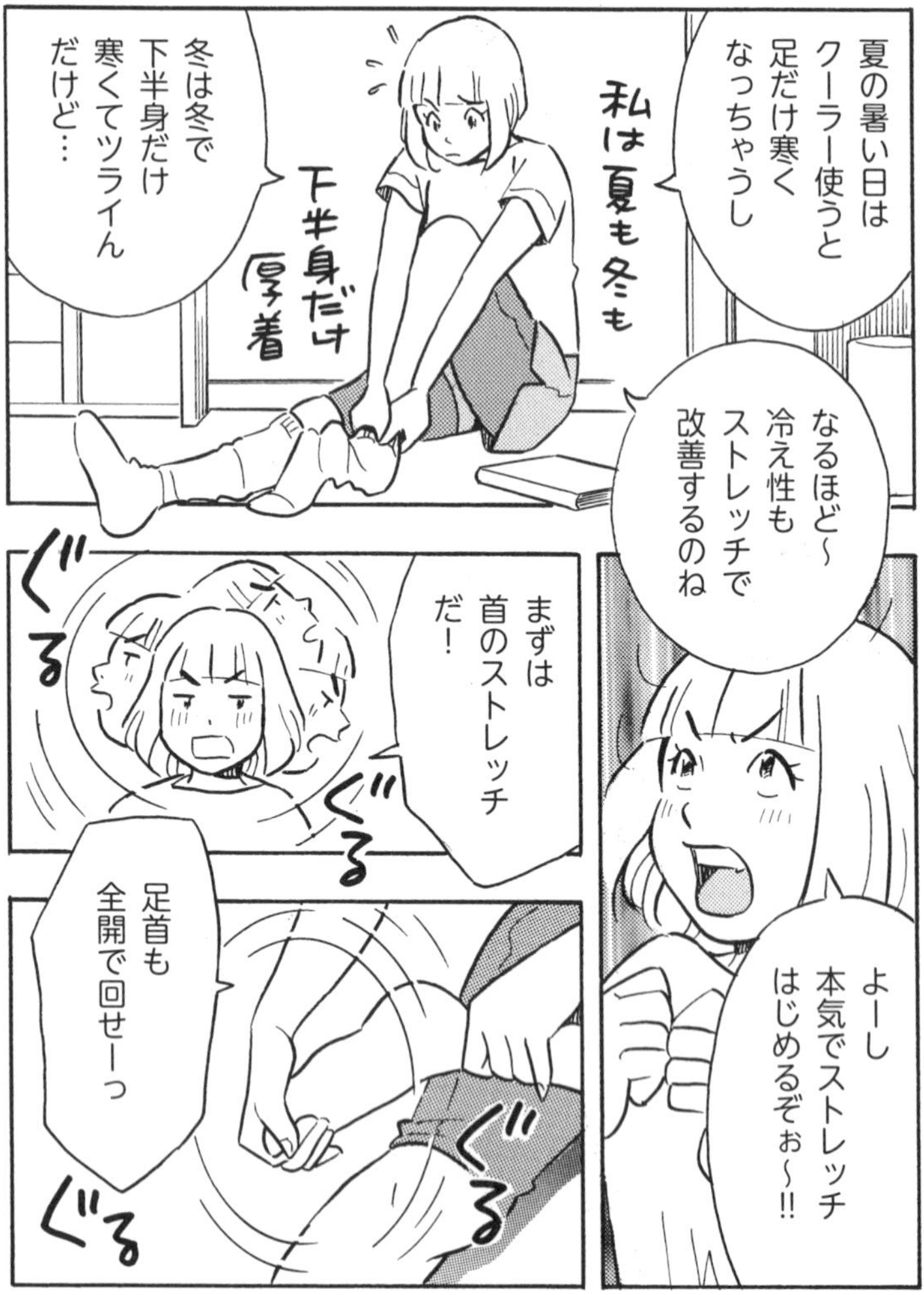

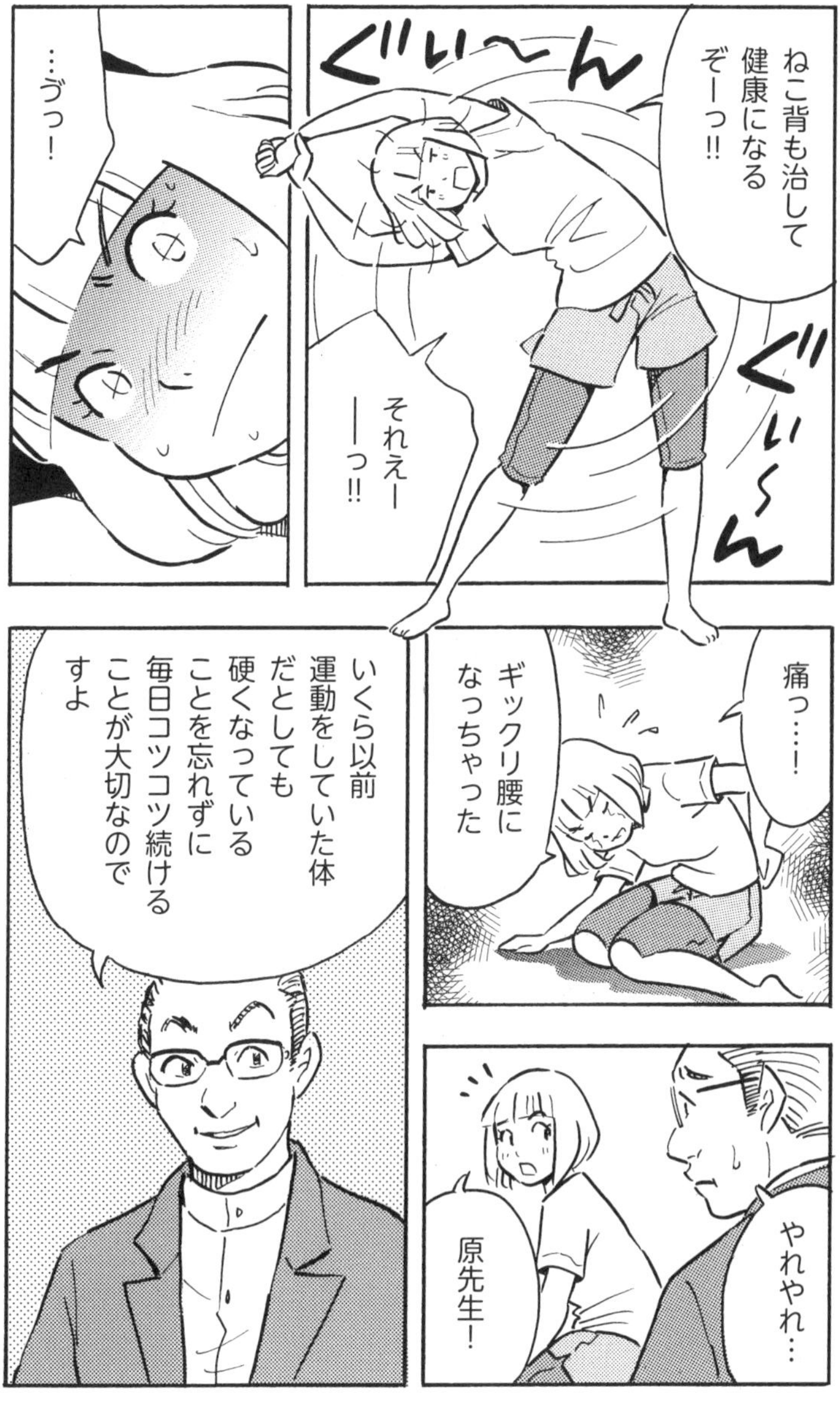
ねこ背も治して健康になるぞーっ!!
ぐいい〜ん
ぐい〜ん
それえーーっ!!
…づっ！
痛っ…！
ギックリ腰になっちゃった
やれやれ…
原先生！
いくら以前運動をしていた体だとしても硬くなっていることを忘れずに毎日コツコツ続けることが大切なのですよ

筋肉はすぐに柔らかくならないから あせらず、ゆっくり取り組もう!

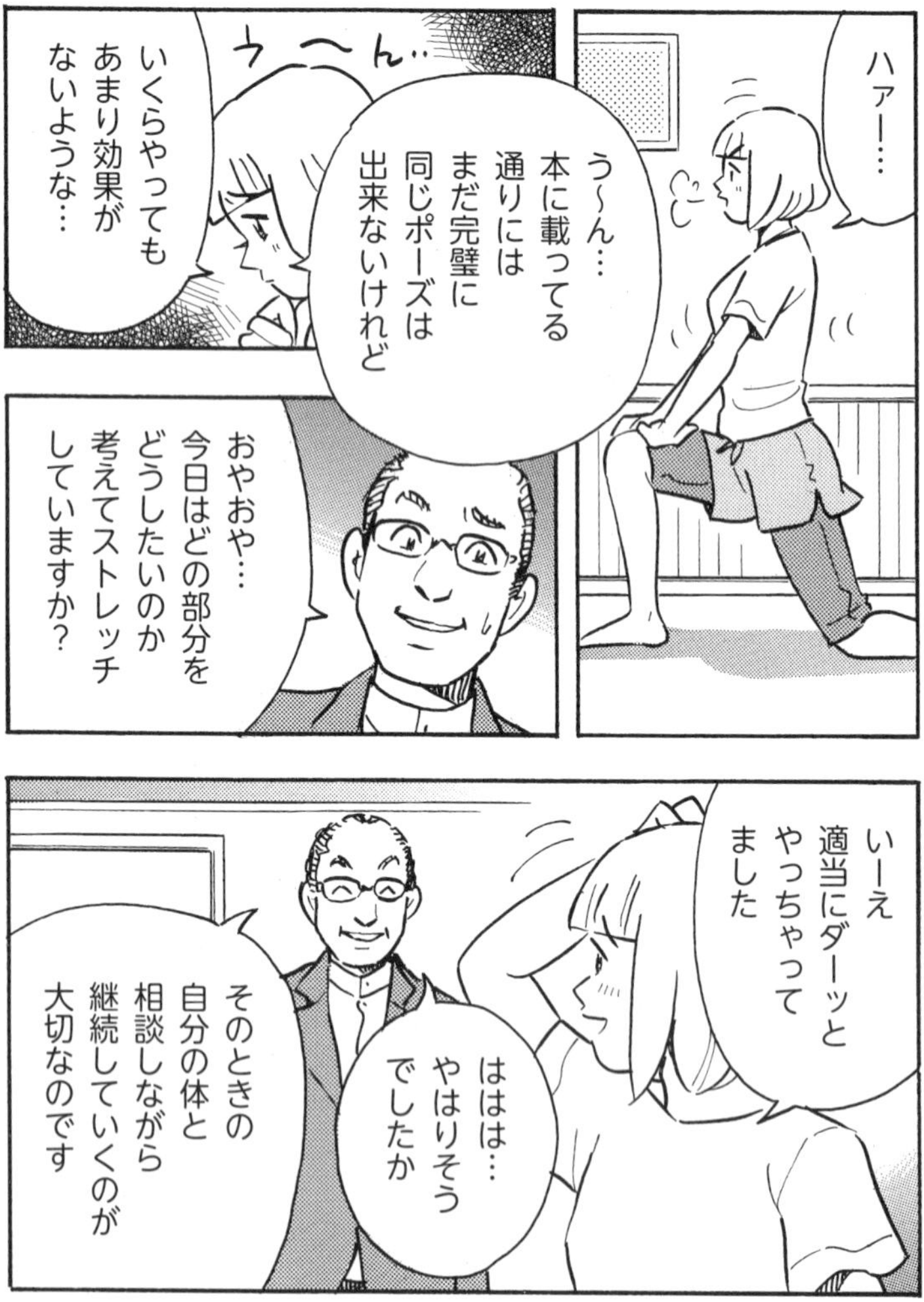
ハァー…
う〜ん…
本に載ってる通りにはまだ完璧に同じポーズは出来ないけれど
うーん…
いくらやってもあまり効果がないような…
おやおや…今日はどの部分をどうしたいのか考えてストレッチしていますか?
いーえ 適当にダーッとやっちゃってました
ははは…やはりそうでしたか
そのときの自分の体と相談しながら継続していくのが大切なのです

硬くなっている筋肉は時間をかけてゆるやかに伸ばしていくことが重要

ストレッチはムリに伸ばそうとしてはいけませんし、また、痛いのを我慢しながらやってもいけません。伸ばされる心地よさを味わいながら行いましょう。

また、本を見ればポーズだけはわかると思いますが、強度や時間はわかりにくいもの。まずは、**痛くない程度に10秒くらいを目標にし、慣れてきたら痛みを感じず余裕のある程度の強さで30秒くらいをキープするようにしましょう。**

勢いをつけて行うと、筋肉は急に伸ばされたことを危険と判断し、縮もうとしてしまいます。それではまったくストレッチの効果がでませんし、逆に筋や腱を痛めてしまうことになりかねません。

体の柔らかさは個人差があります。ですから、ポーズだけにこだわらずに自分が心地よいと感じることがいちばん重要。筋肉を静かにジワーっと伸ばしていきましょう。

ストレッチはどの部位を伸ばすのかをしっかりと意識して行うことが大事

ストレッチのポイントは「今、どの筋肉を伸ばしているのか」を意識することにあります。ただ、ポーズだけをまねすればいいのではありません。目的の筋肉や関節が伸びていなかったり、まったく違う部位に力が入っていては効果がでません。正しく目的の部位を伸ばすためにも、どこを伸ばしたいのか、どこを伸ばすべきなのかという意識を集中させ「伸ばされた感」を感じて行うことが大事です。

一度に伸ばそうとせずに、まず息を吸ってゆっくりと吐きながら伸ばしていきます。「イタ気持ちいい」感じを大切にストレッチしましょう。

また、その日によって体の調子は違います。体は刻々と変化するものなので、昨日よかった方法が今日もいいとは限りません。体の具合を確かめながら、伸びている部位の刺激と、その広がり方を感じ取るようにしましょう。

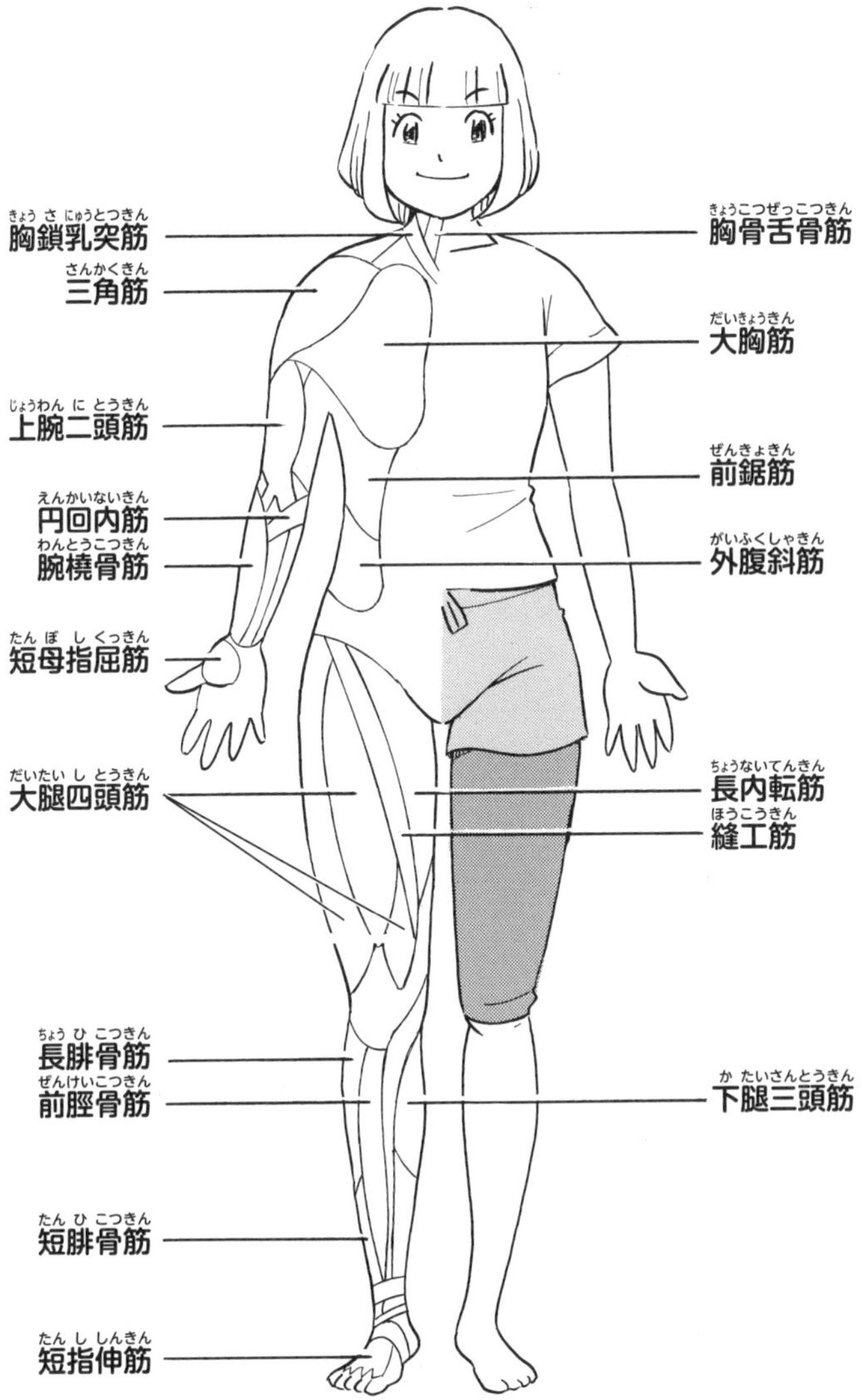
胸鎖乳突筋《きょうさにゅうとつきん》
三角筋《さんかくきん》
上腕二頭筋《じょうわんにとうきん》
円回内筋《えんかいないきん》
腕橈骨筋《わんとうこつきん》
短母指屈筋《たんぼしくっきん》
大腿四頭筋《だいたいしとうきん》
長腓骨筋《ちょうひこつきん》
前脛骨筋《ぜんけいこつきん》
短腓骨筋《たんひこつきん》
短指伸筋《たんししんきん》
胸骨舌骨筋《きょうこつぜっこつきん》
大胸筋《だいきょうきん》
前鋸筋《ぜんきょきん》
外腹斜筋《がいふくしゃきん》
長内転筋《ちょうないてんきん》
縫工筋《ほうこうきん》
下腿三頭筋《かたいさんとうきん》

クセや習慣を見直せば肩こりや頭痛の改善にもつながる

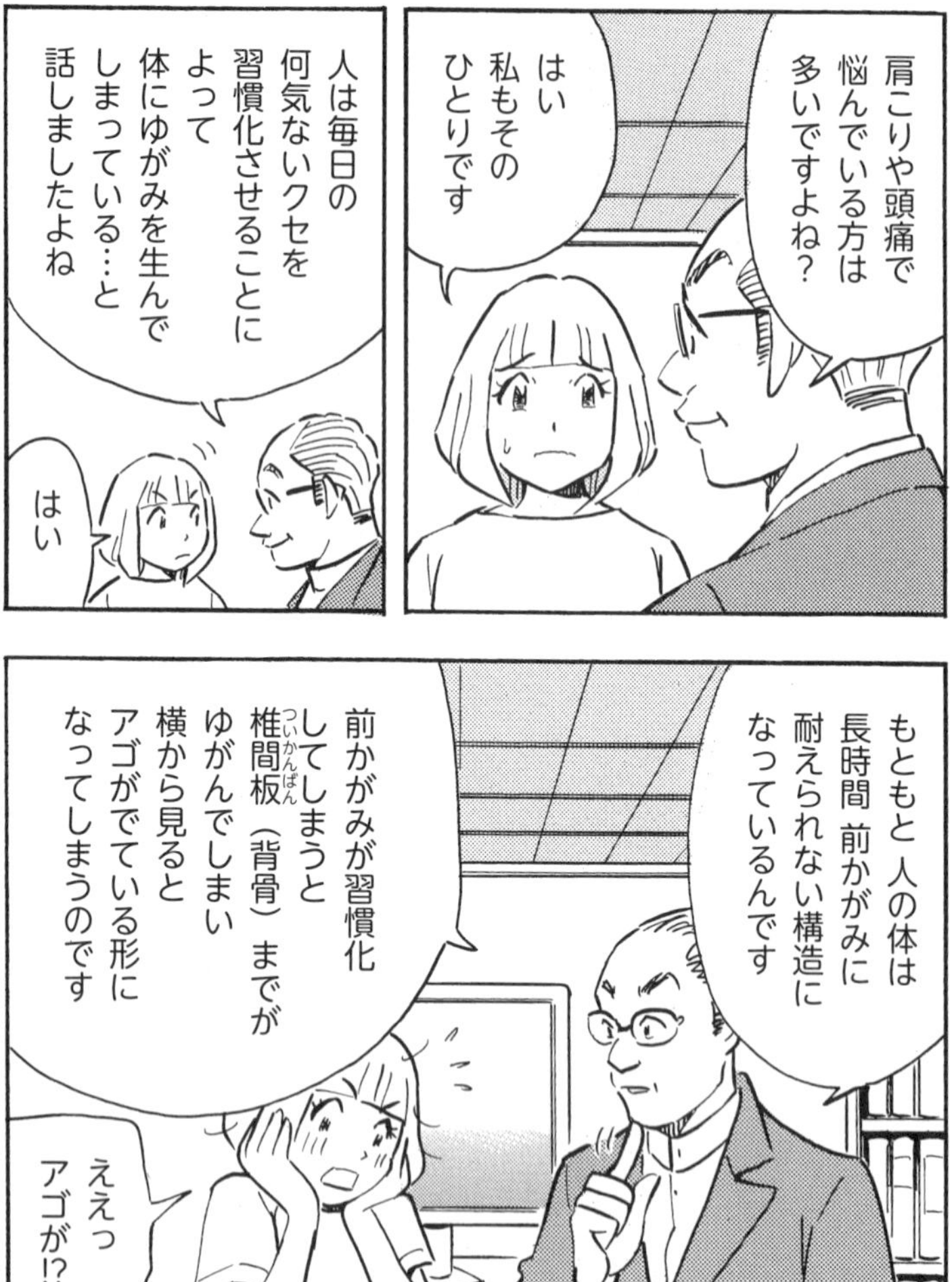
肩こりや頭痛で悩んでいる方は多いですよね？
はい私もそのひとりです
人は毎日の何気ないクセを習慣化させることによって体にゆがみを生んでしまっている…と話しましたよね
はい
もともと 人の体は長時間 前かがみに耐えられない構造になっているんです
前かがみが習慣化してしまうと椎間板《ついかんばん》（背骨）までがゆがんでしまい横から見るとアゴがでている形になってしまうのです
ええっアゴが!?

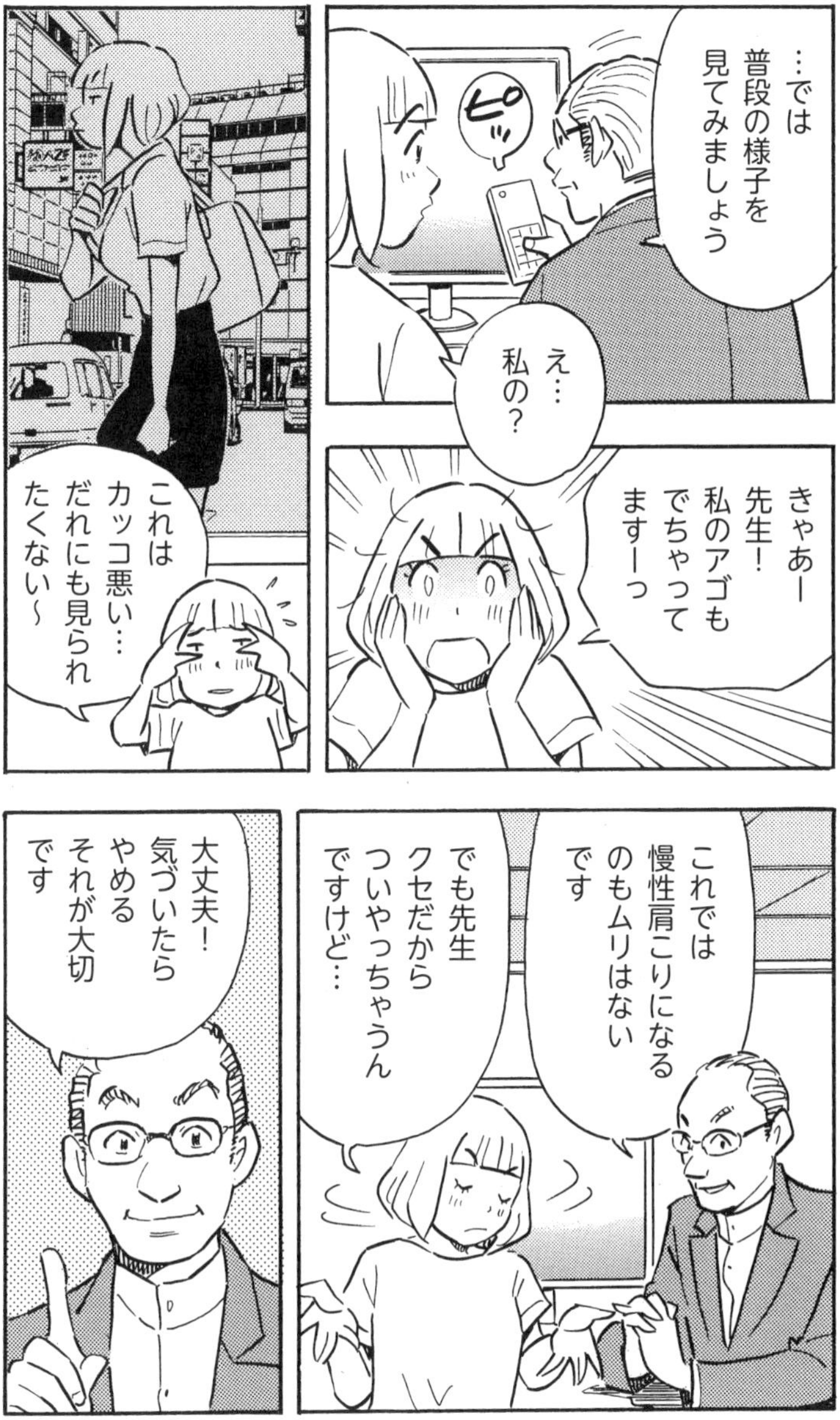
…では普段の様子を見てみましょう
ピッ
え…私の？
きゃあー先生！私のアゴもでちゃってますーっ
これはカッコ悪い…だれにも見られたくない～
これでは慢性肩こりになるのもムリはないです
でも先生クセだからついやっちゃうんですけど…
大丈夫！気づいたらやめるそれが大切です

スマートフォンばかり見てると…

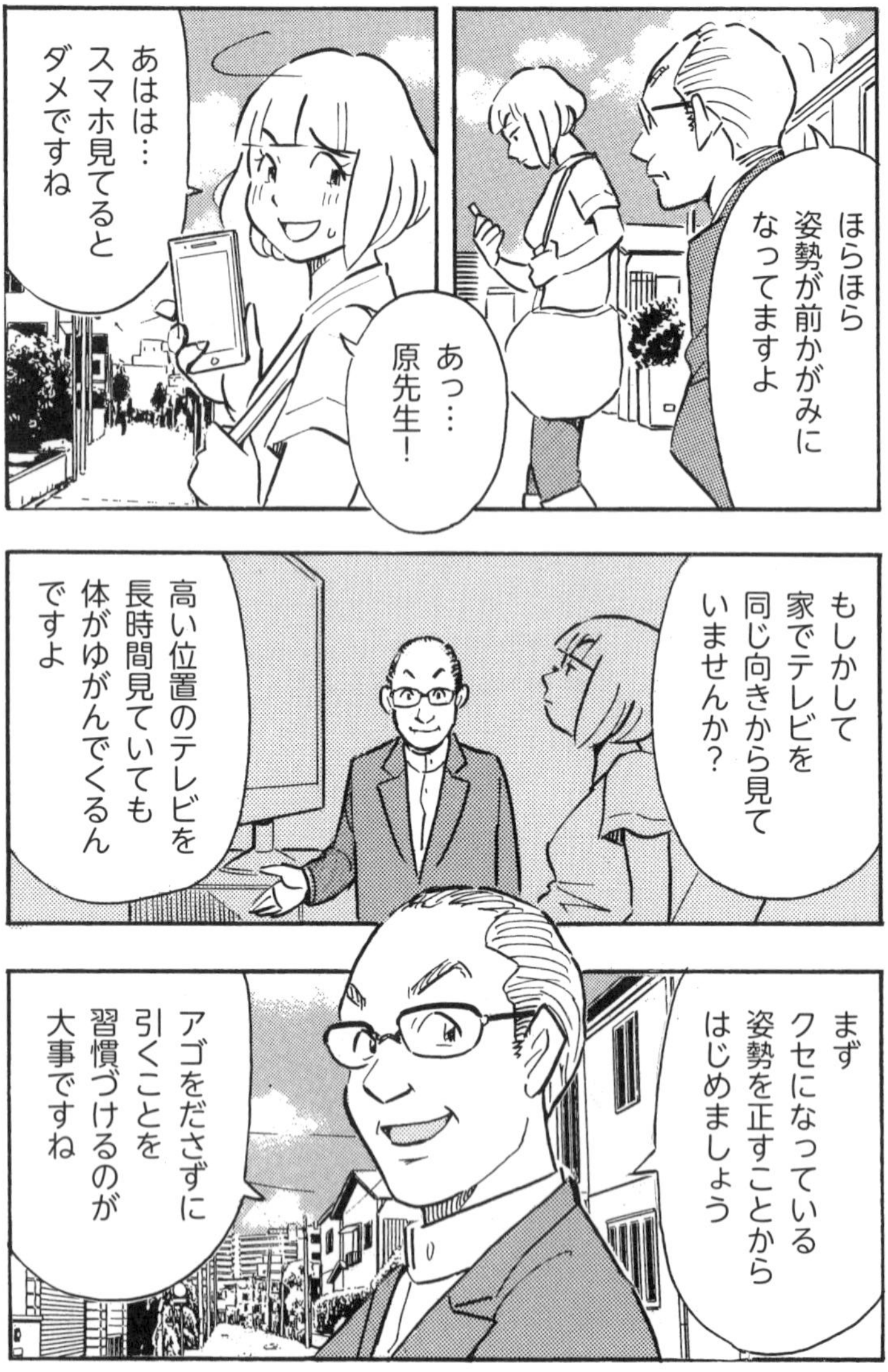
ほらほら姿勢が前かがみになってますよ
あっ…原先生!
あはは…スマホ見てるとダメですね
もしかして家でテレビを同じ向きから見ていませんか?
高い位置のテレビを長時間見ていても体がゆがんでくるんですよ
まずクセになっている姿勢を正すことからはじめましょう
アゴをださずに引くことを習慣づけるのが大事ですね

首のこりや痛みを解消するためには頭を正しい位置に戻すことが大切

首は重い頭部を支え、その上、上下左右とあらゆる方向に瞬時に動かします。私たちは無意識に頸椎《けいつい》を動かしていますが、意識的に首を動かすことは運動をする以外少ないものです。また、パソコンやスマホでの姿勢に限らず、家事や読書…と、前かがみになることはおおいにあります。しかも長時間そのままでいれば、首の筋肉は緊張し、疲労をおこし、やがて肩こりや頭痛を引きおこします。

首の筋肉は短く小さい筋肉が何重にも重なり合っているのですが、じつは重い頭を支えるだけの余裕がありません。そのため、ゆがみの影響を受けやすく、また疲れやすい部位。そのため、すぐに不調をおこしてしまうのです。ゆっくりと首を回してみましょう。どこかに痛みがある、ひっかかりがある、左右に動かしにくいところがあるようならゆがみが疑われます。首周辺の筋肉をストレッチして疲れを取るようにしましょう。

首のゆがみを整える

アシンメトリー・首エクササイズ

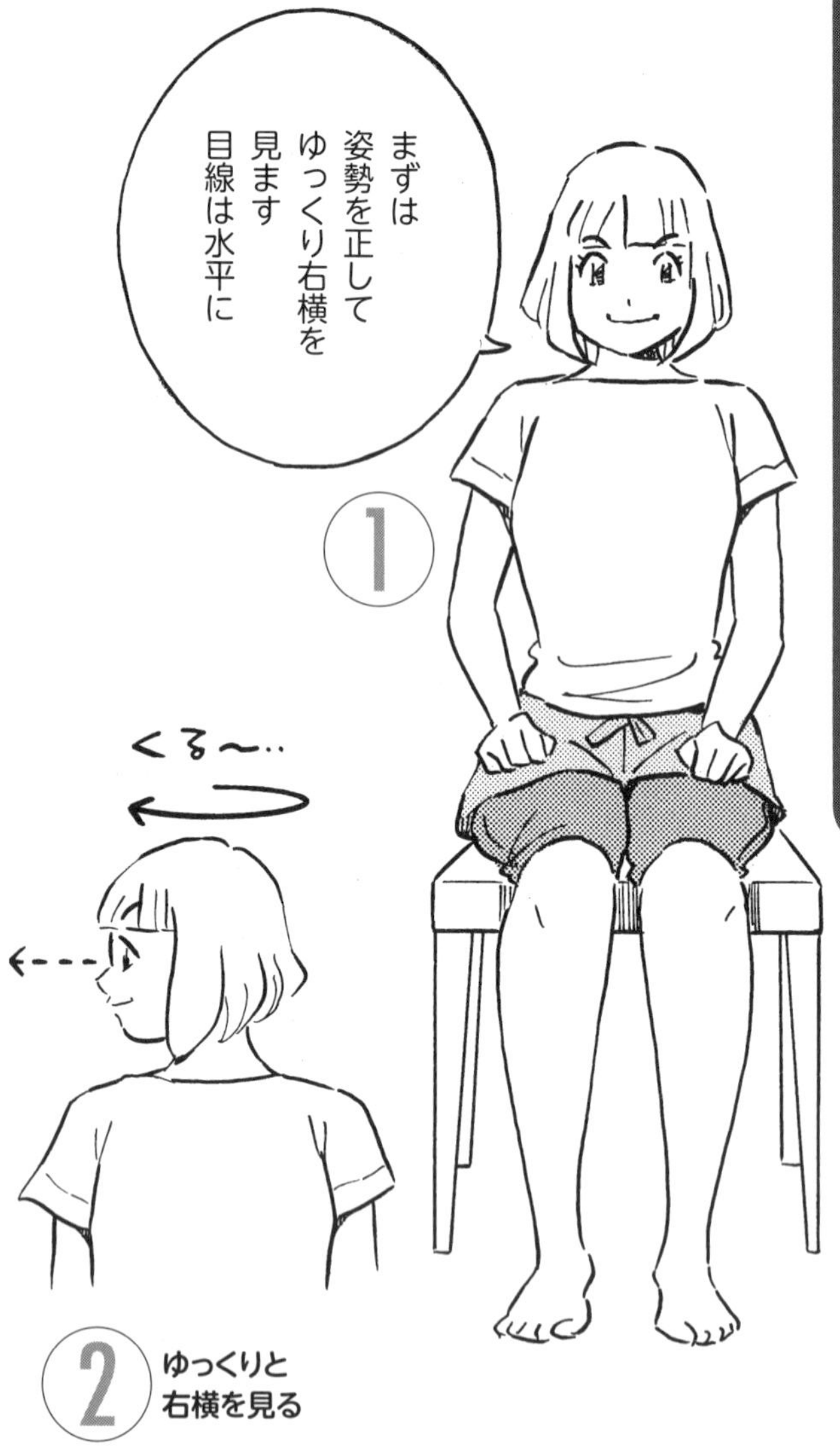
まずは
姿勢を正して
ゆっくり右横を
見ます
目線は水平に
1
くる〜…
2
ゆっくりと
右横を見る

肩や首はリラックスさせたまま頭だけを左右に動かすだけ

①イスに座り姿勢を正します。

②ゆっくりと右横を見るように頭だけを動かします。このとき体は真っ正面を向いたままにします。

③反対側も同じように行います。

※手を頬《ほお》に添えて行う方法もあります。またはひざやイスの背などを握っておくと姿勢が固定されて安定します。

　もちろん、立ったままでも出来るのでいつでも行えます。

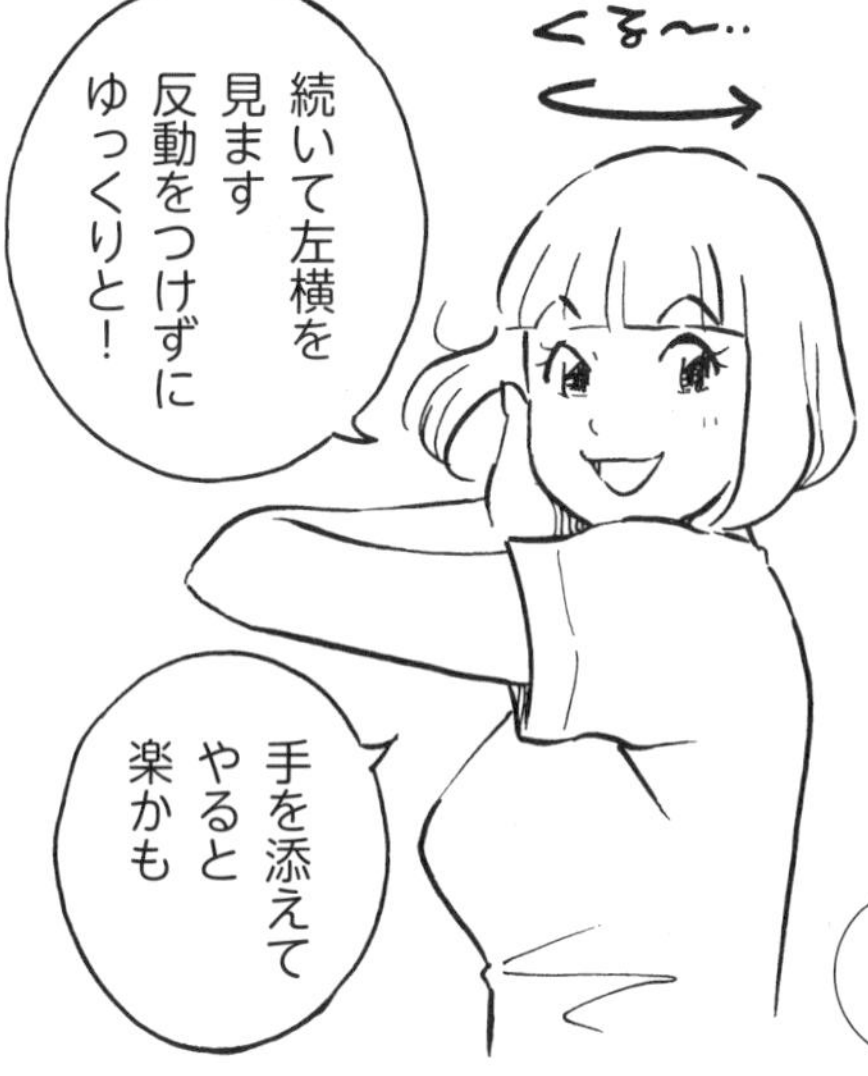
くるー…
続いて左横を見ます
反動をつけずにゆっくりと！
手を添えてやると楽かも

3

首のストレッチ

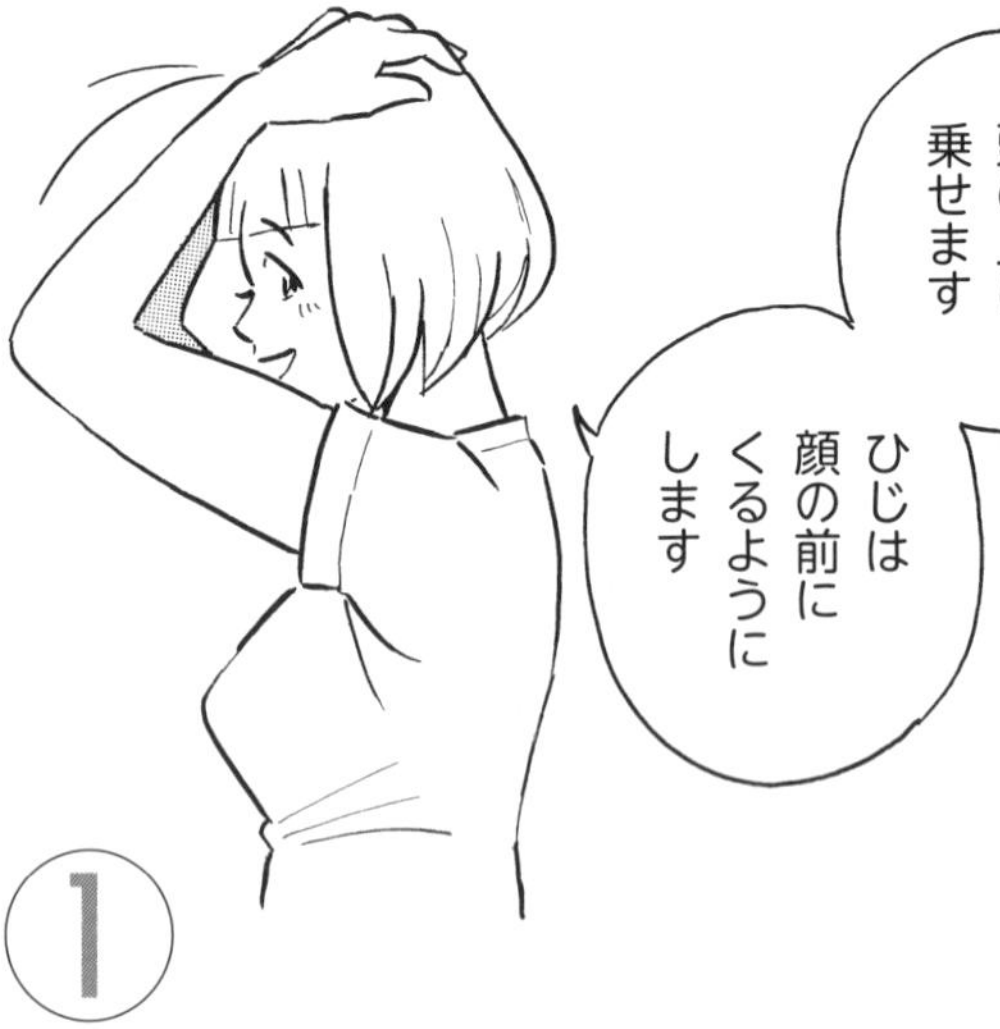
両手を頭の上に乗せます
ひじは顔の前にくるようにします
①

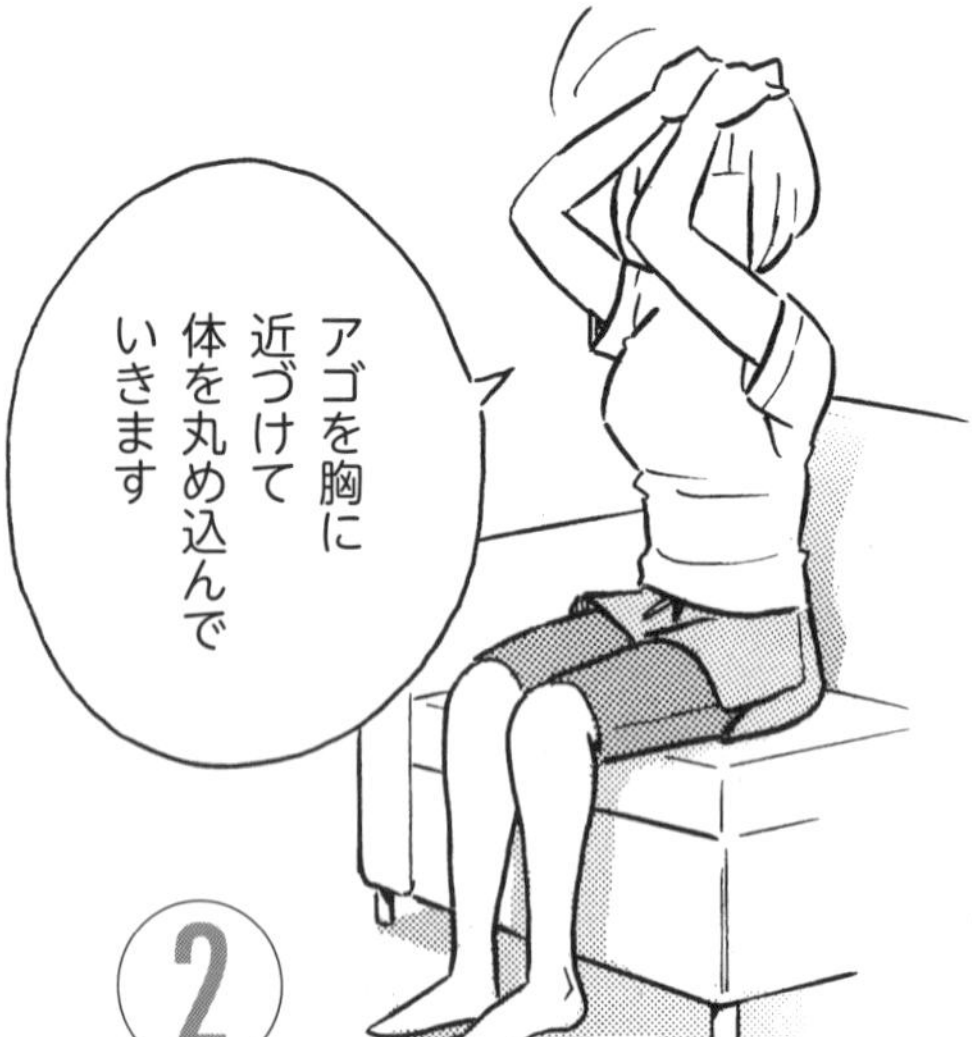
アゴを胸に近づけて体を丸め込んでいきます
②

くるくると丸め込む感じで後頸部《こうけいぶ》（うなじ）と背部をストレッチ

①姿勢を正して、両手を頭の上に乗せます。
②アゴを胸に近づけていきます。
③両手を使ってくるくると一枚の紙を丸め込むようなイメージで頭を巻き込んでいきます。頭のつけ根の筋が伸びるようにアゴを胸上部に寄せていきます。

※体を少し傾けてより伸ばされる場所を探して行うと効果はアップします。このストレッチで頭痛、目の疲れが瞬時に消えることも珍しくありません。

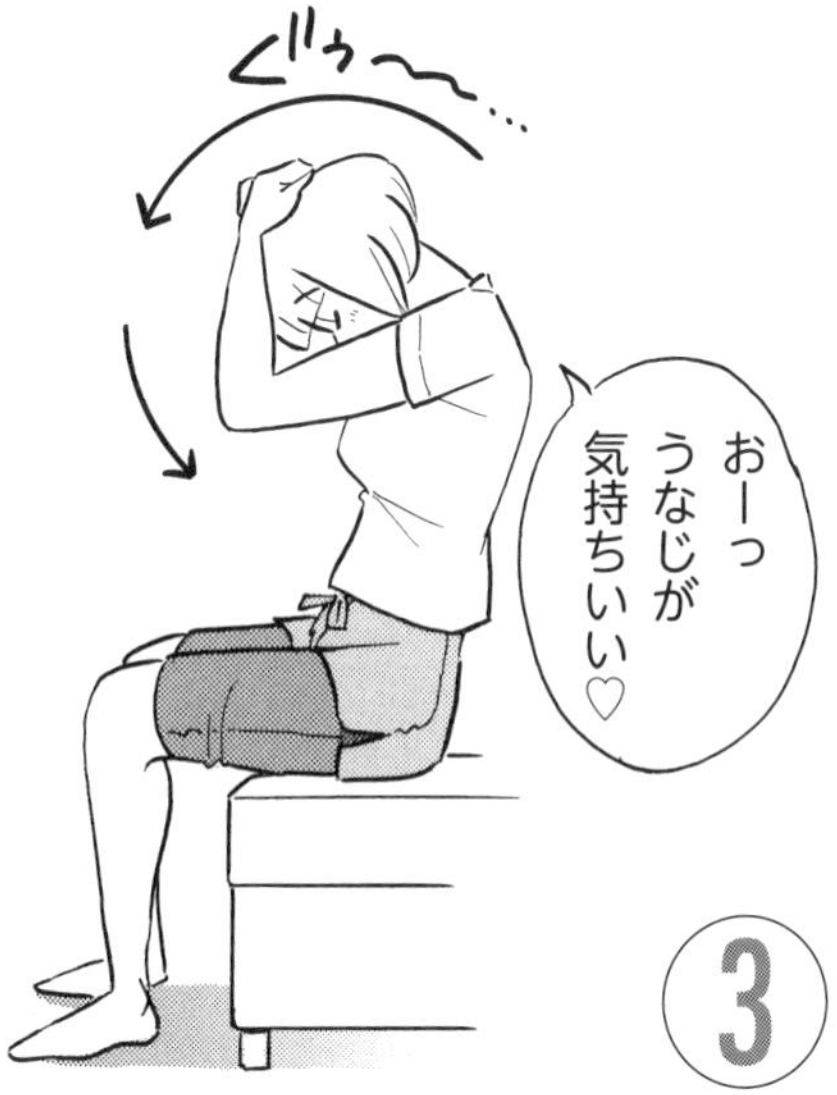
ぐりっ〜〜…
おーっ
うなじが
気持ちいい♡
3

肩のこりに効くストレッチ

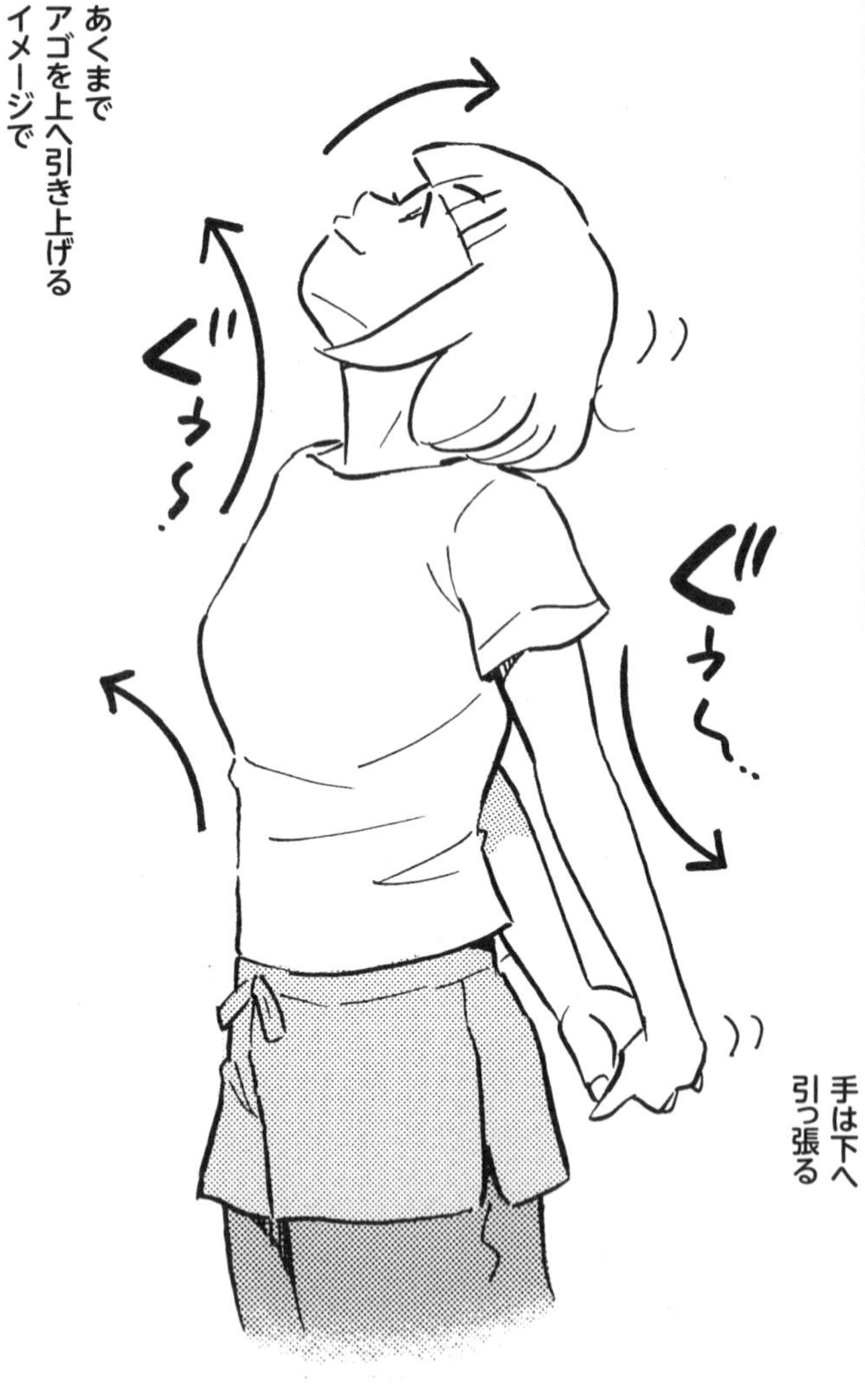
あくまで
アゴを上へ引き上げる
イメージで
ぐ〜…
ぐ〜…
手は下へ
引っ張る

胸を突きだすようにして肩こり、胸、肩関節の痛みを防止のどの調子も改善

姿勢を正して、天井を見るように、ゆっくりとあごを引き上げていきます。頭を後ろに倒すのではなく、あくまでもアゴを上へと向けていくイメージです。

このとき手を体の後ろで組み、アゴを上げていくのと同時に、組んだ手を斜め下へと引っ張っていくと首前だけでなく、胸、肩の筋肉もほぐれていきます。手を上げ下げして、左右に動かすと、伸ばされる場所が違うので気持ちいい場所を見つけてください。

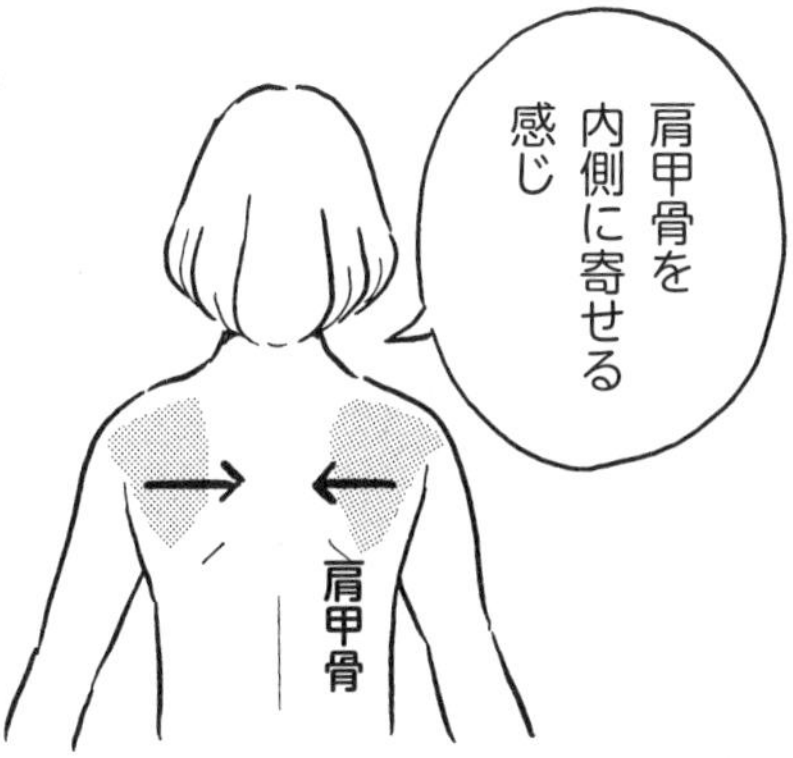
肩甲骨を内側に寄せる感じ
肩甲骨

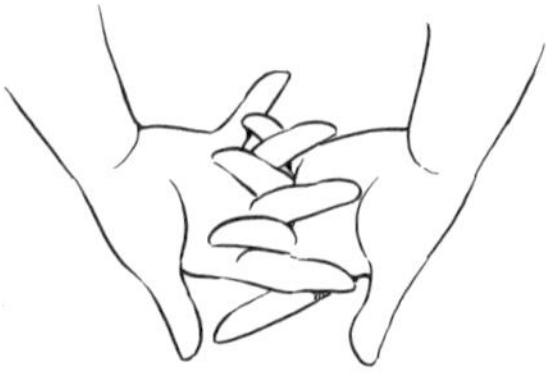
手は指をクロスさせるような感じで

前頸部《ぜんけいぶ》のストレッチ

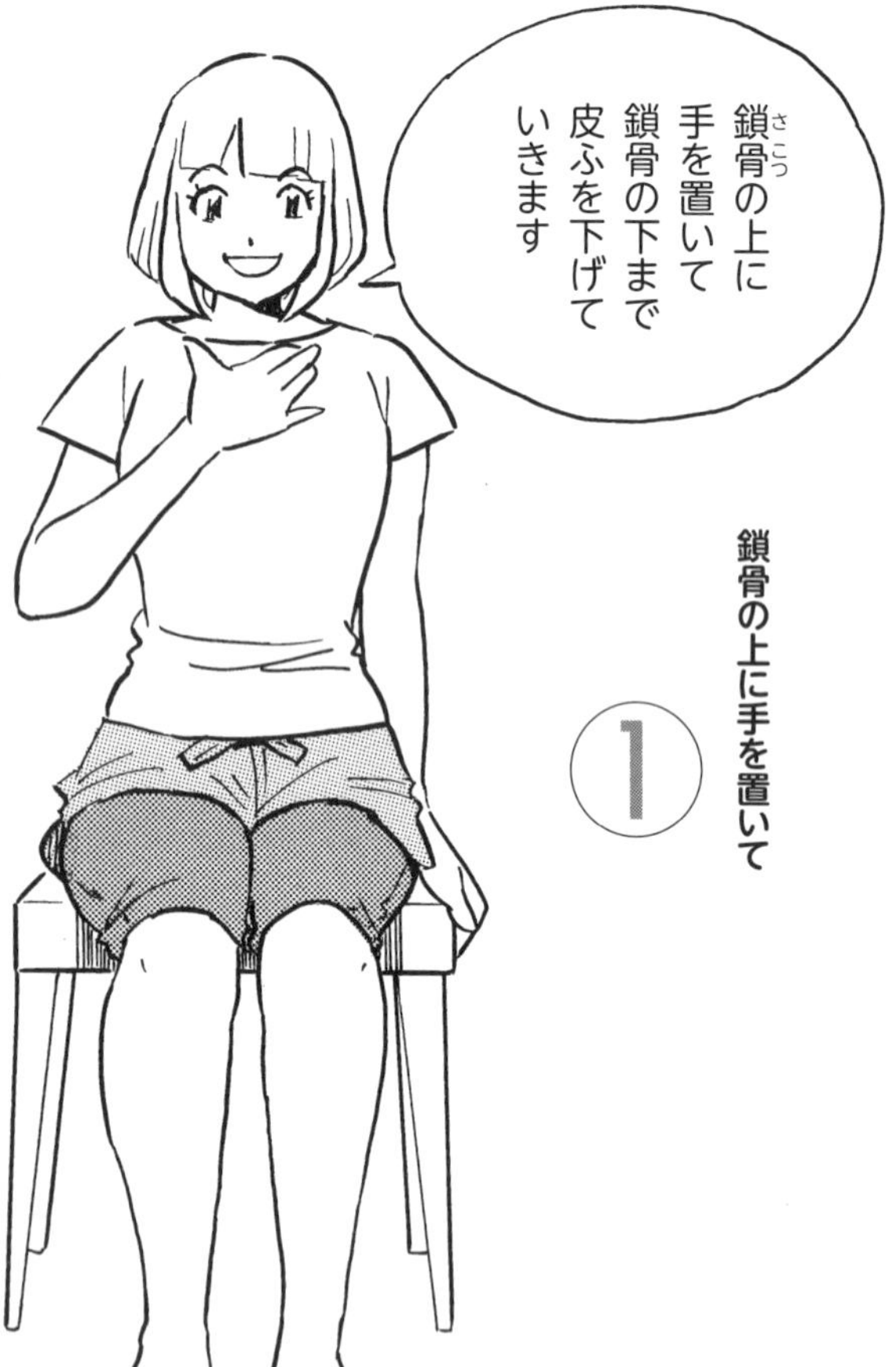
鎖骨《さこつ》の上に手を置いて鎖骨の下まで皮ふを下げていきます

①

鎖骨の上に手を置いて

のど元を気持ちよく伸ばして
ストレス緩和、首こり解消！

①イスに座り、手のひらを鎖骨の上に置きます。
②胸の鎖骨の上方首のつけ根に手のひらをあて、真下に引き下げます。
③ゆっくりとアゴを上げていきます。のど＝首の前側の筋肉を伸ばしていきましょう。皮ふを下に引っぱり、アゴを上げると筋がストレッチされます。

※首の前側がこると首の動きが制限されるだけでなく、風邪でもないのにのどの調子が悪くなったり、咳がなかなか治らないことがあります。

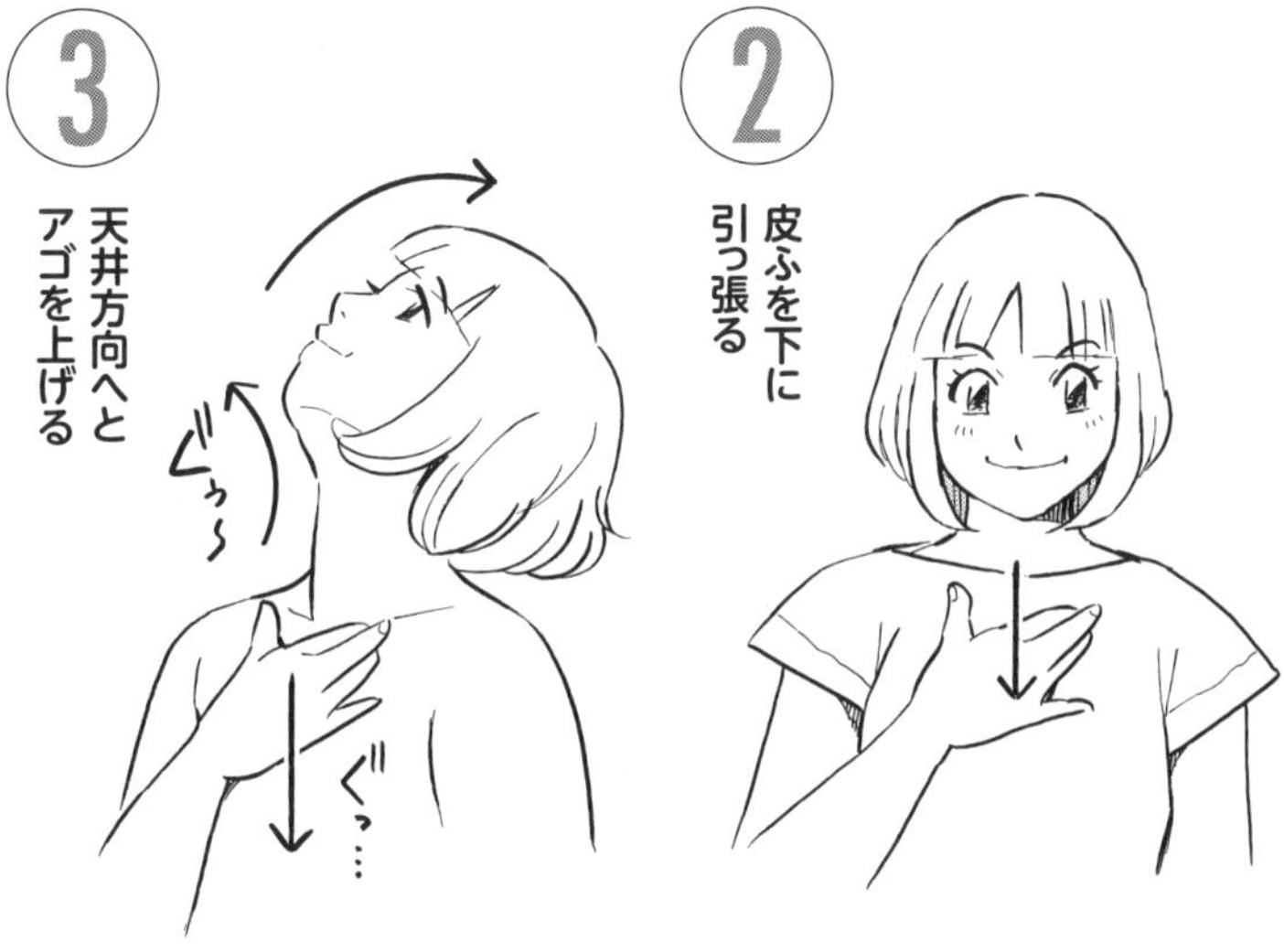

側《そく》頸《けい》部《ぶ》のストレッチ

①

アゴは引き
背筋は伸ばして
頭を右に倒して
いく

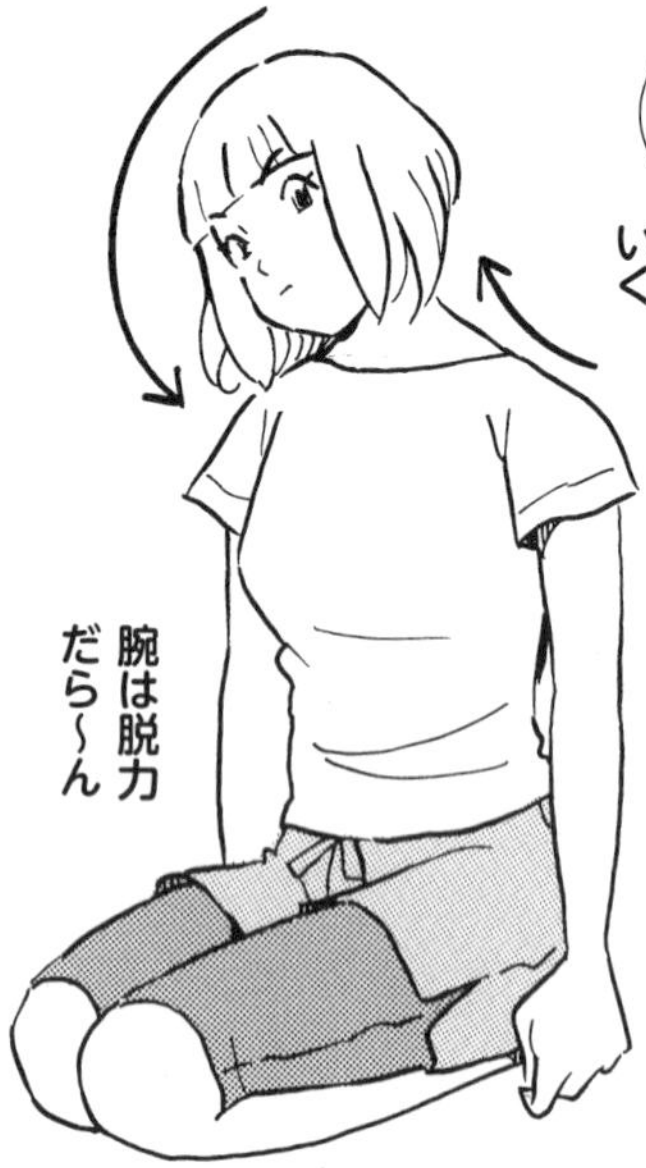

②

次に
ゆっくり左肩を
下げていく

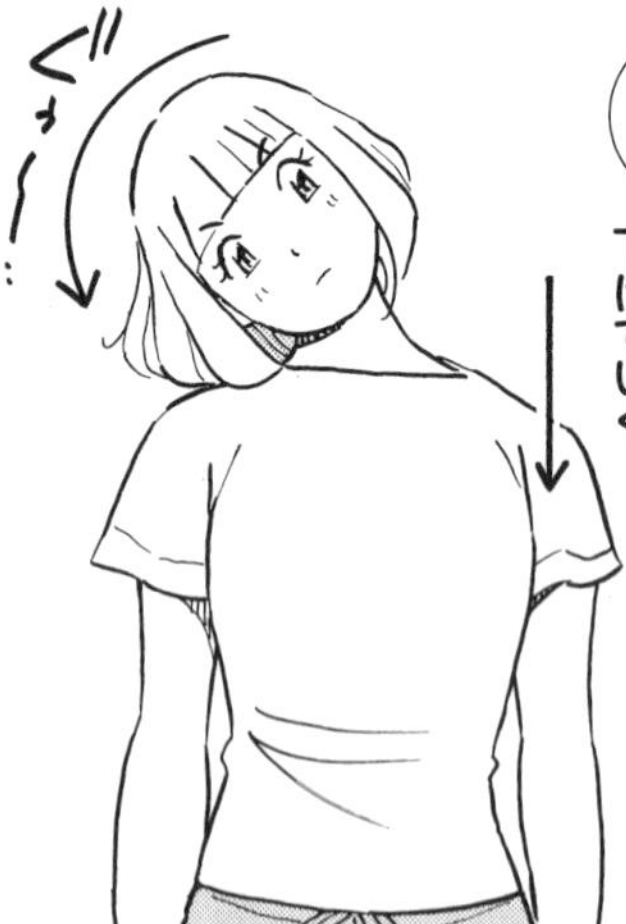

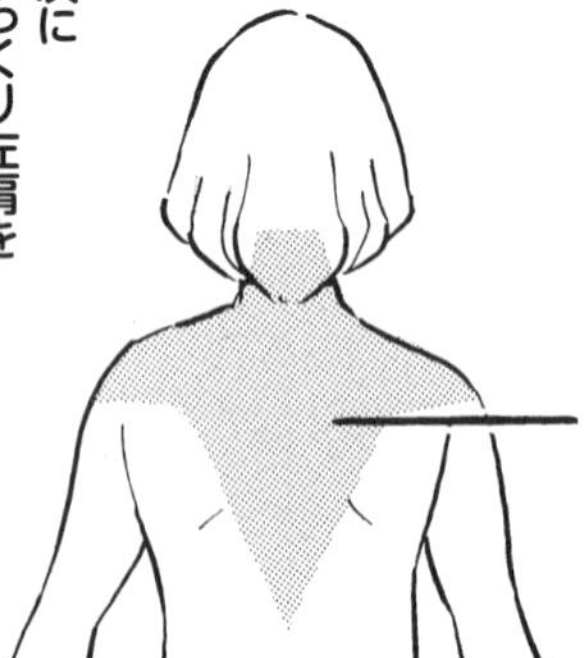

首側面が疲労して硬くなると頭痛の原因にもなるので注意

①背筋をゆるめて頭を右に倒します。

②腕は脱力したまま、ゆっくりと左肩を下げていきます。頭は倒したまま、深呼吸をします。ゆったりと頭の重さを感じながら10秒ほどキープ。背中と首（僧帽筋）を伸ばします。反対側も同様に。

※首、背中、腕の力を抜くことが大切。口の中の力もゆるめます。「ホワーン」と心の中でつぶやくともっとゆるめられます。

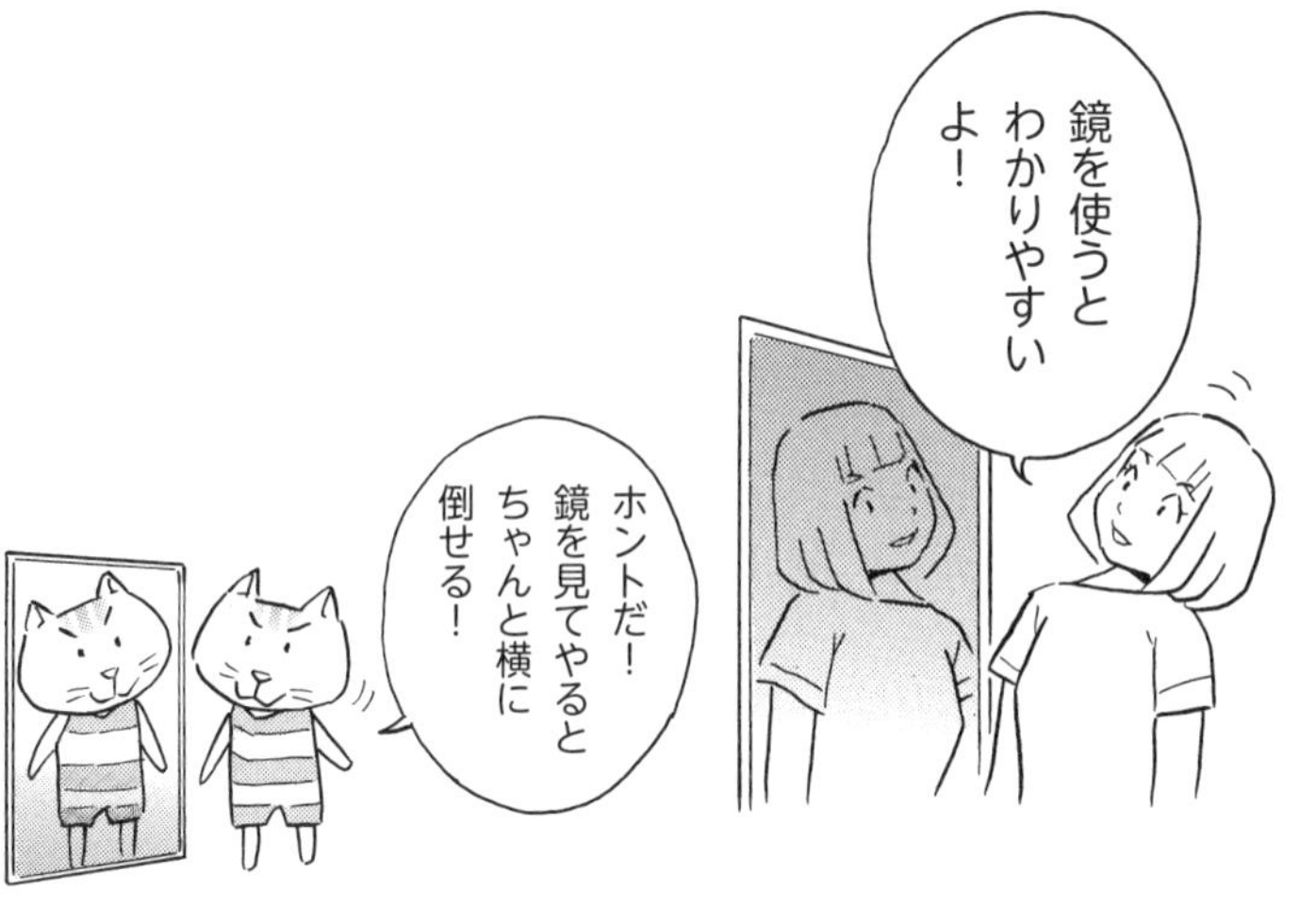
鏡を使うとわかりやすいよ！
ホントだ！鏡を見てやるとちゃんと横に倒せる！

首のこりに効くストレッチ①

①

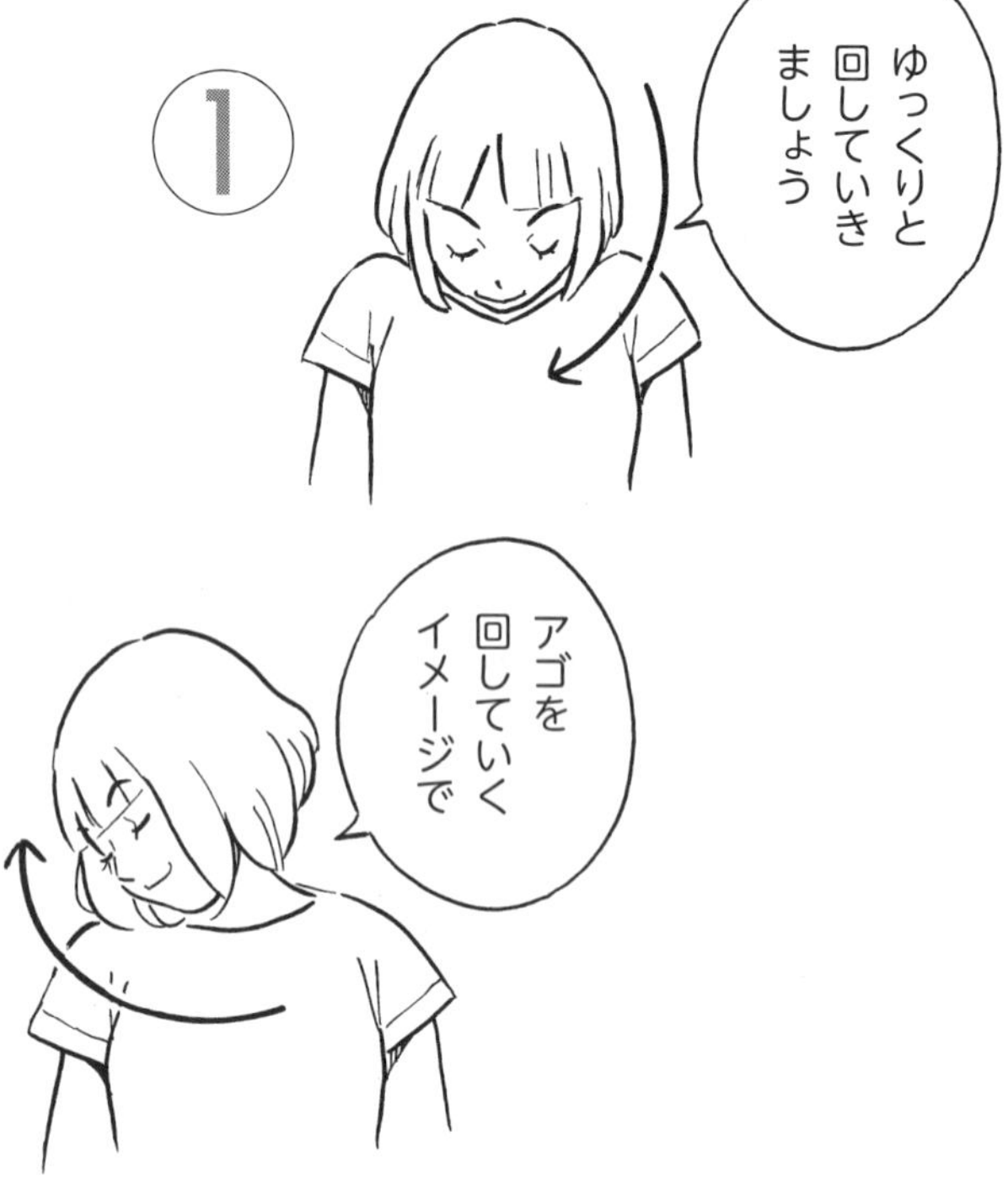
ゆっくりと回していきましょう
アゴを回していくイメージで

②

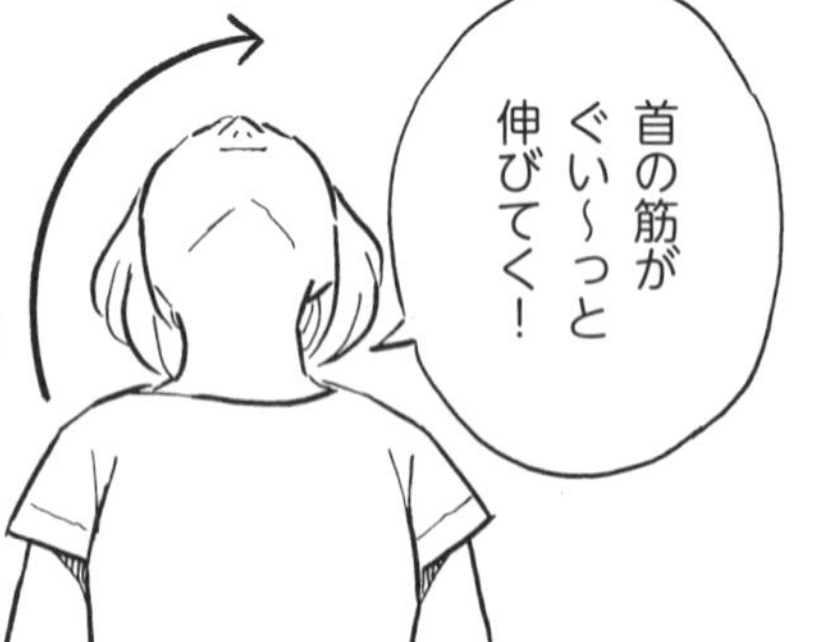
首の筋がぐい～っと伸びてく！

首外側から前面のはりのほか肩こり解消まで便利な首回し

①姿勢を正します。肩と首はリラックスさせ、頭をゆっくりと回していきましょう。

②特に後ろに回すときは慎重に。強く後方に傾けたり、回したりすると首の後ろ側を痛めてしまうことがあります。ムリなく、ていねいに回していきます。

※自分の頭の重さだけで回されるように他動的にゆったりと動きましょう。ムリに力を入れないようにします。

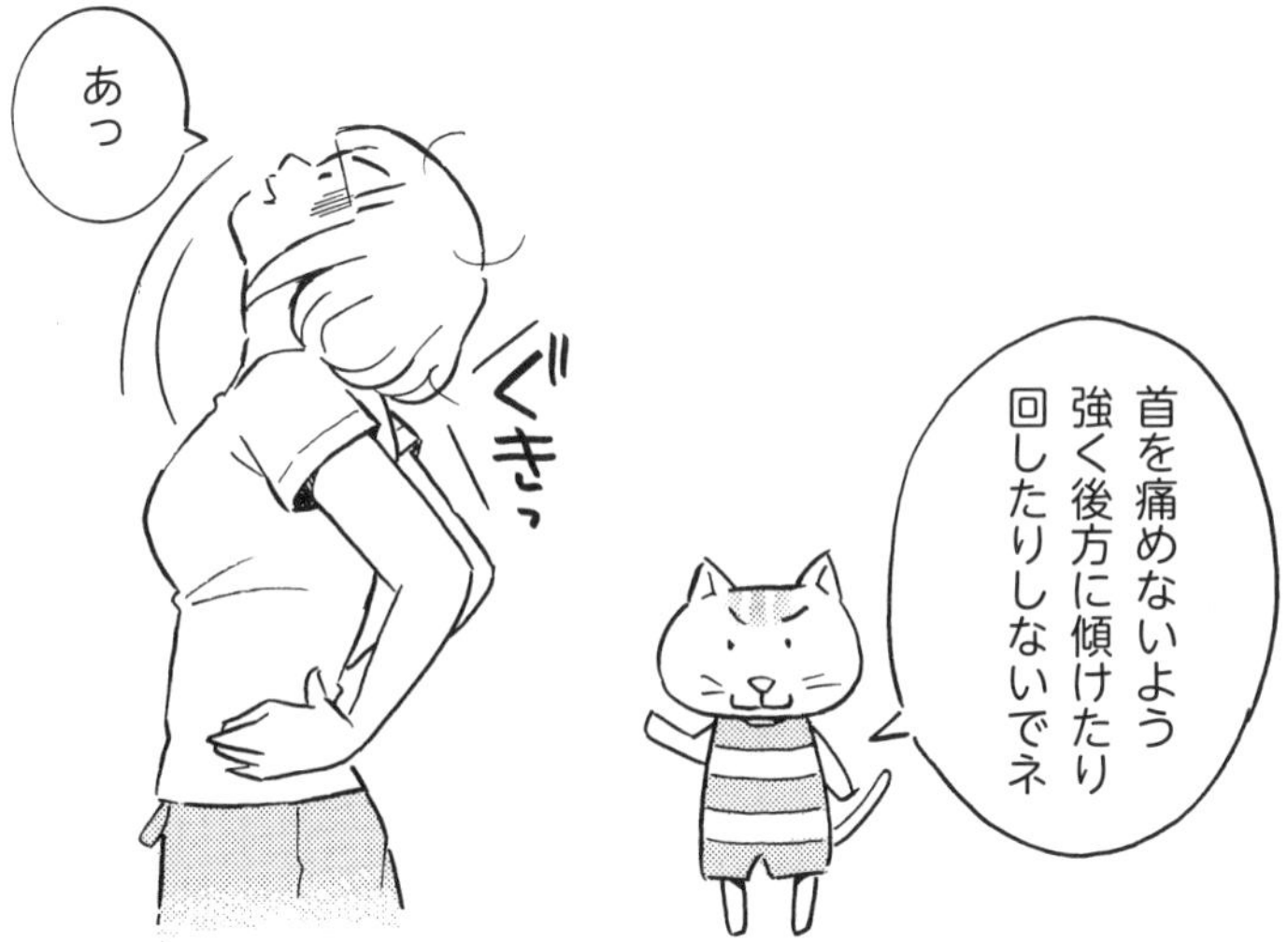
あっ
ぐきっ
首を痛めないよう
強く後方に傾けたり
回したりしないでネ

首のこりに効くストレッチ②

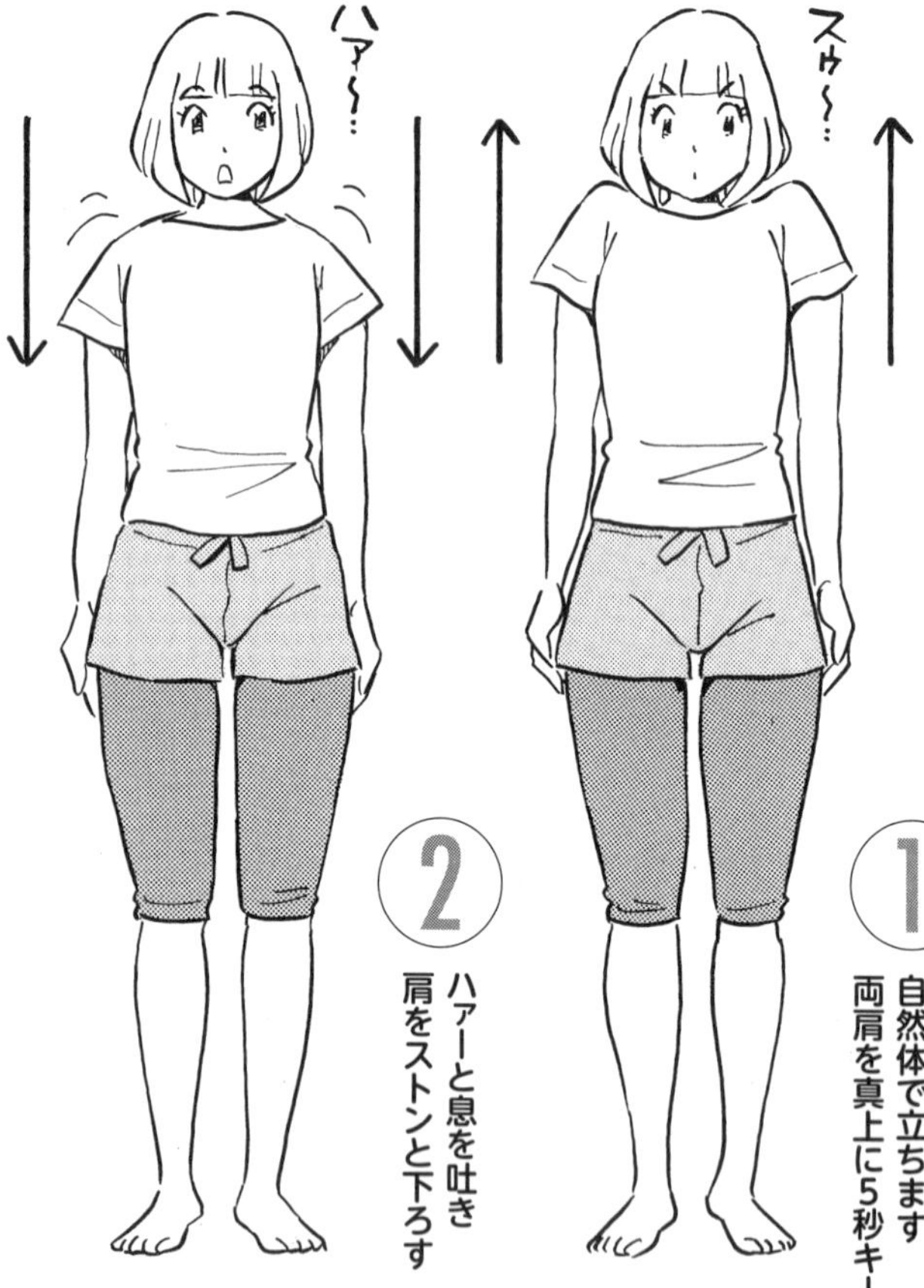

1
はじめに背筋を伸ばし
自然体で立ちます
両肩を真上に5秒キープ

2
ハアーと息を吐き
肩をストンと下ろす

疲労が溜まりやすい僧帽筋《そうぼうきん》を瞬間的にほぐしていこう

①背筋を伸ばした後、肩、腕の力を抜き両腕は体の脇に自然に下ろしておきます。

②腕は力を抜いたまま、息を吸い、両肩を真上にゆっくりと持ち上げます。力を入れて耳まで近づけていくイメージで、5秒キープします。

5秒後に息を吐きながら、ストンと肩を下ろします。

※上げたところで止めて5秒ほどキープ。片方の肩だけで同様に行いましょう。

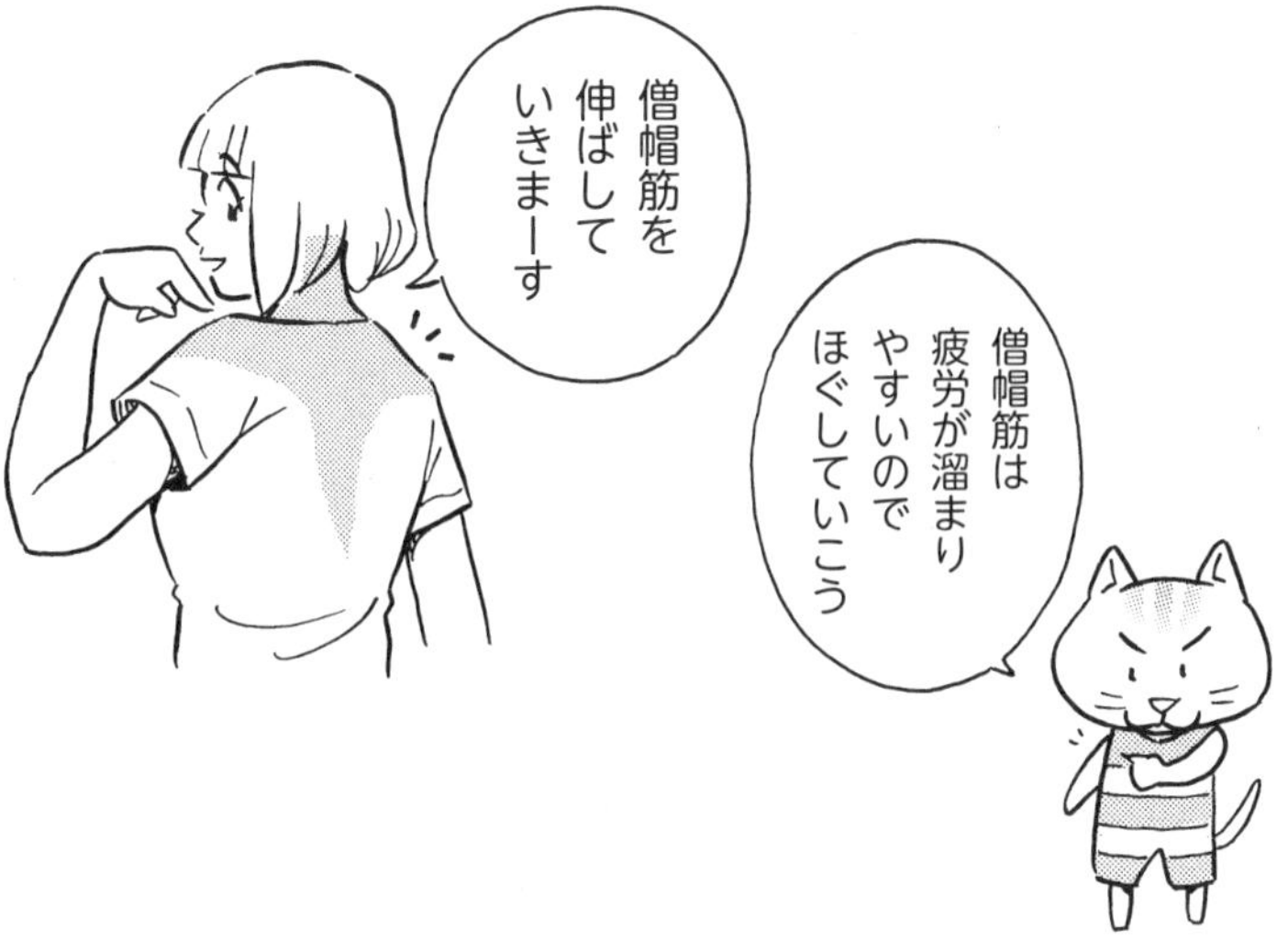
僧帽筋を伸ばしていきまーす
僧帽筋は疲労が溜まりやすいのでほぐしていこう

首のこりに効くストレッチ③

①

マッサージする側の
鎖骨《さこつ》の下に
反対側の手を置きます

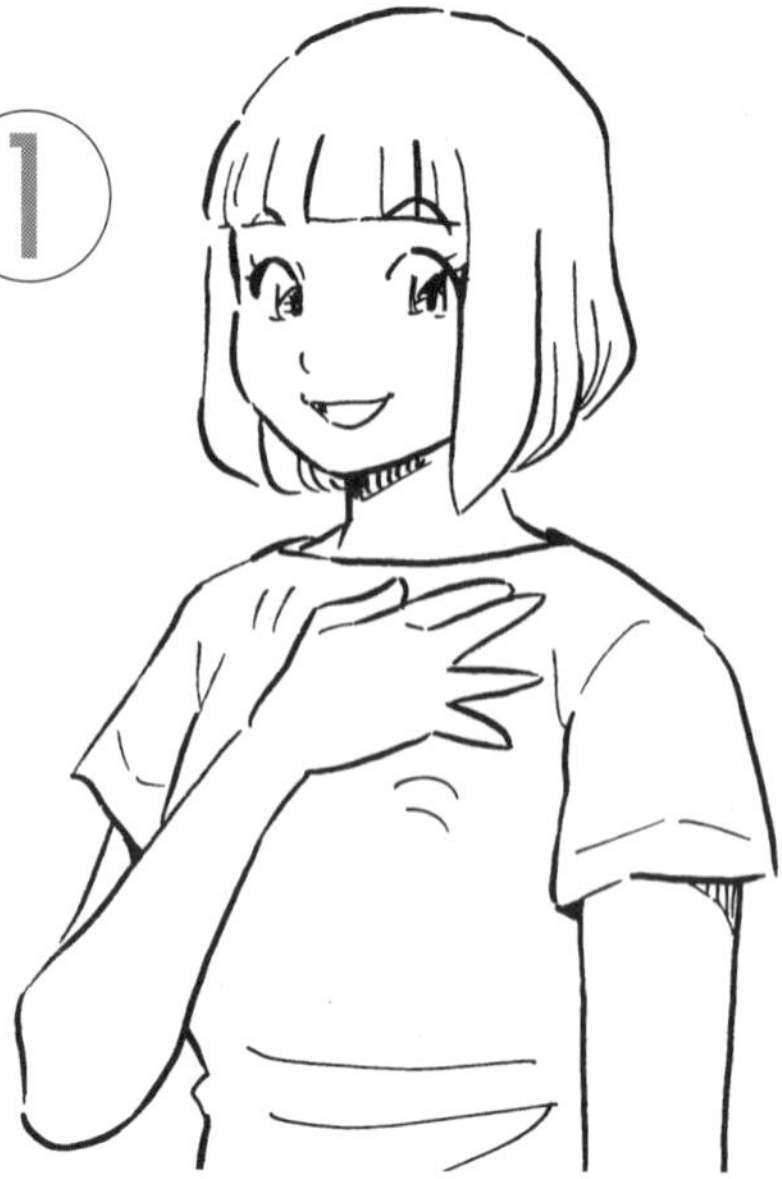

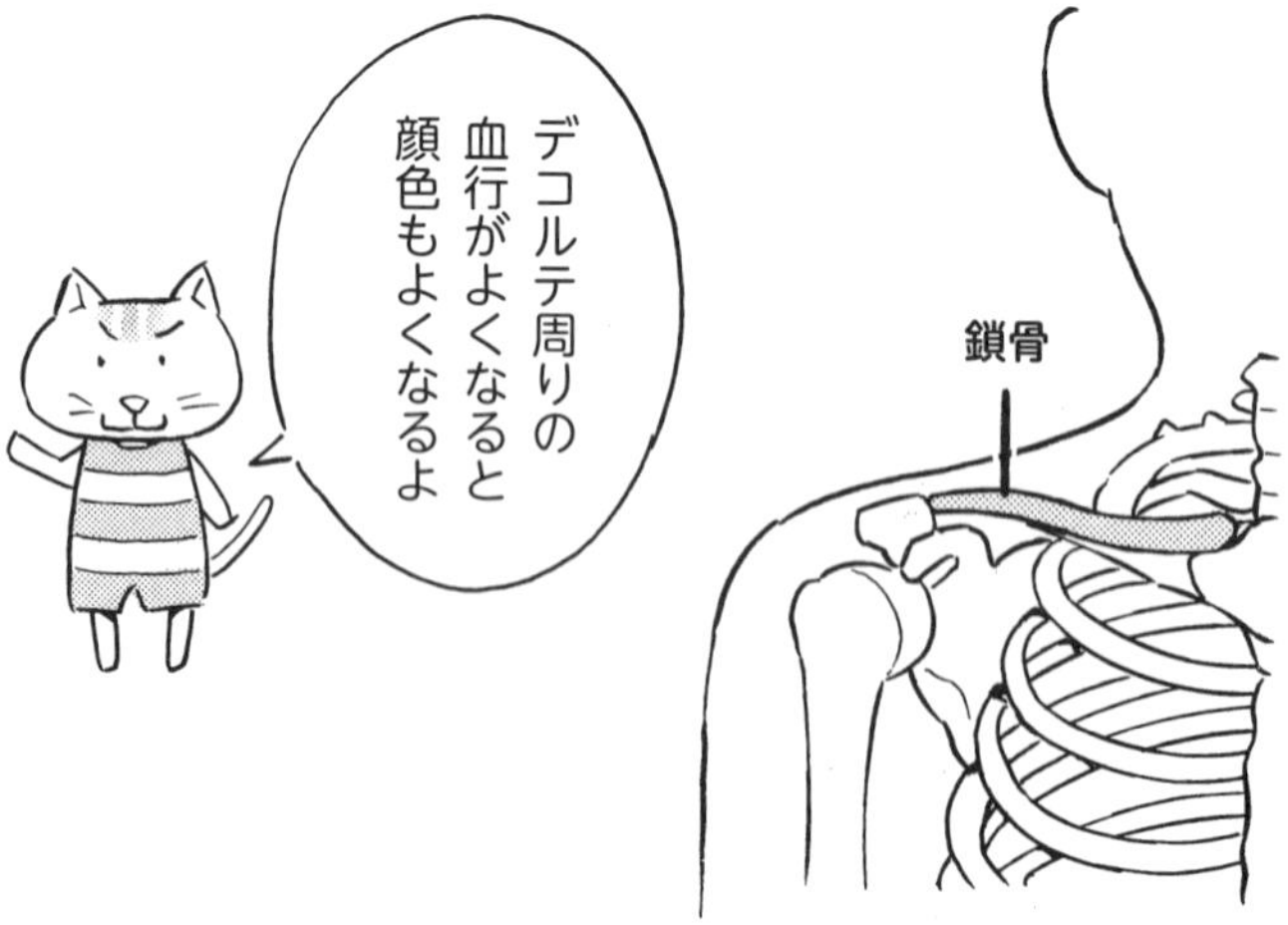

デコルテ周りの
血行がよくなると
顔色もよくなるよ
鎖骨

鎖骨下をほぐすことでつらい肩こりもすーっと解消

①マッサージする側の鎖骨の下に反対側の手を置きます。指2～3本で鎖骨を下側から持ち上げるようにしたり、手のひらや指先を使ってもみほぐしてみましょう。

※鎖骨周りの筋肉をほぐしてあげると丸まった背筋が伸びて肩こり解消にもなります。気がつかないことが多いのですが、鎖骨周辺は疲れが溜まりやすい部分。肩こりを感じたら、鎖骨下をていねいにマッサージしてください。

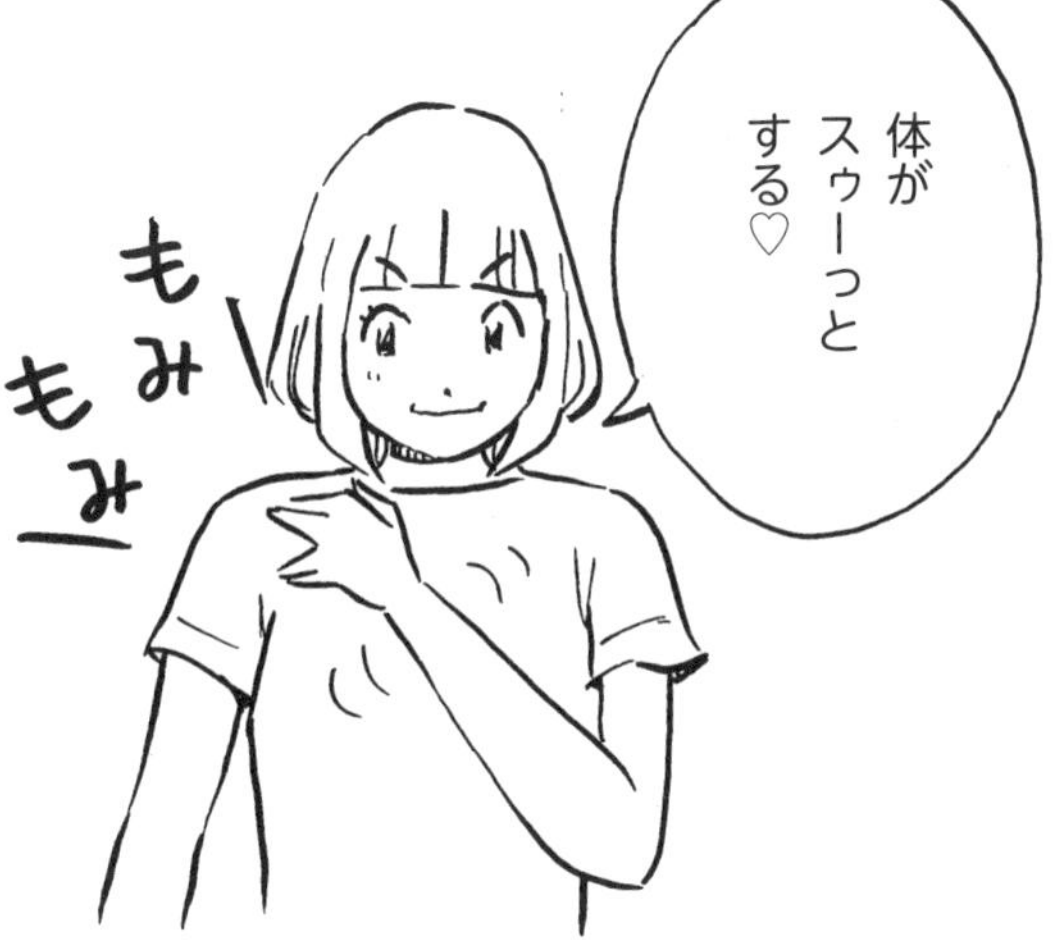
体が
スゥーっと
する♡
もみ
もみー

体をあまり動かさない仕事ほど 肩と背中のストレッチ!

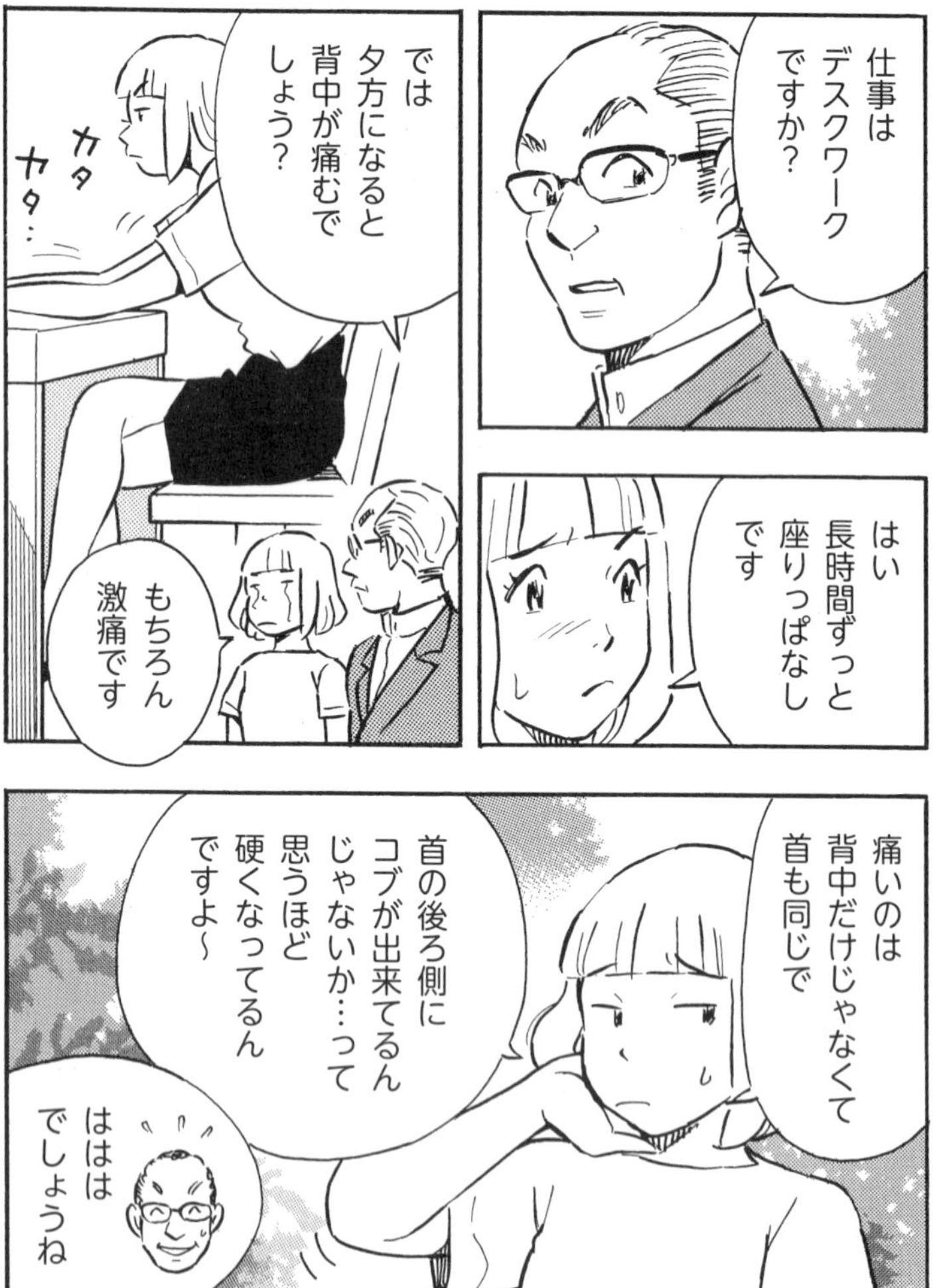

仕事はデスクワークですか?
はい 長時間ずっと座りっぱなしです
では夕方になると背中が痛むでしょう?
カタカタ…
もちろん激痛です
痛いのは背中だけじゃなくて首も同じで
首の後ろ側にコブが出来てるんじゃないか…って思うほど硬くなってるんですよ~
ははは でしょうね

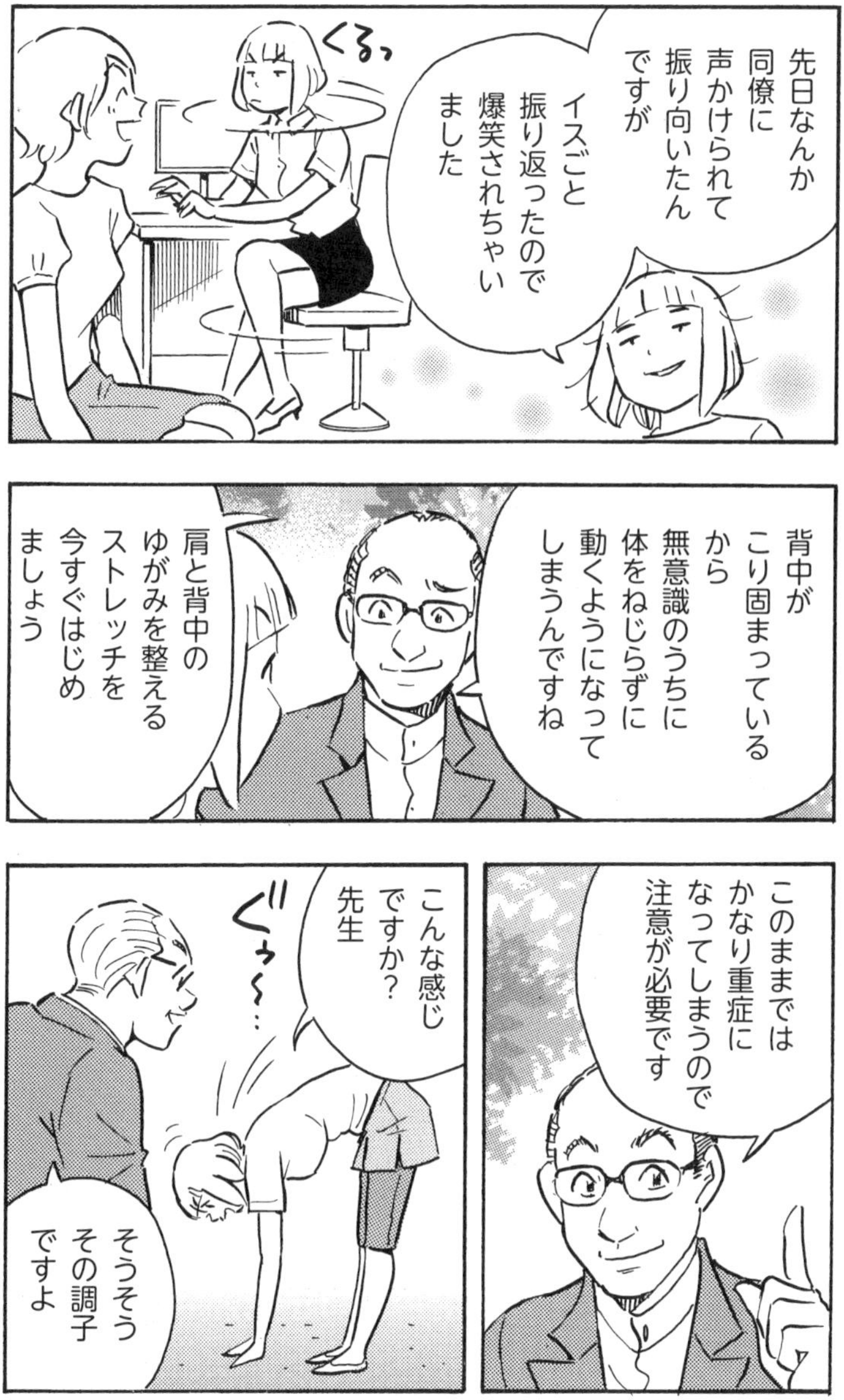
くるっ
先日なんか同僚に声かけられて振り向いたんですが
イスごと振り返ったので爆笑されちゃいました
背中がこり固まっているから無意識のうちに体をねじらずに動くようになってしまうんですね
肩と背中のゆがみを整えるストレッチを今すぐはじめましょう
このままではかなり重症になってしまうので注意が必要です
こんな感じですか?先生
ぐぅ〜…
そうそうその調子ですよ

肩こり解消は肩甲骨から！

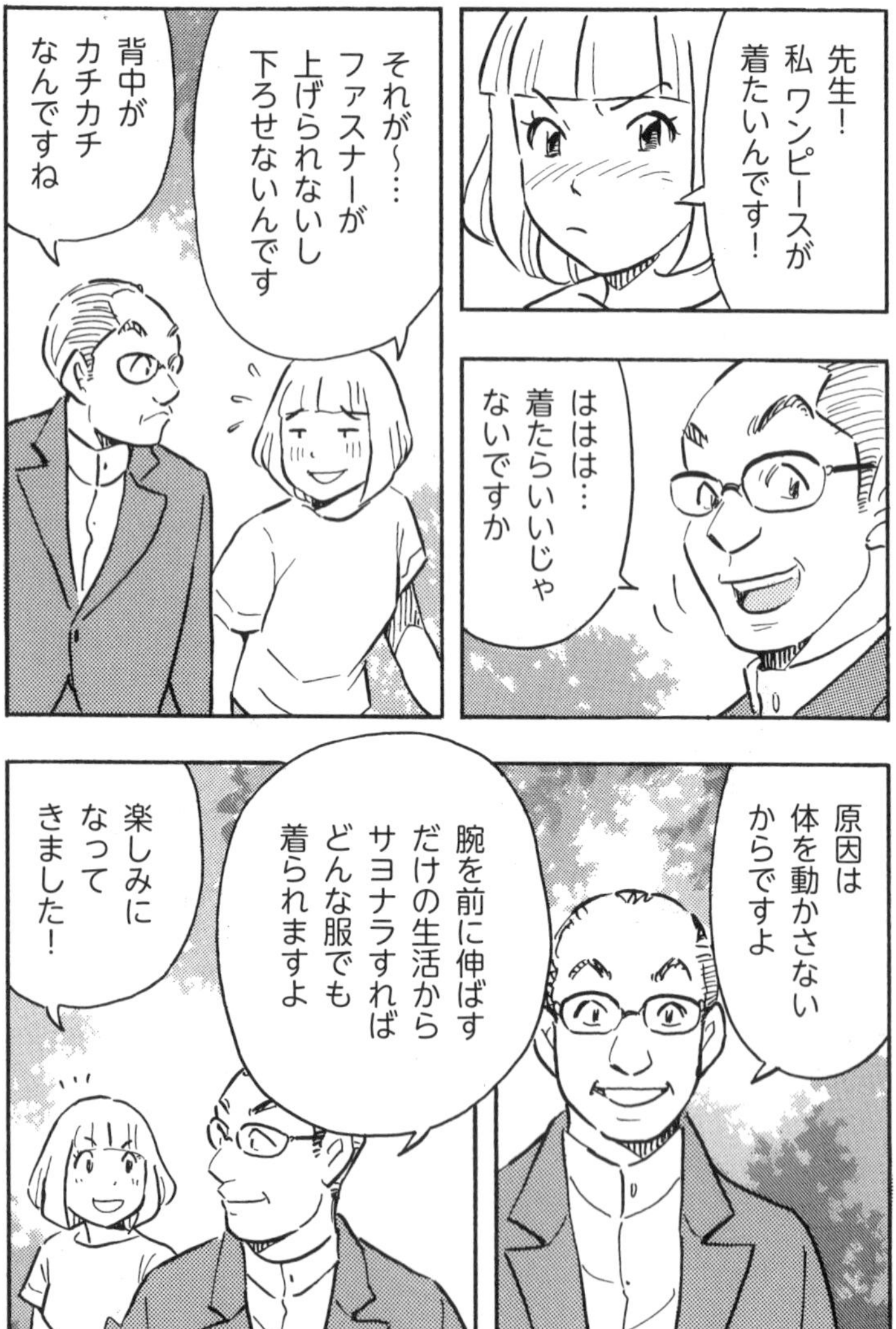
先生！私ワンピースが着たいんです！
ははは…着たらいいじゃないですか
それが〜…ファスナーが上げられないし下ろせないんです
背中がカチカチなんですね
原因は体を動かさないからですよ
腕を前に伸ばすだけの生活からサヨナラすればどんな服でも着られますよ
楽しみになってきました！

腕を前に伸ばすだけの生活が問題
肩こり解消は肩甲骨を動かすことから

重い頭を支えているのは首だけではなく、肩周りの筋肉（僧帽筋《そうぼうきん》）にも関わってきます。**筋肉が疲労して血液の循環が悪くなると、そこに乳酸が溜まって、痛みが出て、筋肉を硬くさせてしまうのです。**肩こりは大胸筋が萎縮《いしゅく》して上腕《じょうわん》が引き込まれて内旋《ないせん》し、肩甲骨が外側に開き、僧帽筋が縮むことにより起こります。

しかし、だからといっていきなり僧帽筋を動かそうとしても、そううまくはいきません。背中をおおう広背筋《こうはいきん》、背骨に沿う脊柱起立筋《せきちゅうきりつきん》、腰椎《ようつい》と肋骨《ろっこつ》と骨盤をつなぐ腰方形筋《ようほうけいきん》といった様々な筋肉がお互いに絡み合い伸びたり縮んだりしながら体を動かしています。周辺が固まっていれば、肩甲骨の動きも悪く、周囲の筋肉はアンバランス状態。

そこで、動きやすいところから動かしてみる、ストレッチしやすいところからストレッチしてみるのもよい方法です。

体のひねり

1 浅く座って脇を伸ばす

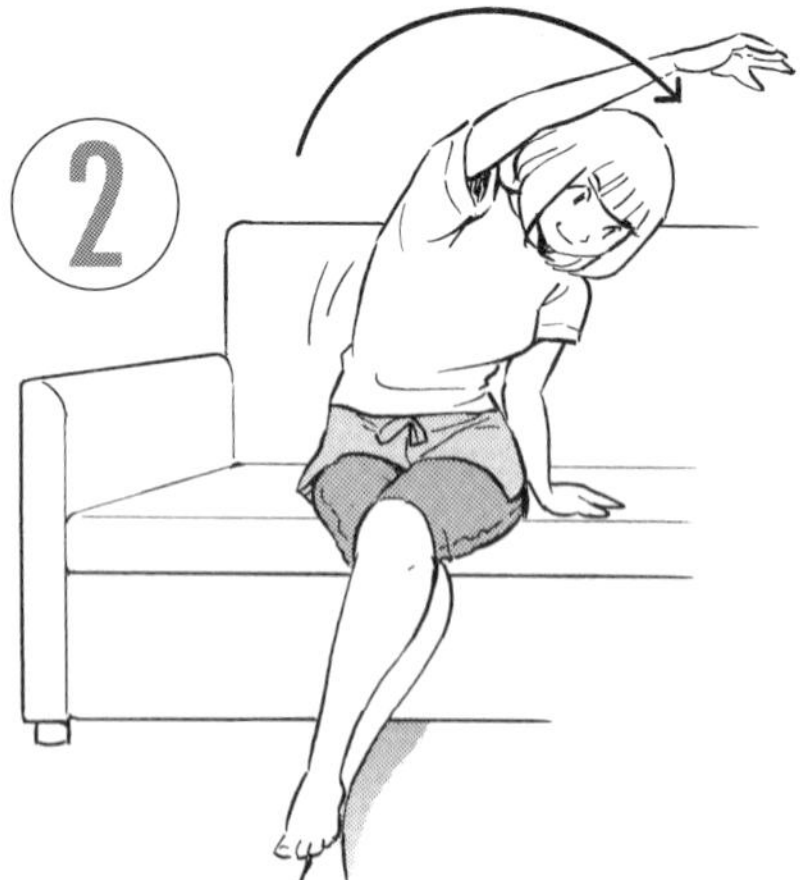

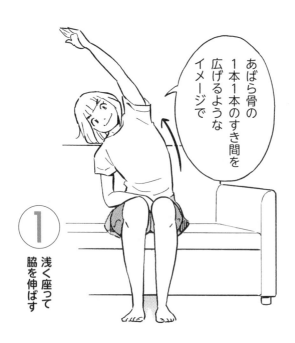

2 足を組んで上にした方の足に向かって体を倒す

伸ばす手の指から骨盤までが大きな三日月を描くように

①姿勢を正してイスに浅く座り、背筋を伸ばして胸を張りましょう。片腕を天井方向に向かって伸ばします。伸ばしている側の内ももに反対の手を置きます。内ももにあてている手を押しながら上体を横へ倒し、あばら骨1本1本の隙間を開けるようなイメージで体側を伸ばしましょう。上げている手のひじは曲がらないように注意してください。

②姿勢を正して、足を組み同じように行います。下の手はお尻横に置き、体を支えましょう。

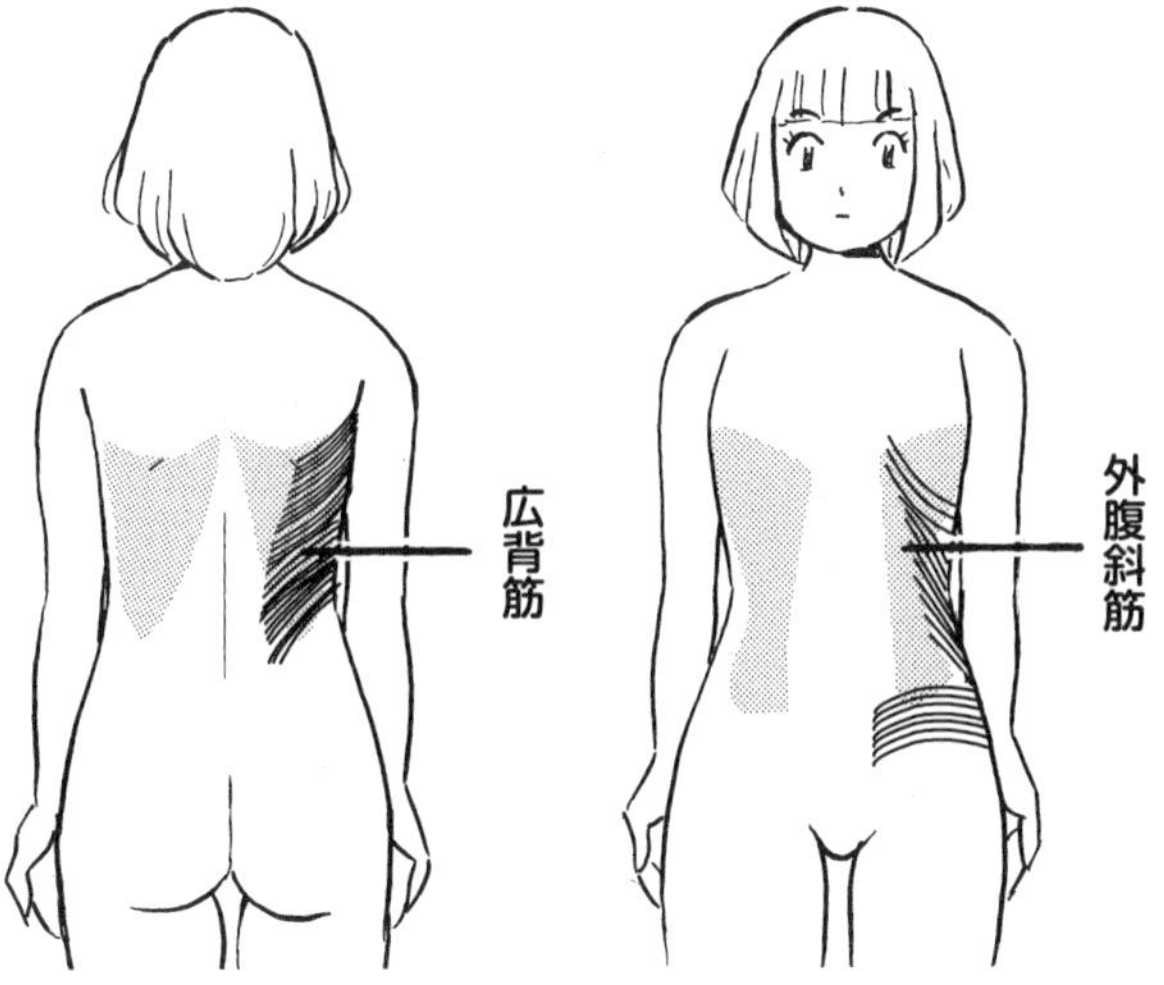

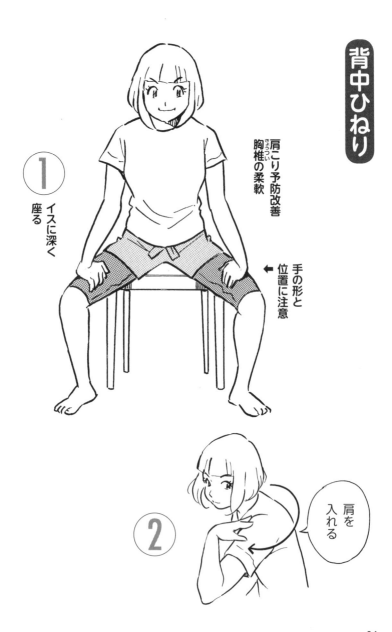

背中ひねり

肩こり予防改善
胸椎《きょうつい》の柔軟

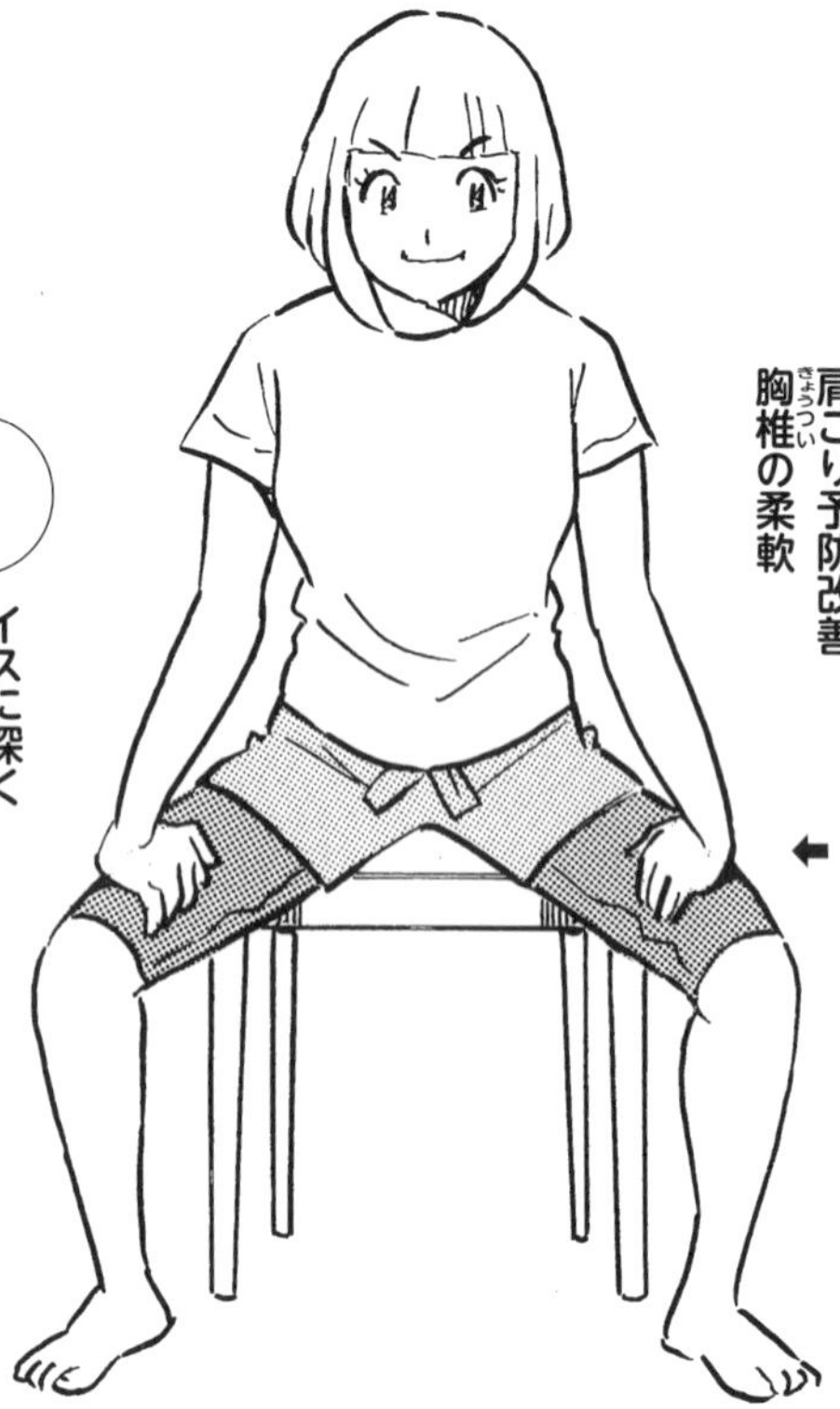

① イスに深く座る

②

背中全体と胸椎をゆるめて上腕や背中を動きやすく

①深く座ります。両ひざを開いて、ひざの上に手を置きます。

②右手でひじを伸ばして右ひざを押しながら右肩を前に出して体を左にねじります。

※立ったまま行うときには両足を広めに開き、つま先をやや外側に向けて立ちます。ゆっくりと股を広げながら腰を落とします。首を肩を入れる方向へ向けながら、ひざの内側に手を押しあて、体をひねります。

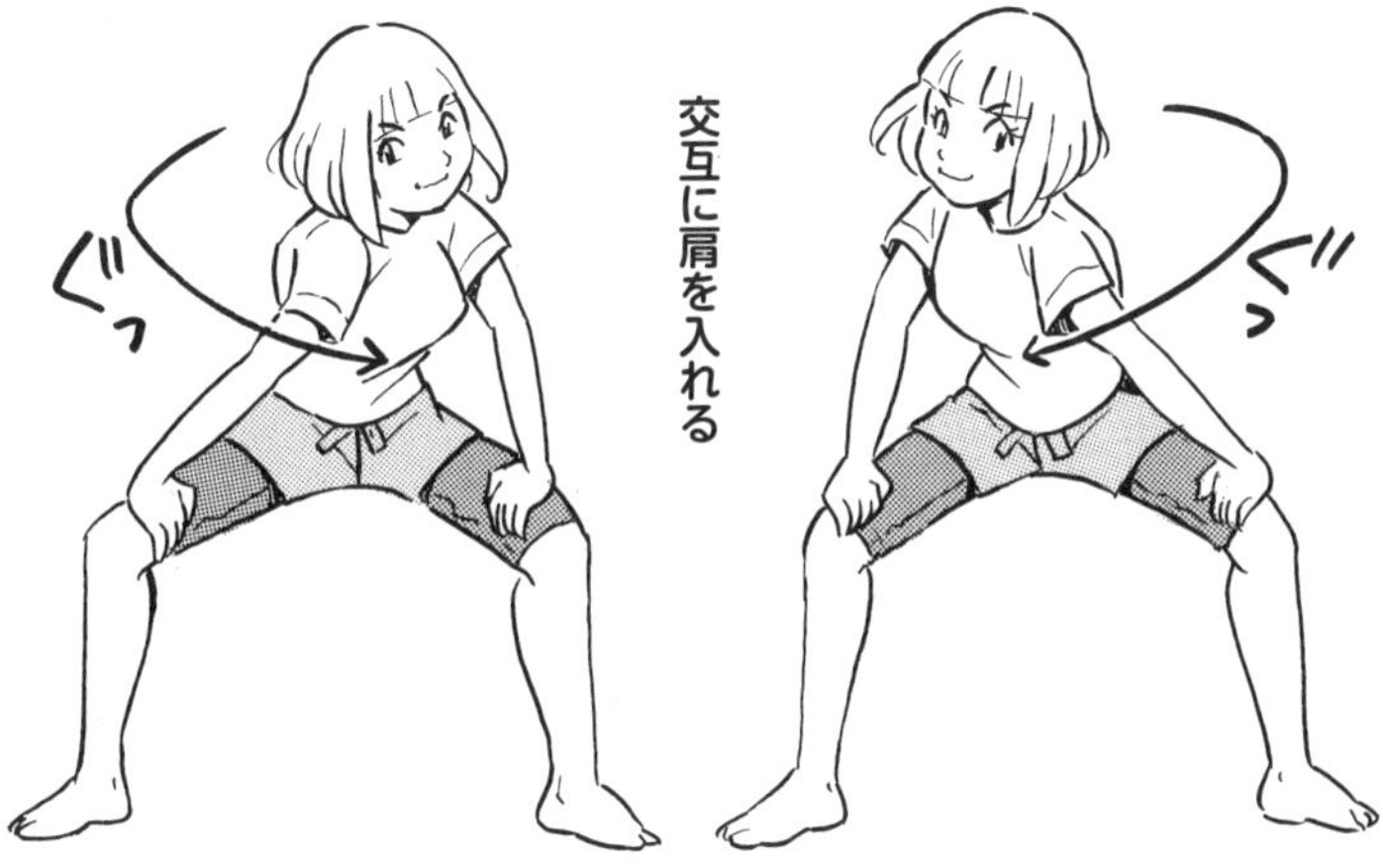
交互に肩を入れる
ぐっ
ぐっ

肩関節※ATMストレッチ

※ATMとはアンチトリックモーションストレッチ
代償《だいしょう》運動をおこさないストレッチです

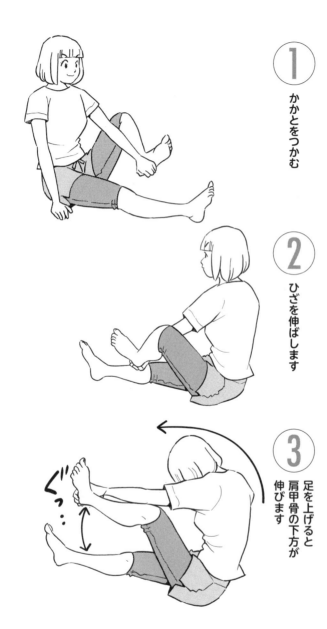

1
かかとをつかむ

2
ひざを伸ばします

3
足を上げると
肩甲骨の下方が
伸びます

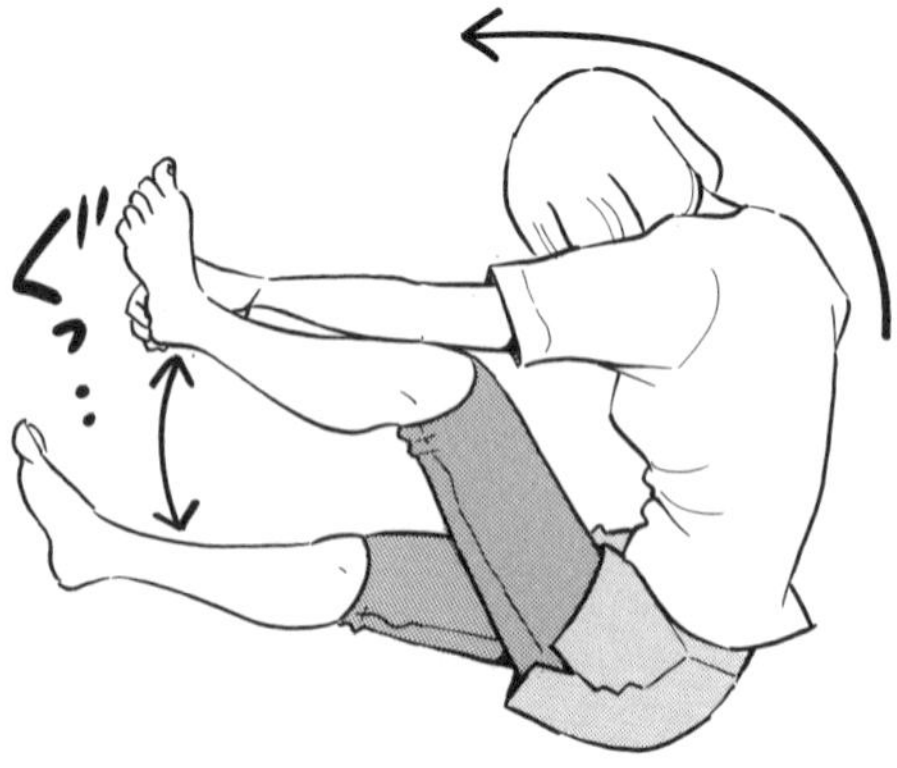

背中のこり、肩こりが改善し肩関節の動きがよくなります

①左足のひざを曲げます。

②左手で左足のかかとをつかみ、肩甲骨を前に引き出すようなイメージでひざを伸ばしていきます。

③足の位置を下げると肩甲骨の上方が、上げると下方が伸びます。足を内側に持ってくると肩甲間部《けんこうかんぶ》が伸びます。

※伸ばしたいところが引っ張られるように背中を丸めるのがポイントです。弓にたとえると体が弓で手と足で引き寄せるイメージで。

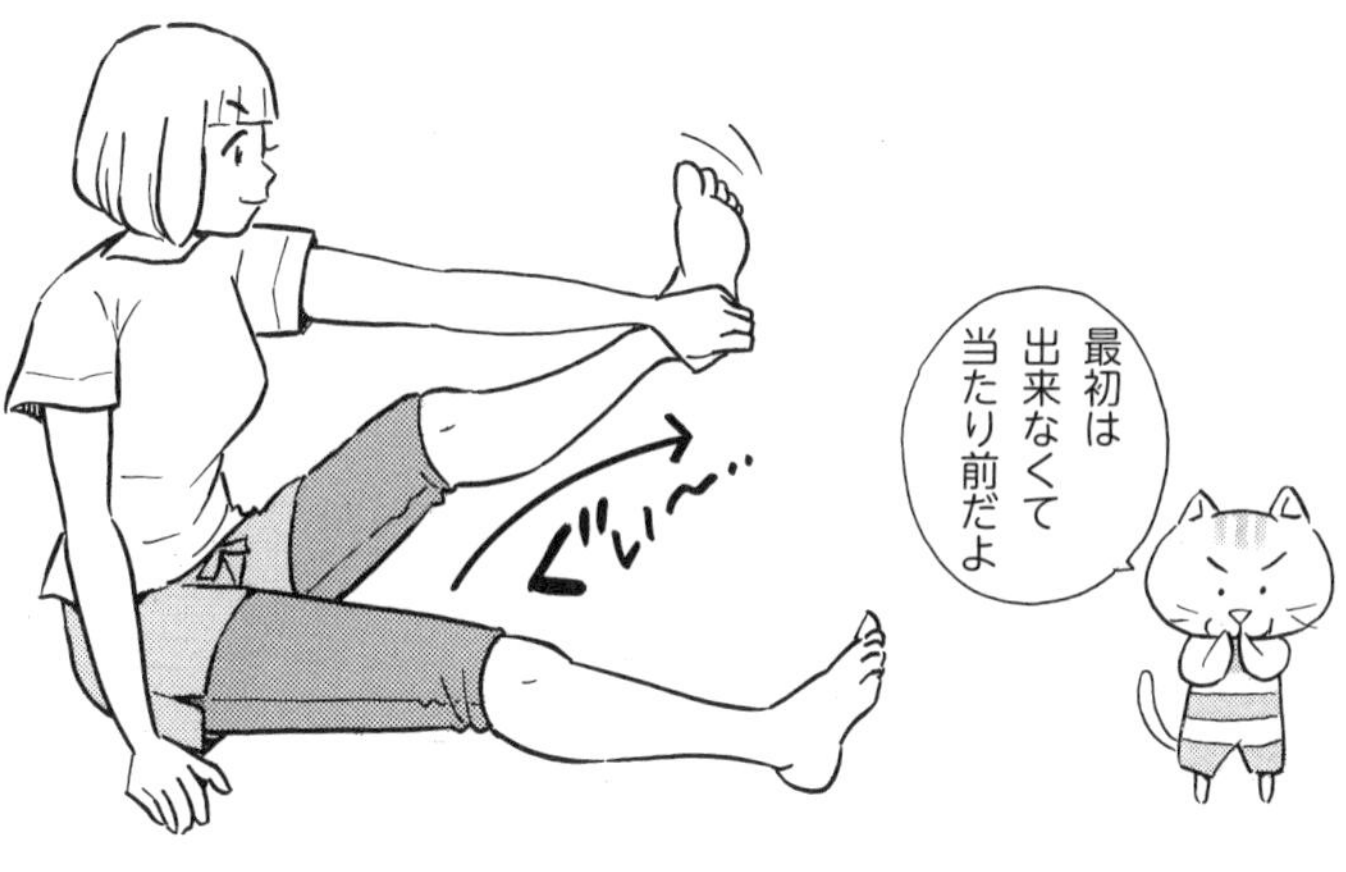
ぐい〜‥
最初は出来なくて当たり前だよ

肩関節前方ストレッチ

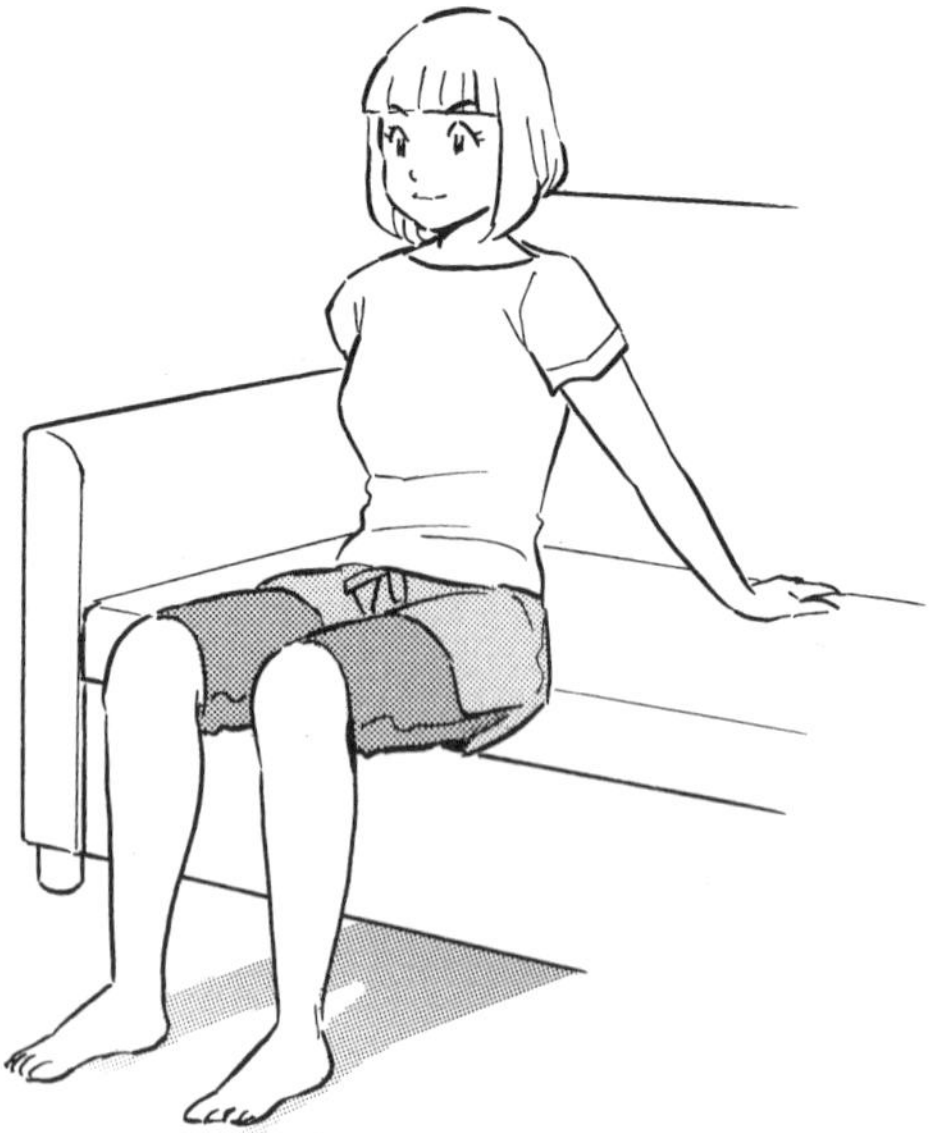

①
両手は肩幅より広め
背中は伸ばす

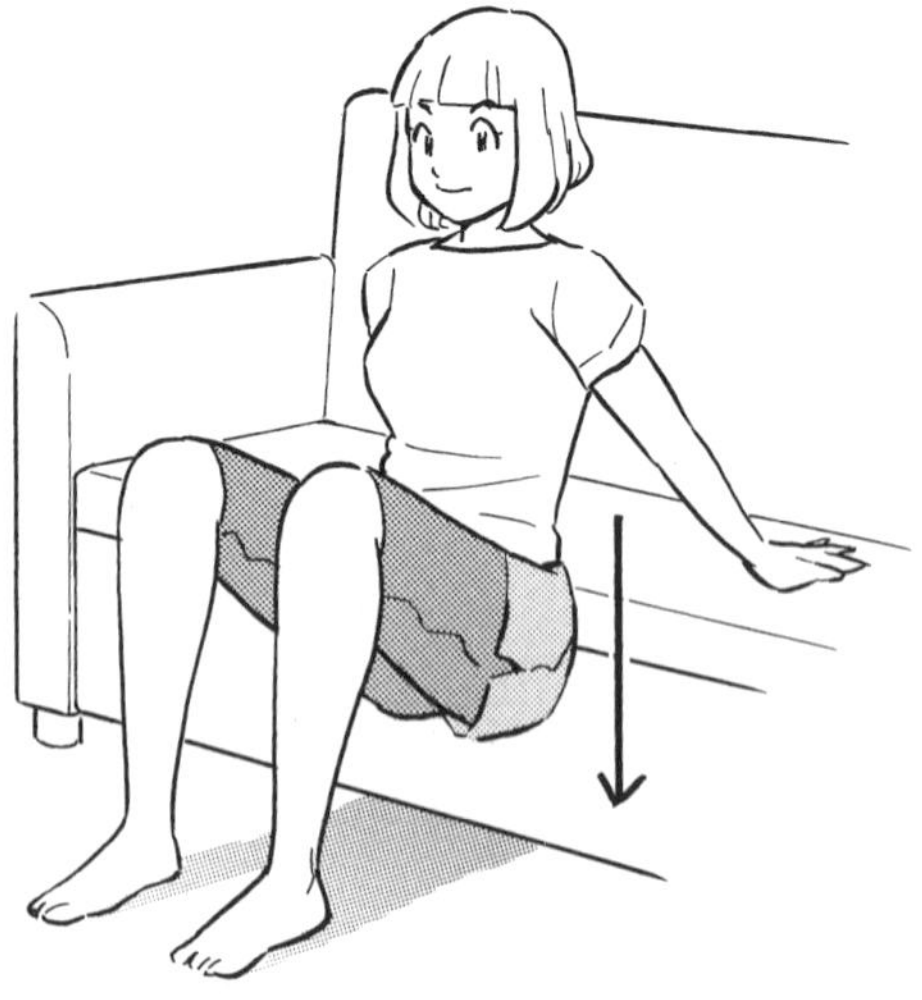

②
ソファーから下りゆっくりしゃがむ

肩甲骨の動きがよくなり肩関節の可動域が広がる

①両手を肩幅より広めに開いてからソファーに手をつきます。

②ソファーの前にしゃがみ、ゆっくりと下方向へしゃがんでいきます。

※このストレッチを行うときは、背中が丸くなりやすいので背筋はしっかり伸ばしておきます。

また、勢いよくかがみこむと肩を痛める可能性がありますので、ゆっくりと慎重に行うようにしましょう。

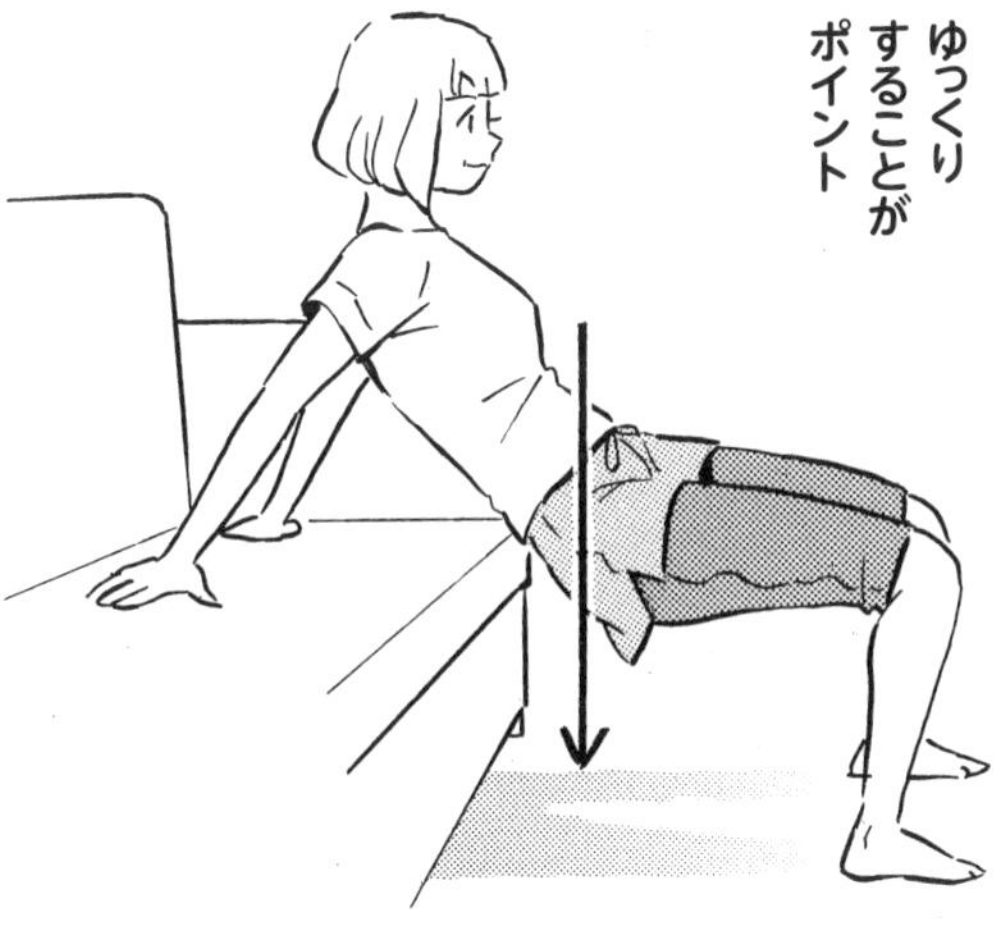
ゆっくり
することが
ポイント

肩関節柔軟

①

姿勢を正して座り
両手でソファーの
背もたれをつかむ

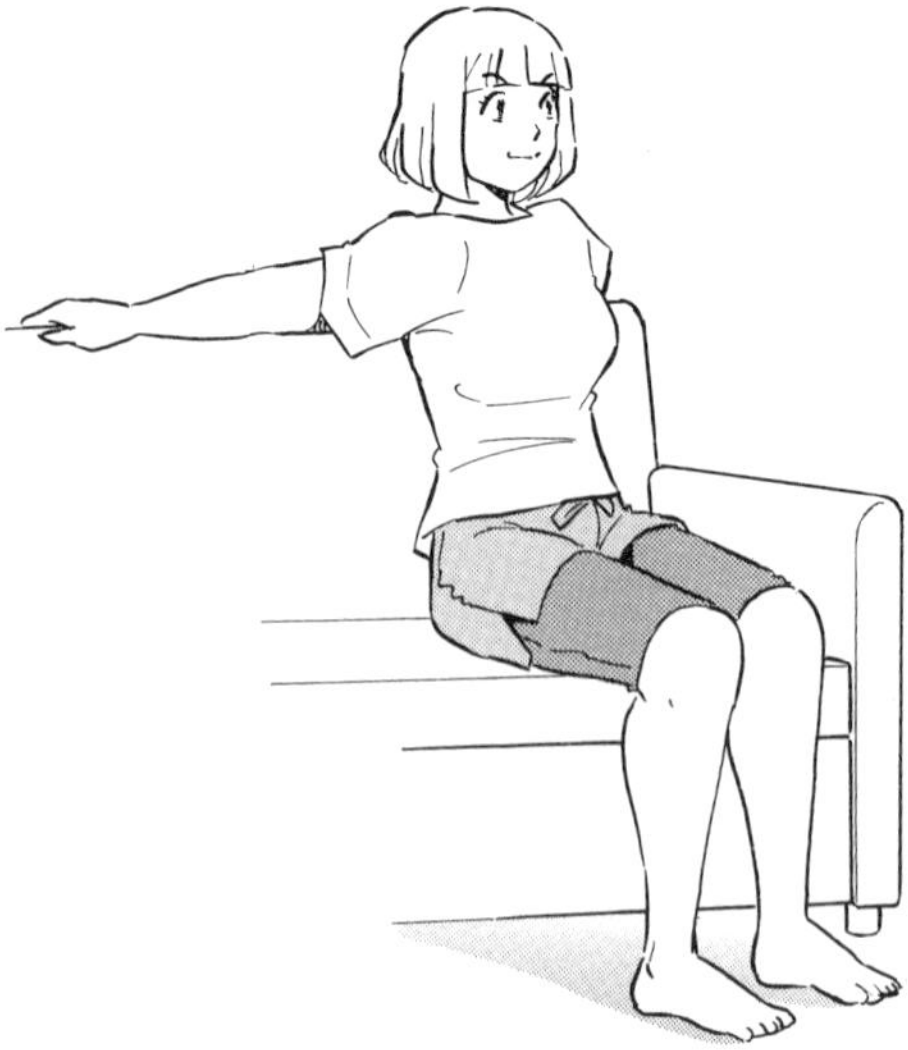

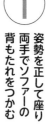

②

視線は
少し上に

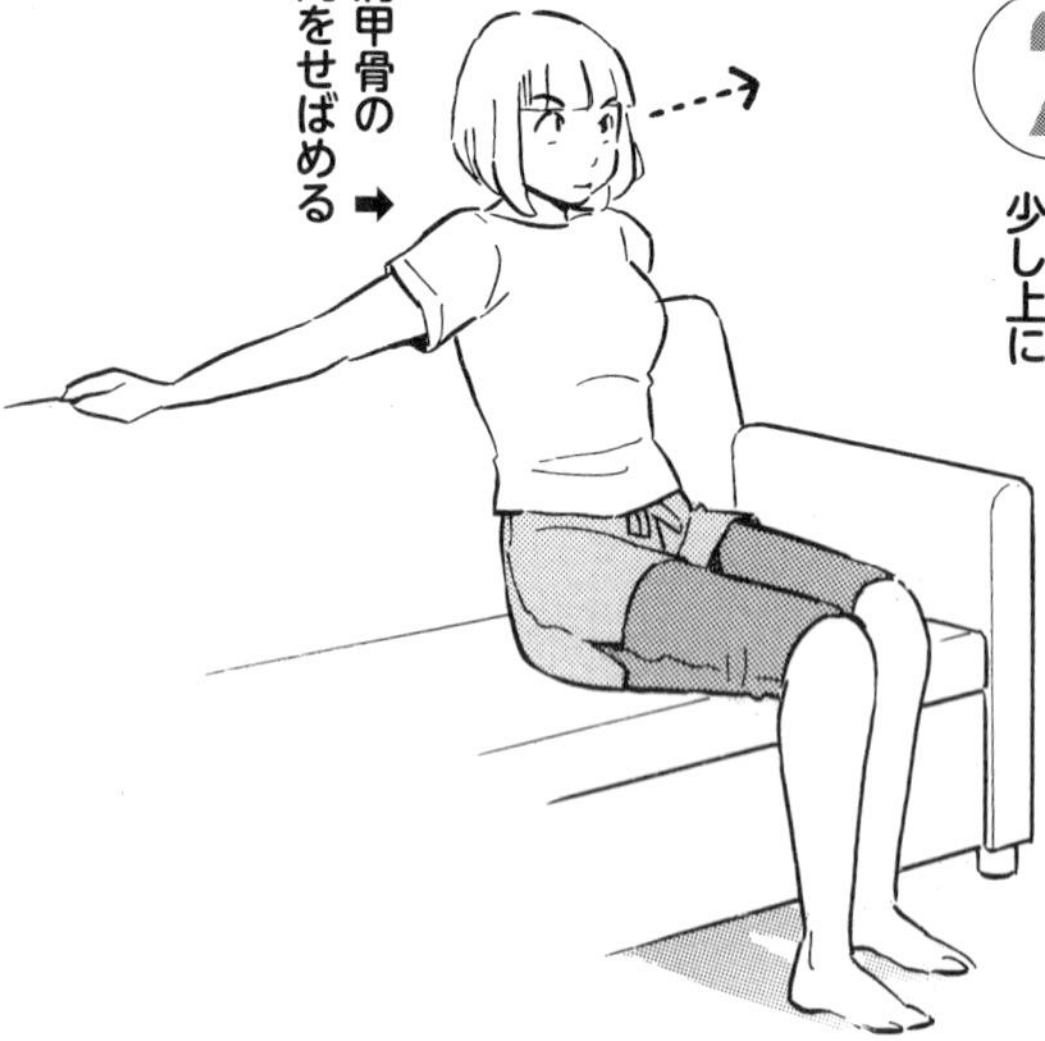

肩甲骨の間をせばめて肩周辺をじんわりと伸ばしていく

①後ろ手でソファーの背もたれをつかみます。
手の幅は肩幅程度が目安。

②肩甲骨の間をせばめて、胸と腕のつけ根周辺を伸ばします。このとき背中はしっかり伸ばし、視線は少し上方向に向きましょう。

※下を向いたりひじは曲げないようにしてください。手と手の間は狭い方が効果的です。つらかったら調節をしてください。肩こりがひどい人は腕が上がらないかもしれません。立ったままでも出来ます。

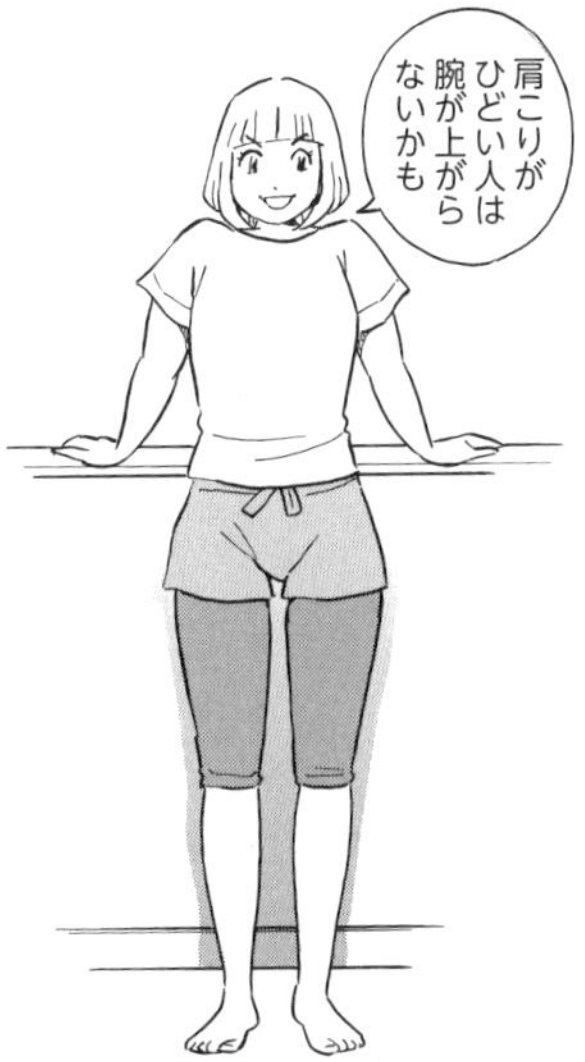
肩こりがひどい人は腕が上がらないかも

前屈床タッチ

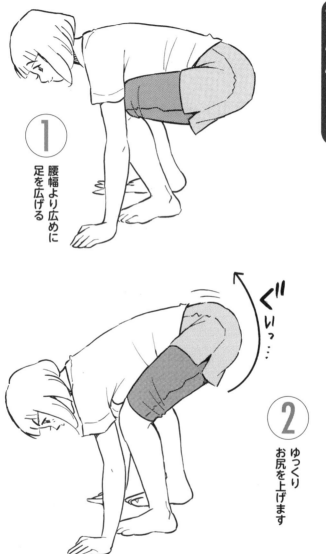

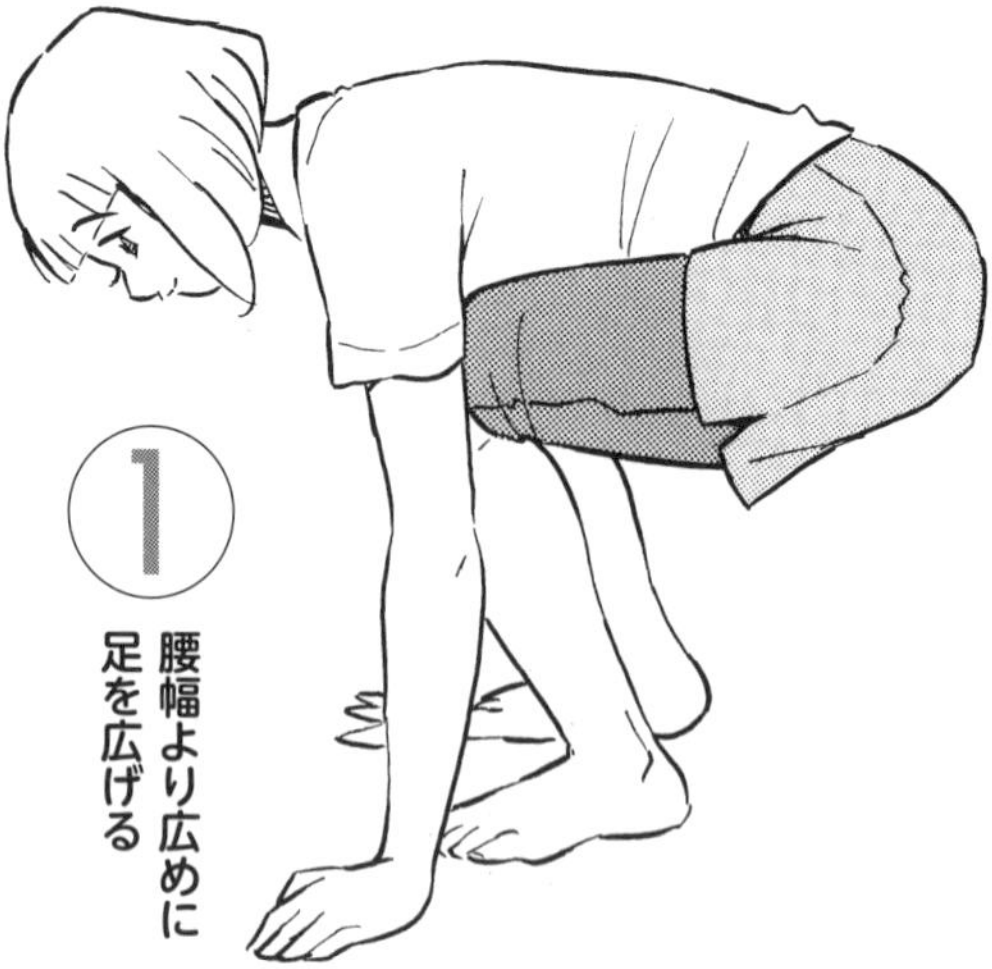

1

腰幅より広めに
足を広げる

2

ゆっくり
お尻を上げます

ひざと胸を近づけておいてお尻を上げると腰を痛めない

①腰幅より広めに脚を広げてからしゃがみこみ、床に手を着きます。

②床に両手をつけて、離さないようにして、少しずつゆっくりとお尻だけを上げていきます。

※この方法は股関節が曲がった状態からお尻を上げて、ハムストリングをストレッチするので、腰を痛めることがありません。

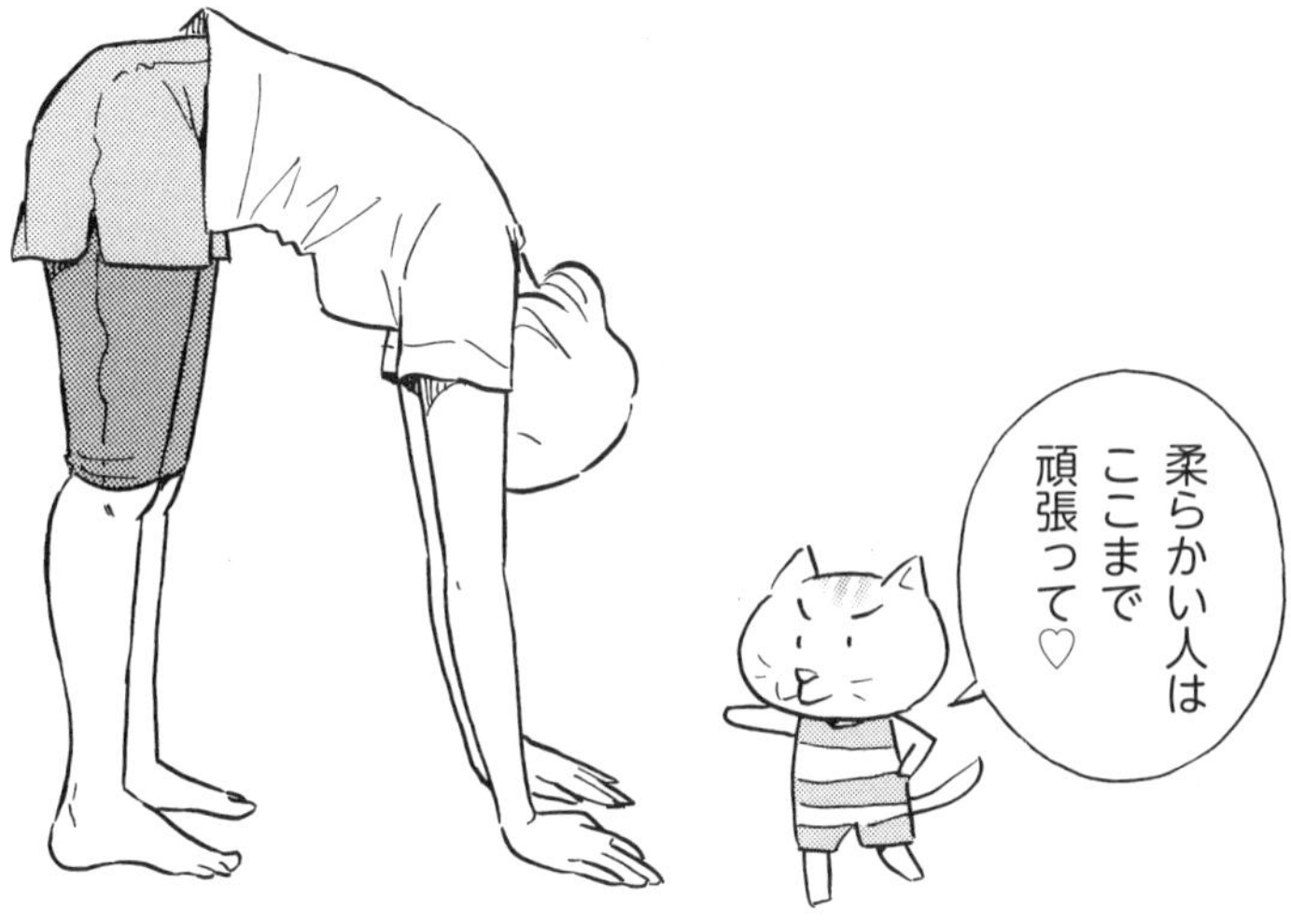
柔らかい人は
ここまで
頑張って♡

側屈のストレッチ

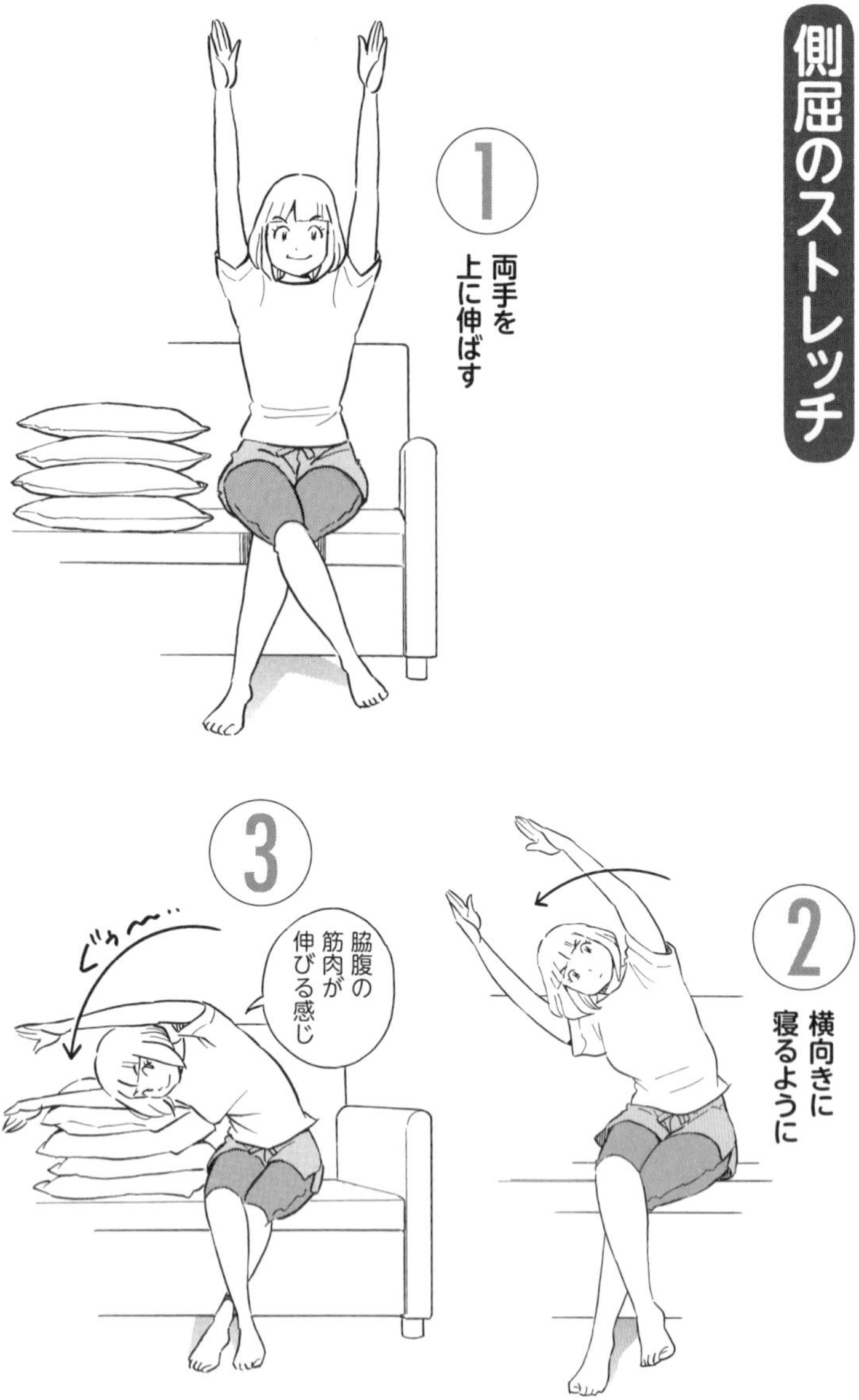
1
両手を上に伸ばす
2
横向きに寝るように
3
脇腹の筋肉が伸びる感じ

脇腹を伸ばしてウエストを細く腰痛予防にもなるストレッチ

①クッションや枕、座布団などを横に置いて両手を上に伸ばします。
②静かに横向きに寝ます。
③そのまま横腹の伸びを感じられるように体を横方向へと反らします。逆側も同様に。

※両手を組んで、上に伸ばし右に折ります。胸部が硬いと腰だけしか伸びないので、手を引っ張らずに固定します。そこから大きく呼吸をして脇を斜め上方向へと伸ばしてから、手を引いてみましょう。

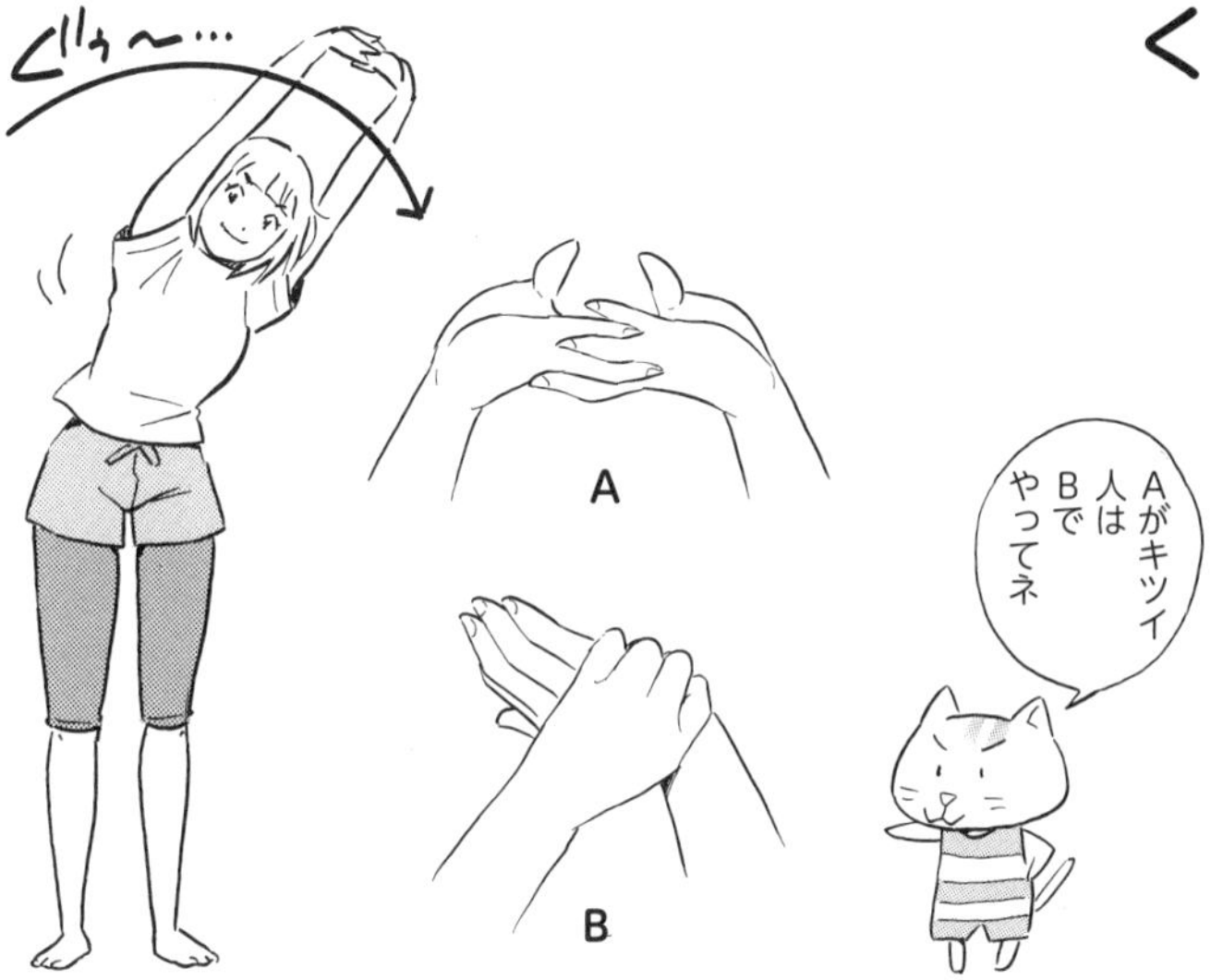
ぐりゅ〜…
A
B
Aがキツイ人はBでやってネ

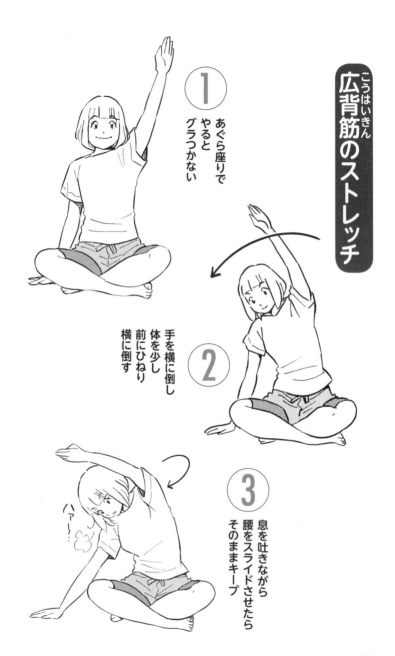

広背筋《こうはいきん》のストレッチ

1

あぐら座りで
やると
グラつかない

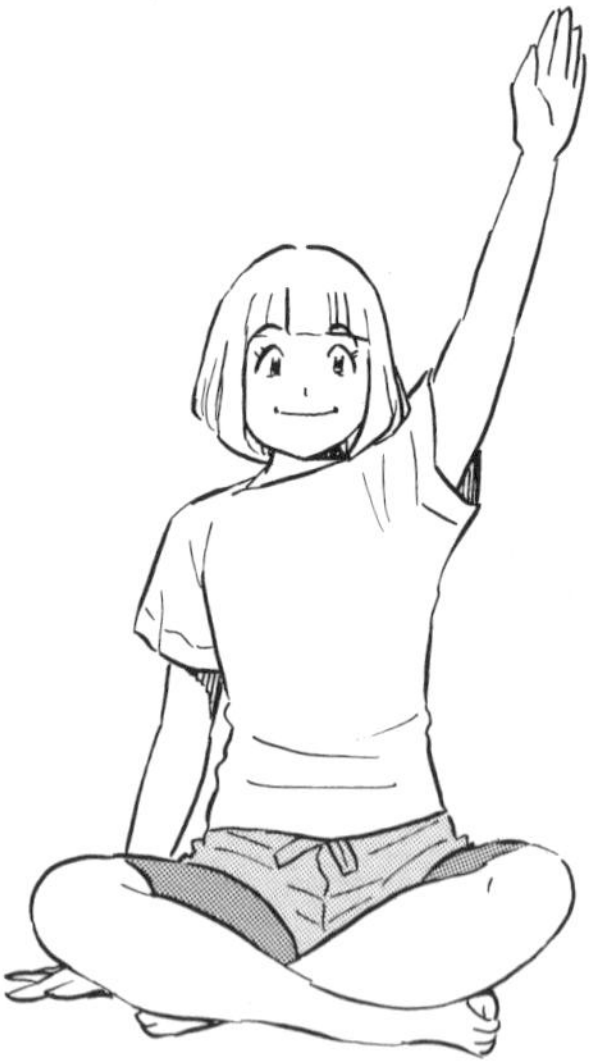

2

手を横に倒し
体を少し
前にひねり
横に倒す

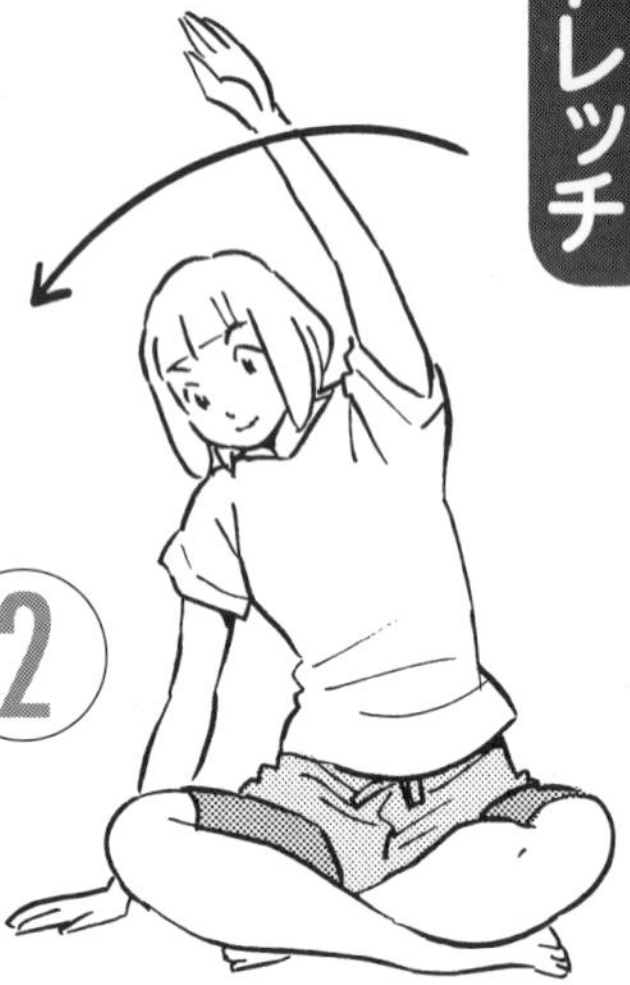

3

息を吐きながら
腰をスライドさせたら
そのままキープ

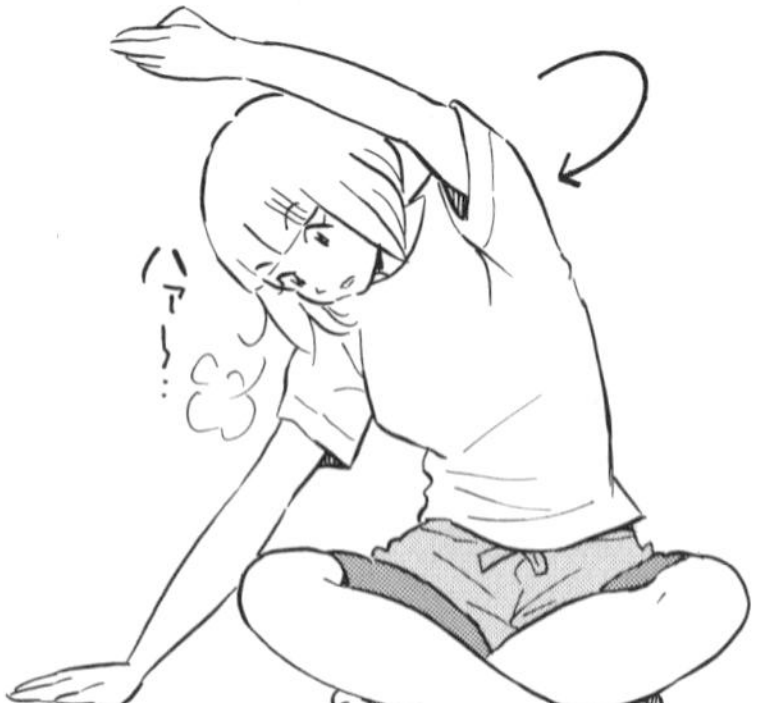

長時間同じ姿勢でいるときは腕を持ち上げて遠くへ伸ばす

①手を天井に向けます。体がぐらつくときはあぐらで座り、片手で上体を支えて行ってください。腕は耳よりも少し前の位置でまっすぐ伸ばし、大きく息を吸い込みます。

②息を吐きながら手を横に倒し、体を少し前にひねり、横に倒します。

③最大まで伸ばしたら少しキープ。呼吸は止めないこと。

※脇下、腰、骨盤の側面が伸びるように行いましょう。

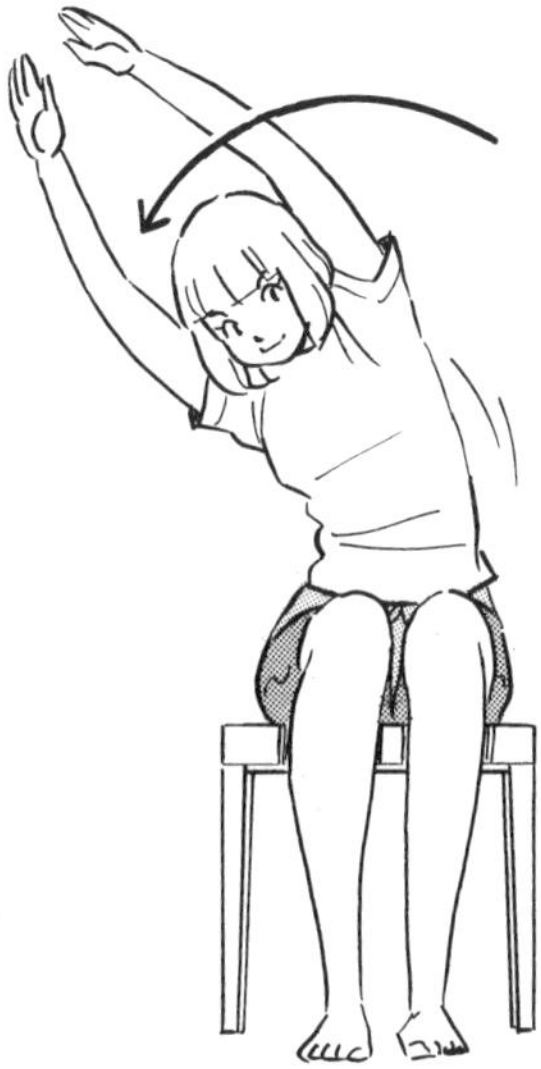

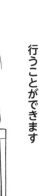

イスに座っても行うことができます

二の腕のストレッチ

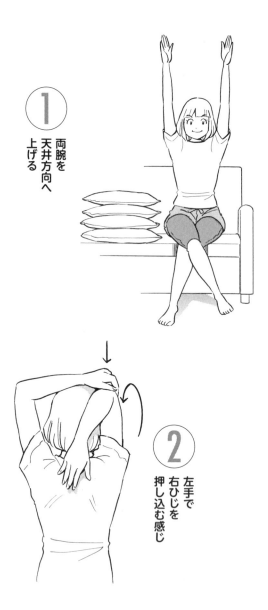

1

両腕を天井方向へ上げる

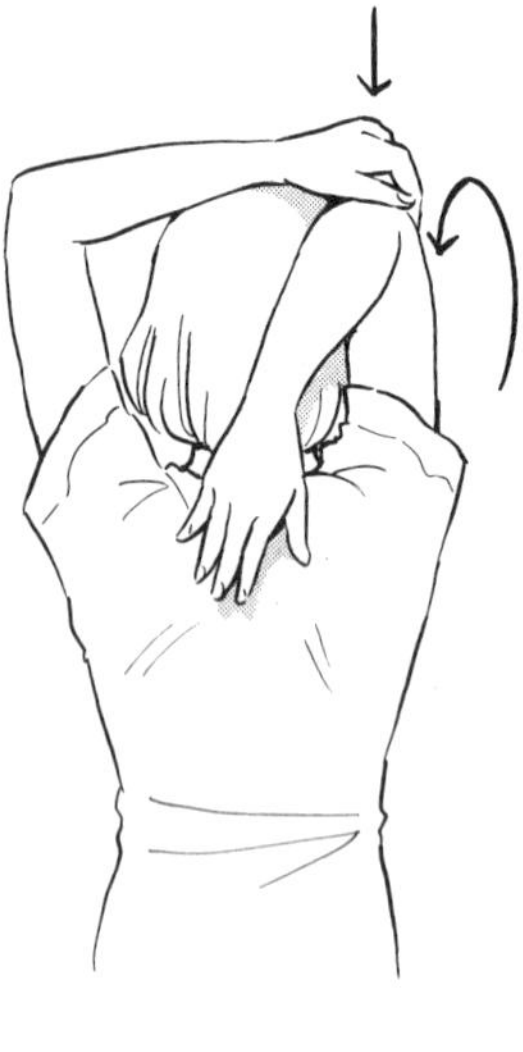

2

左手で右ひじを押し込む感じ

脇と二の腕をストレッチして固まった筋肉を柔らかくする

①背筋を伸ばして座り、両腕を天井方向へ上げます。

②右腕を頭の後ろで曲げます。右ひじを左手で後方内側に引きます。

※脇と腕の後ろ側が伸びている感じがすれば大丈夫。

※上《じょう》腕《わん》三《さん》頭《とう》筋《きん》をストレッチすると改善する可能性も。ただし、強く引きつけてしまうと肩に痛みが出ることもあるので、軽くするだけでも効果はでます。

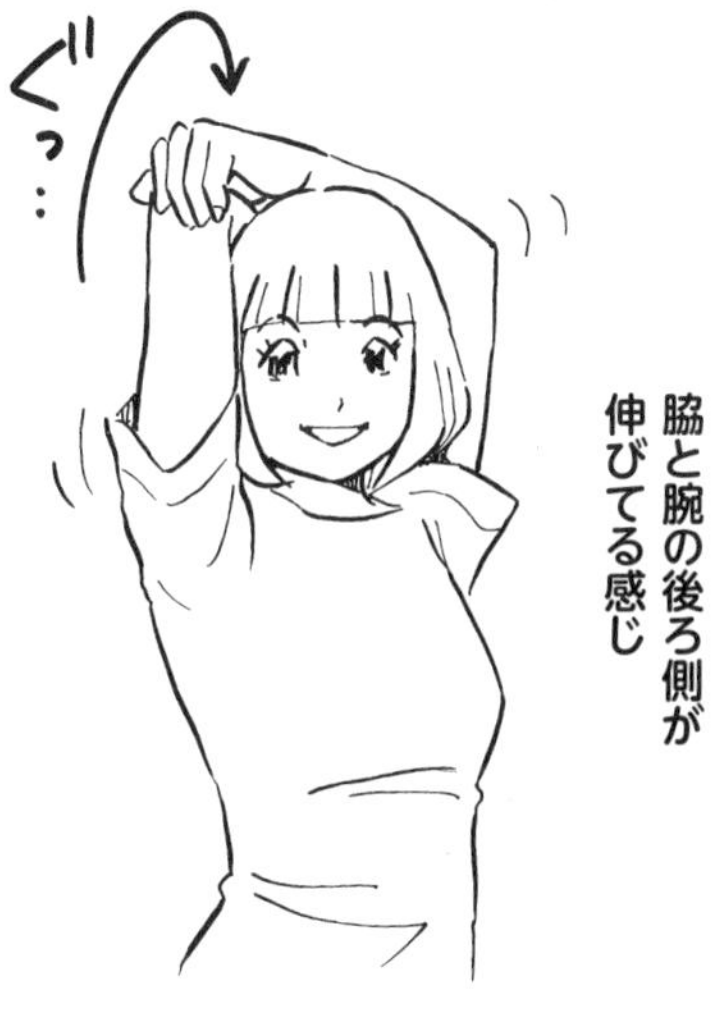

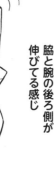

背筋　殿筋
二の腕の筋力強化

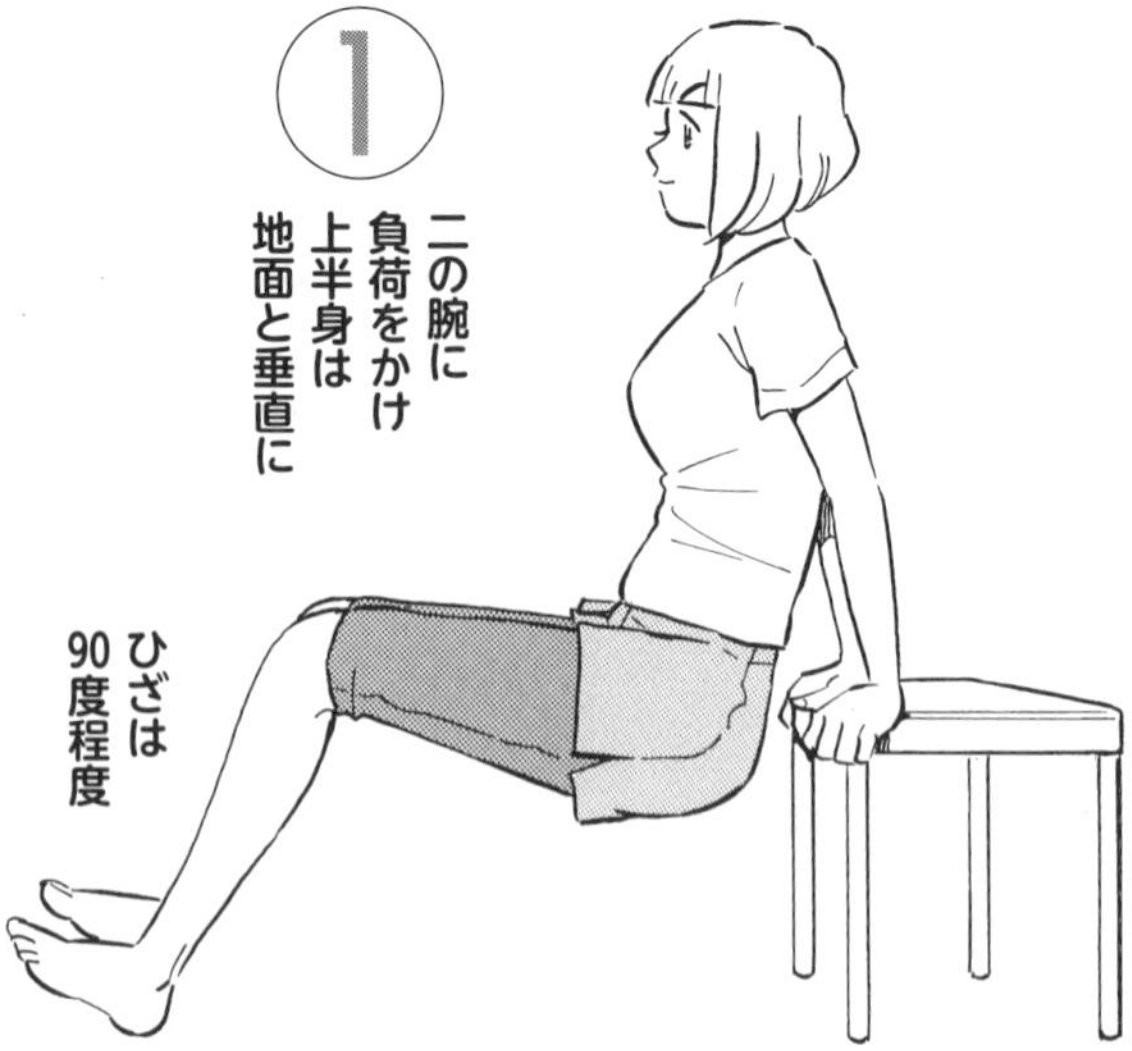
1
二の腕に負荷をかけ上半身は地面と垂直に
ひざは90度程度

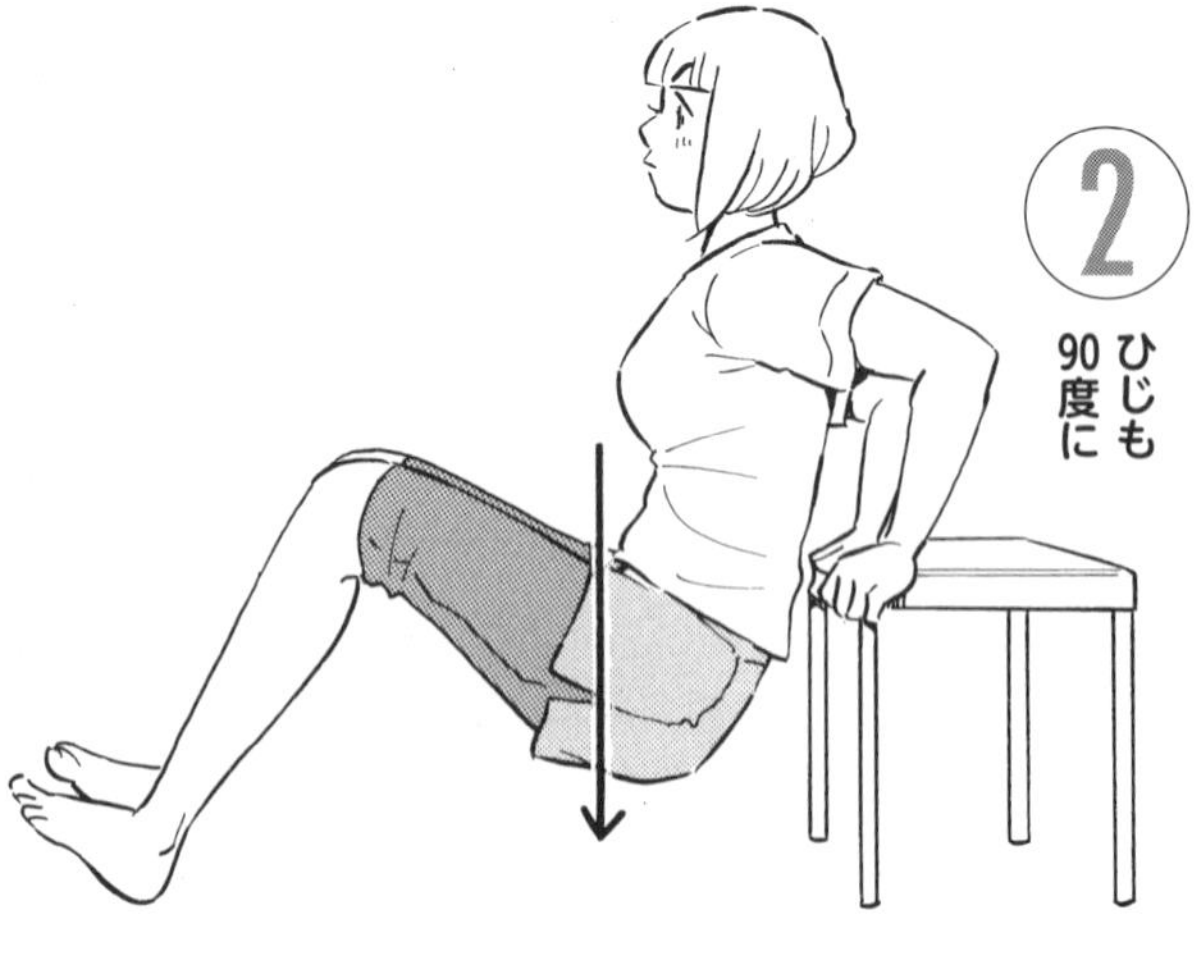
2
ひじも90度に

脂肪がつきやすい二の腕をリバースプッシュアップ

①手を肩幅程度広げて後ろ手につきます。つく手の方向に注意します。必ず指先を手前にします。

②ひざは90度程度に曲げながら、中腰になります。そのままイスの前に座るように腰を下げていきます。

※かなりきついので①のままでも大丈夫です。

※ひざを伸ばしていくと負荷がかかるようになります。

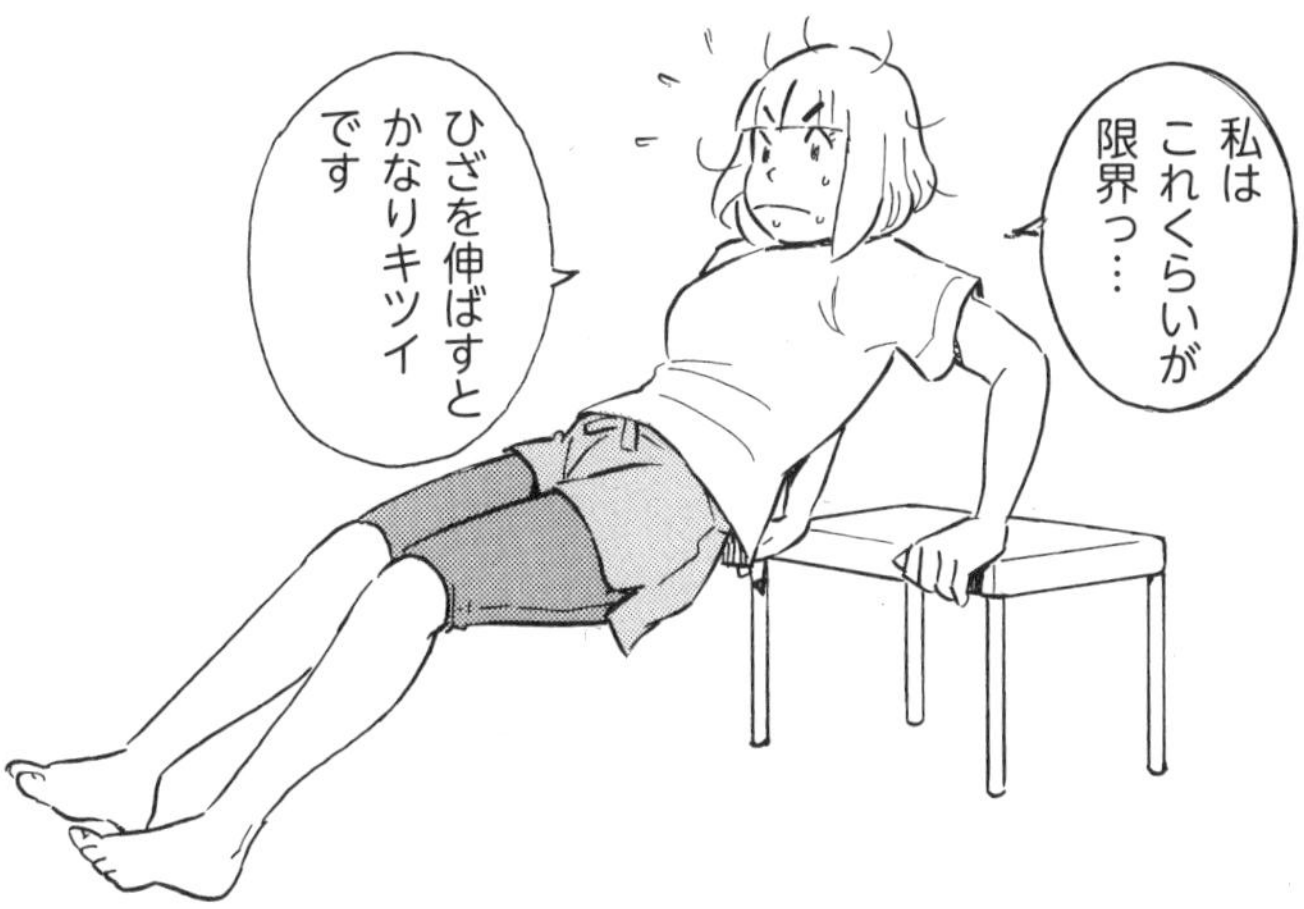
私は
これくらいが
限界っ…
ひざを伸ばすと
かなりキツイ
です

腰のゆがみをストレッチで整え日常生活の不調の改善を！

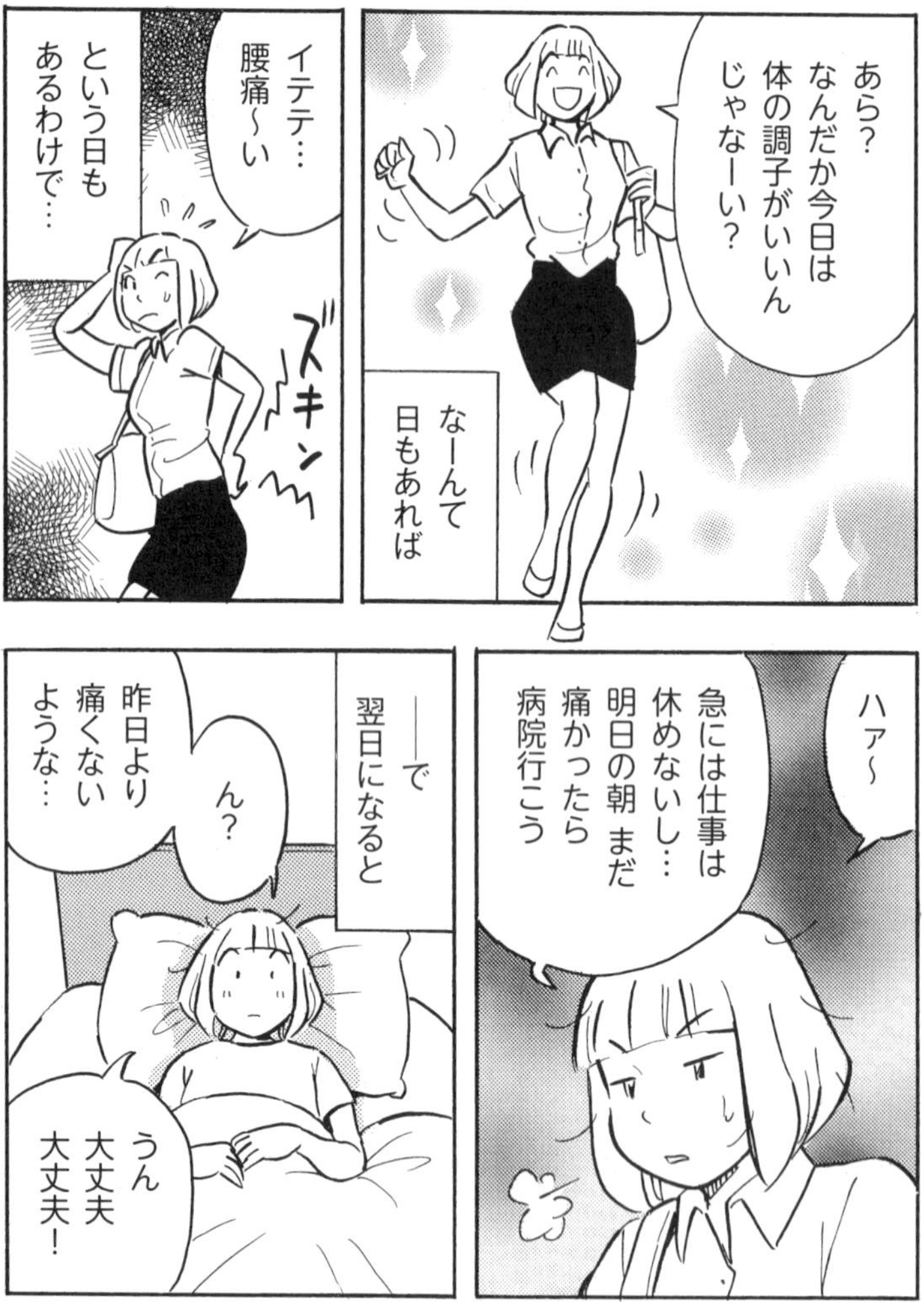
あら？なんだか今日は体の調子がいいんじゃなーい？
なーんて日もあれば
イテテ…腰痛～い
ズキン
という日もあるわけで…
ハァ～
急には休めないし…明日の朝まだ痛かったら病院行こう
――で翌日になると
ん？
昨日より痛くないような…
うん大丈夫大丈夫！

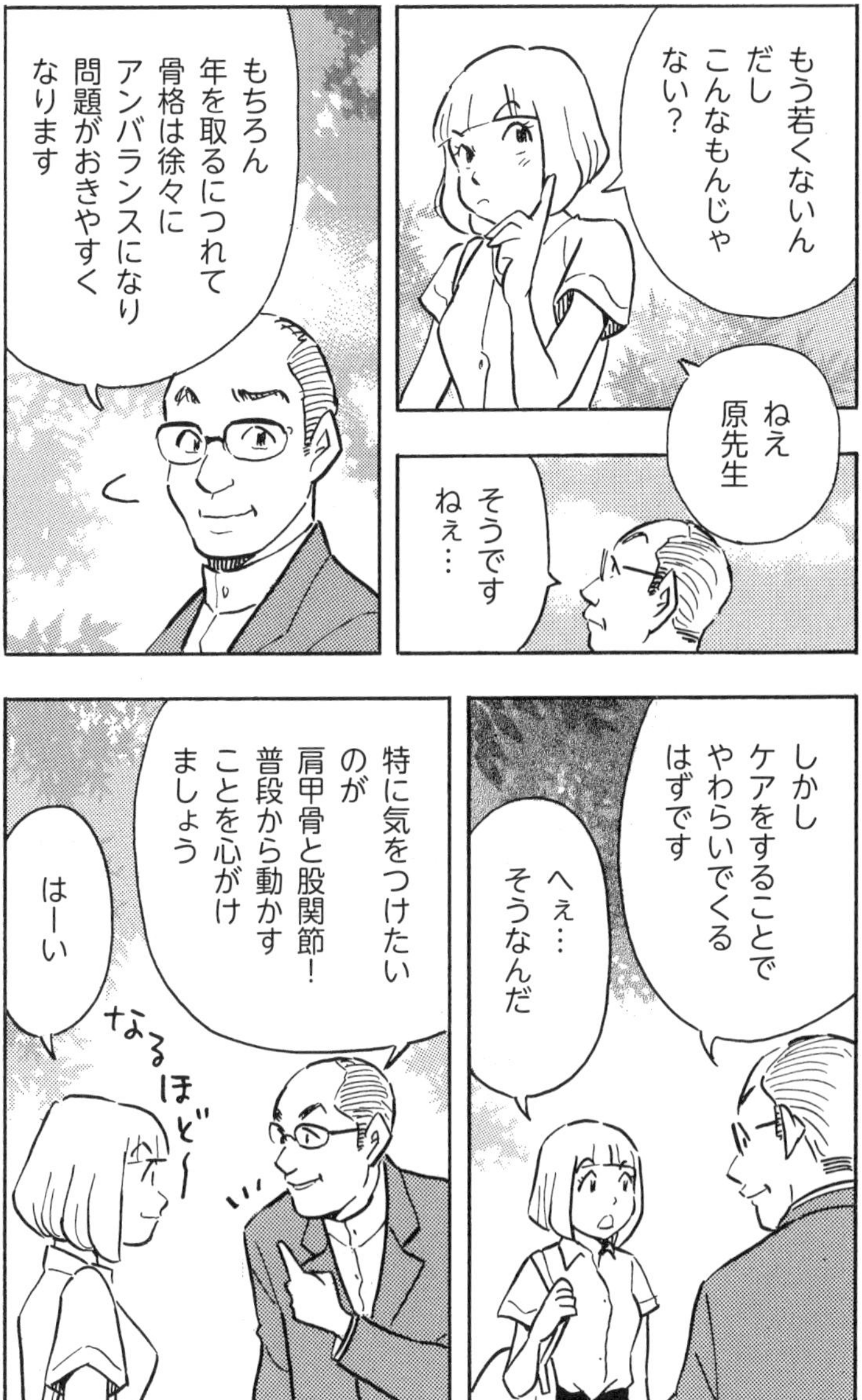
もう若くないんだし
こんなもんじゃない？
ねえ
原先生
そうです
ねぇ…
もちろん
年を取るにつれて
骨格は徐々に
アンバランスになり
問題がおきやすく
なります
しかし
ケアをすることで
やわらいでくる
はずです
へぇ…
そうなんだ
特に気をつけたい
のが
肩甲骨と股関節！
普段から動かす
ことを心がけ
ましょう
はーい
なるほど〜

ぎっくり腰になった時は…

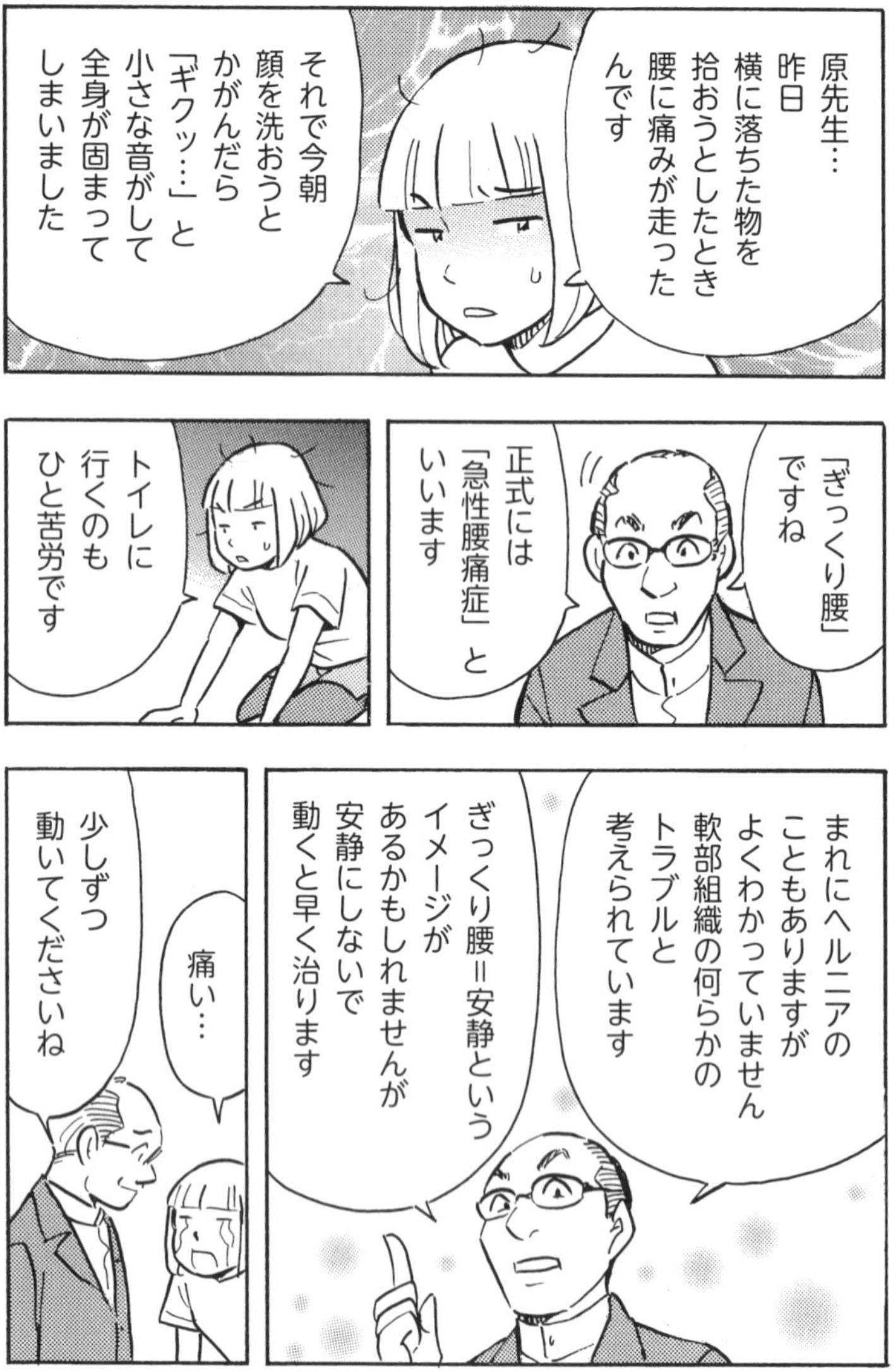
原先生…昨日横に落ちた物を拾おうとしたとき腰に痛みが走ったんです
それで今朝顔を洗おうとかがんだら「ギクッ…」と小さな音がして全身が固まってしまいました
「ぎっくり腰」ですね
正式には「急性腰痛症」といいます
トイレに行くのもひと苦労です
まれにヘルニアのこともありますがよくわかっていません軟部組織の何らかのトラブルと考えられています
ぎっくり腰＝安静というイメージがあるかもしれませんが安静にしないで動くと早く治ります
痛い…
少しずつ動いてくださいね

かなめの腰は疲労が溜まりやすい部位
筋肉をほぐして柔軟性を保つこと

腰痛の約85％が原因不明の「非特異性腰痛《ひとくいせいようつう》」です。ヘルニアなどのように厳密な意味で原因のあるものを特異性といい、それ以外は特異性がないという意味で非特異性腰痛といいます。非特異性腰痛は原因がよくわからない腰痛ですが、心配する異常のない、危険ではない腰痛です。原因がわからないというのは、脊椎《せきつい》の変形や椎間板《ついかんばん》の変性などがあっても、それが必ずしも痛みの原因ではないと最近の研究でわかってきたからです。では何が原因かというと、筋肉の緊張が主たる原因だと考えられています。日常生活での動き、姿勢や心理的な緊張などで筋肉の緊張が高まり、痛みを引き起こすと考えられています。

筋肉の緊張は体のゆがみをもたらします。その筋肉の緊張を心地よくストレッチしてほぐすと腰痛の予防・改善が行えます。また痛みがあっても少しずつムリしないで動かす、運動すると腰痛は改善します。

体ひねりストレッチ

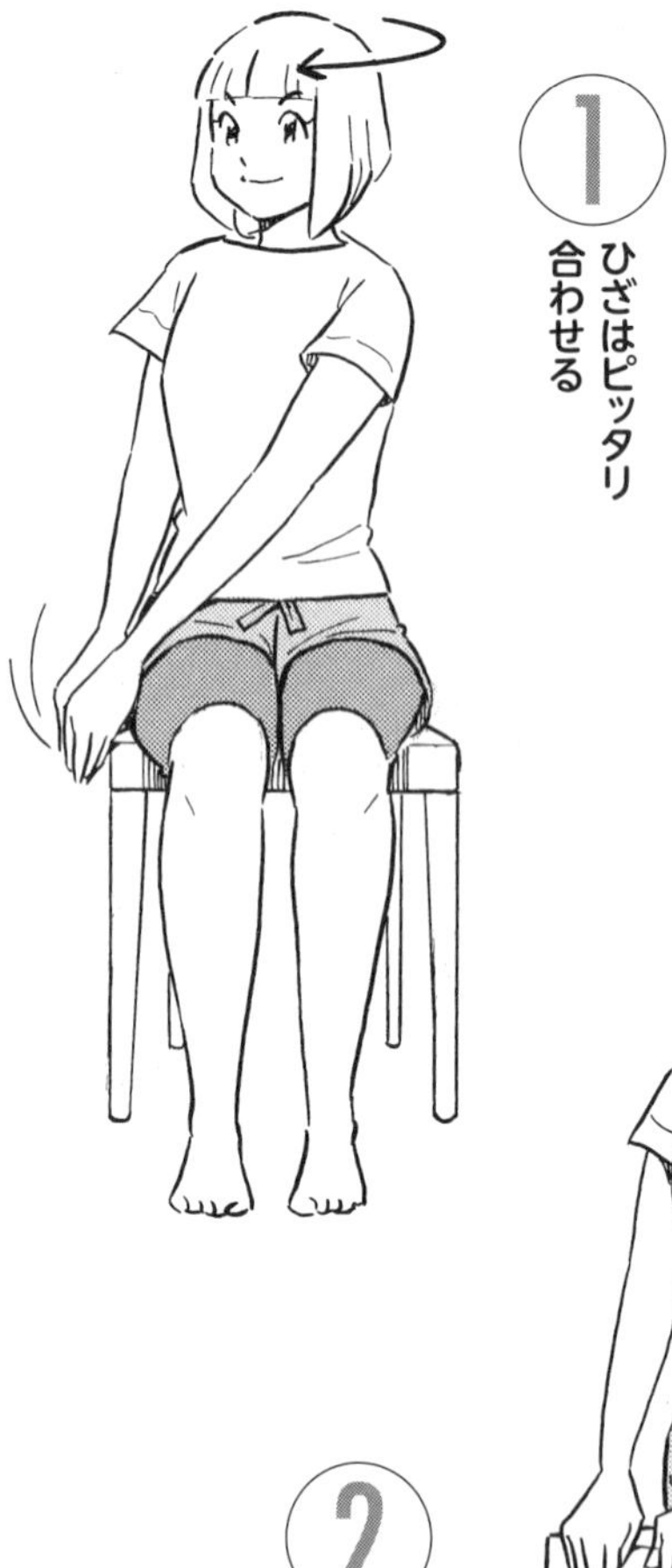

1
ひざはピッタリ
合わせる

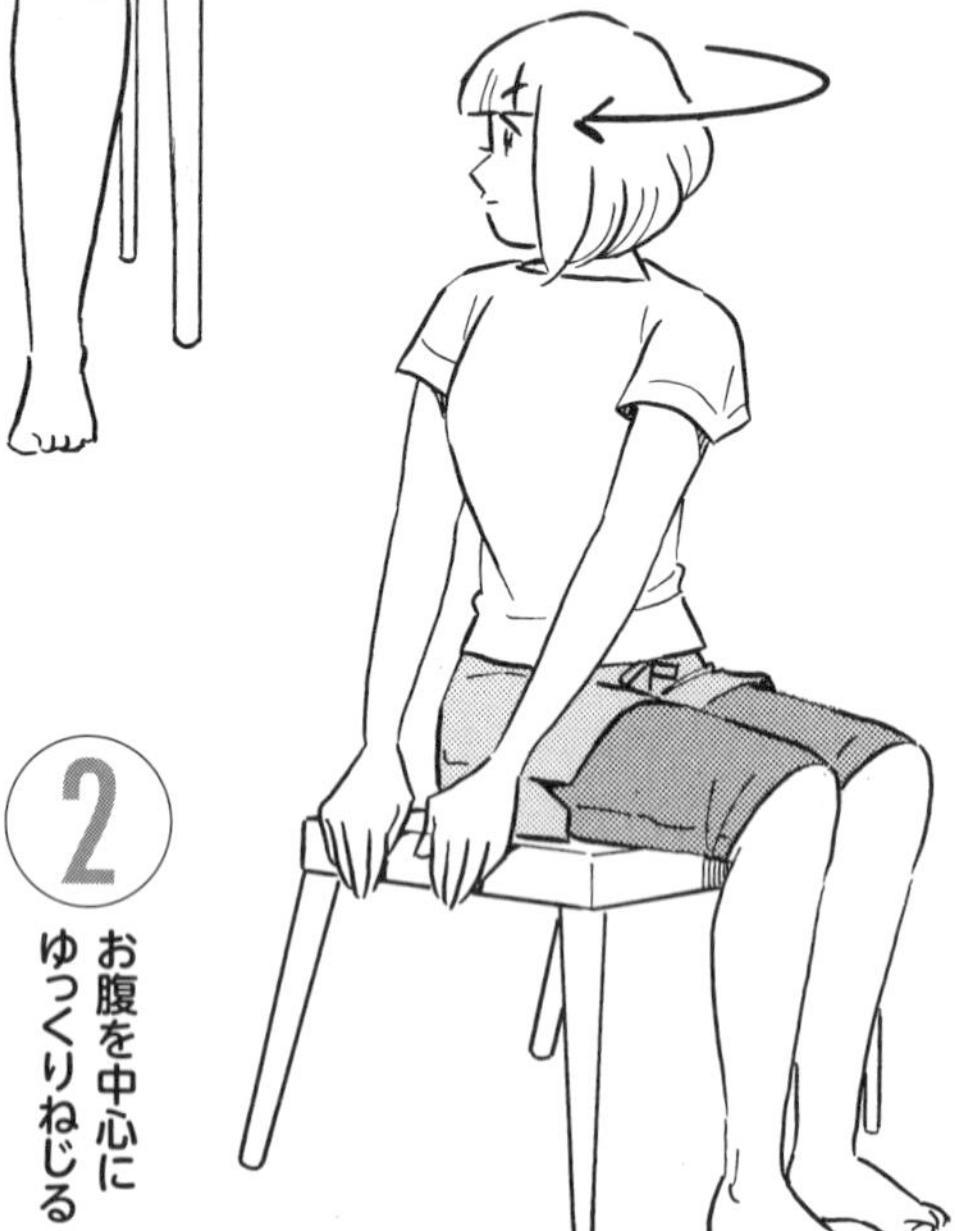

2
お腹を中心に
ゆっくりねじる

おへそを後ろに向けるイメージで硬くなりがちな脇腹をほぐす

①左右のひざをぴったりと合わせて座り、背筋をまっすぐにします。

②両手を右に下ろします。

③お腹を中心にしてゆっくりと右にねじって、顔も右斜め後ろまで向けていきましょう。

※ムリにねじらなくても効果はありますので、硬い方はムリをせず行ってください。物足りない方は背骨を上下に伸ばす感じで、深呼吸を行いながらねじっていきます。深い呼吸はウエストを内側からマッサージし、血流をよくします。

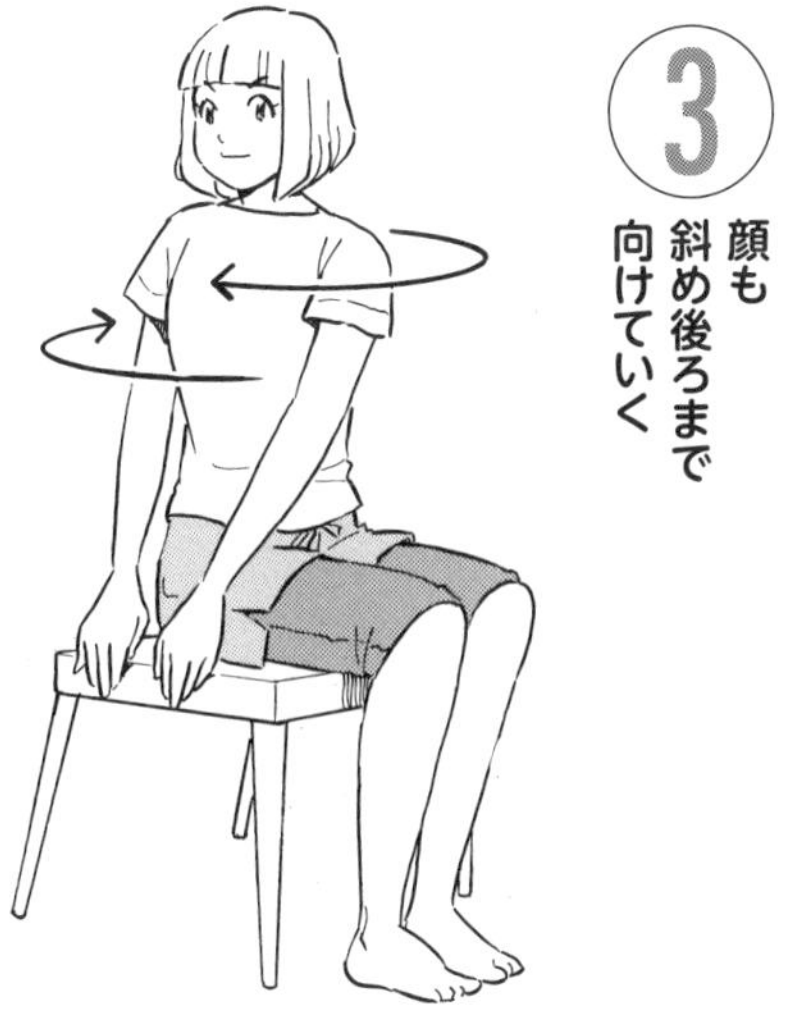
3
顔も斜め後ろまで向けていく

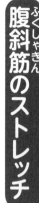

腹斜筋《ふくしゃきん》のストレッチ

1

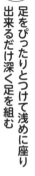

足をぴったりとつけて浅めに座り
出来るだけ深く足を組む

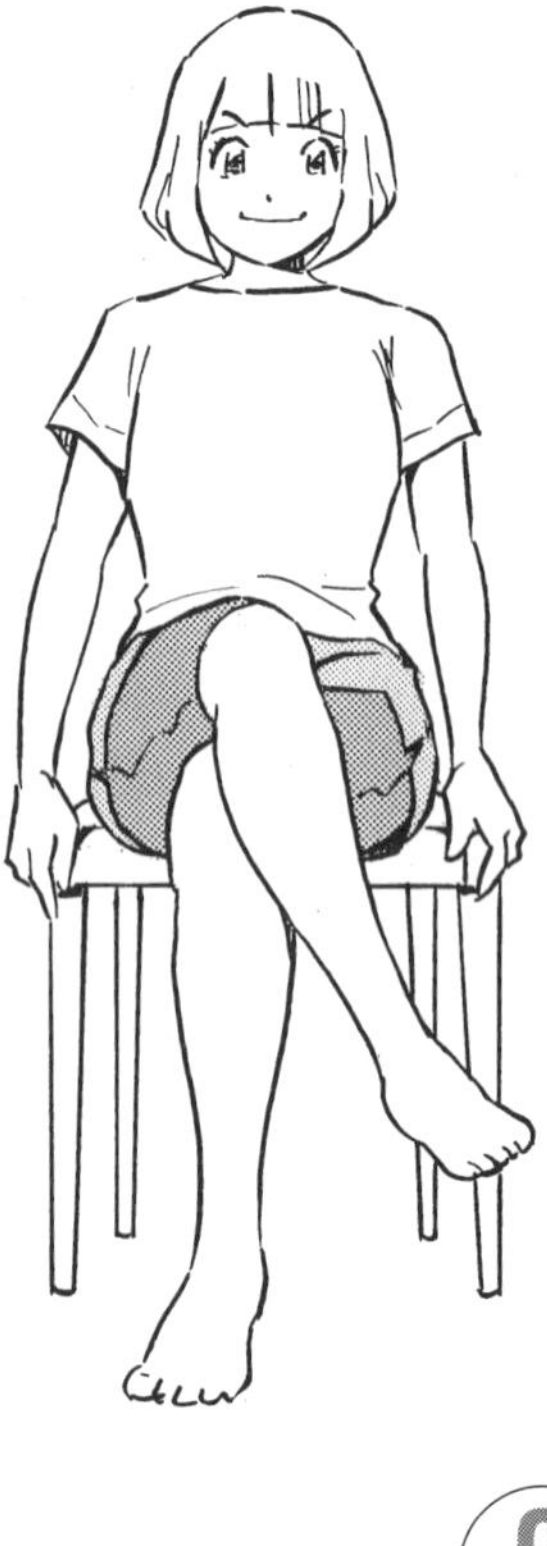

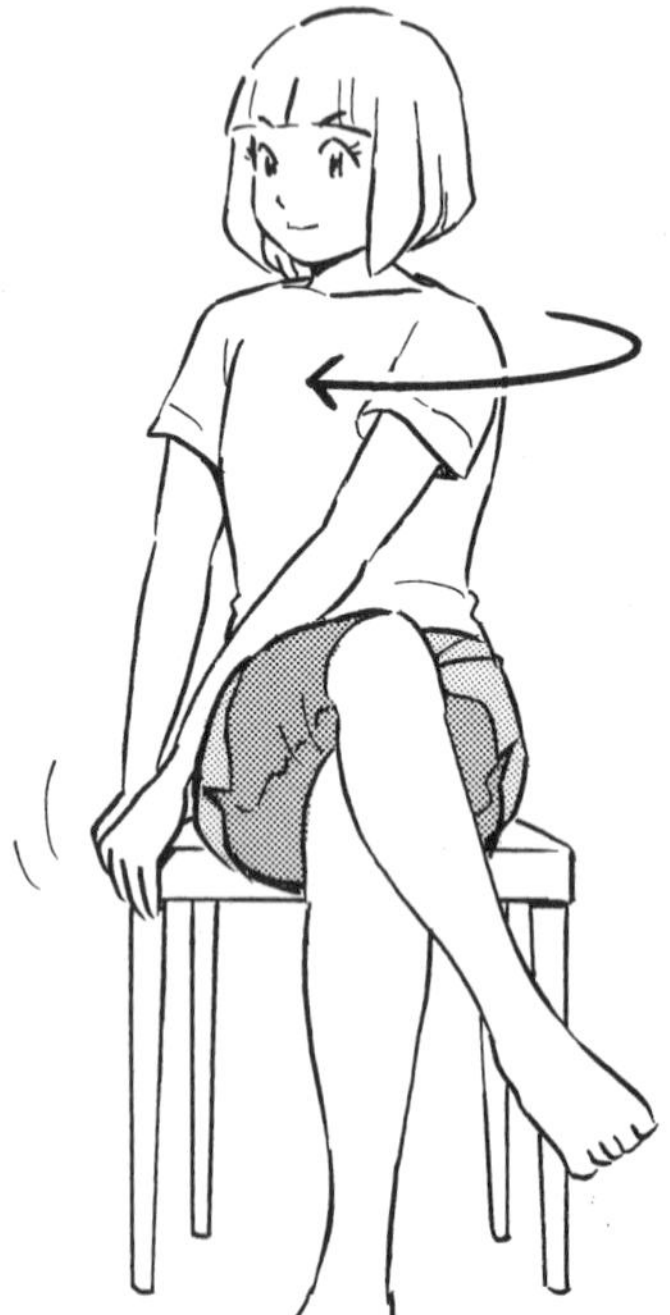

2

両手を
右側に
下ろします

右足が上なら右へねじり左足が上なら左へねじる

①左右の足をぴったりとつけて浅めに座りましょう。次に、右足を左足の上に乗せて出来るだけ深く組みます。組みづらい人は左足の内側に少し動かすと組みやすくなります。

②両手を右側に下ろします。

③ゆっくりと腰から右にねじります。ムリはせずに、気持ちよく伸ばしましょう。上体を戻してリラックスした後は、反対側も同様に行います。

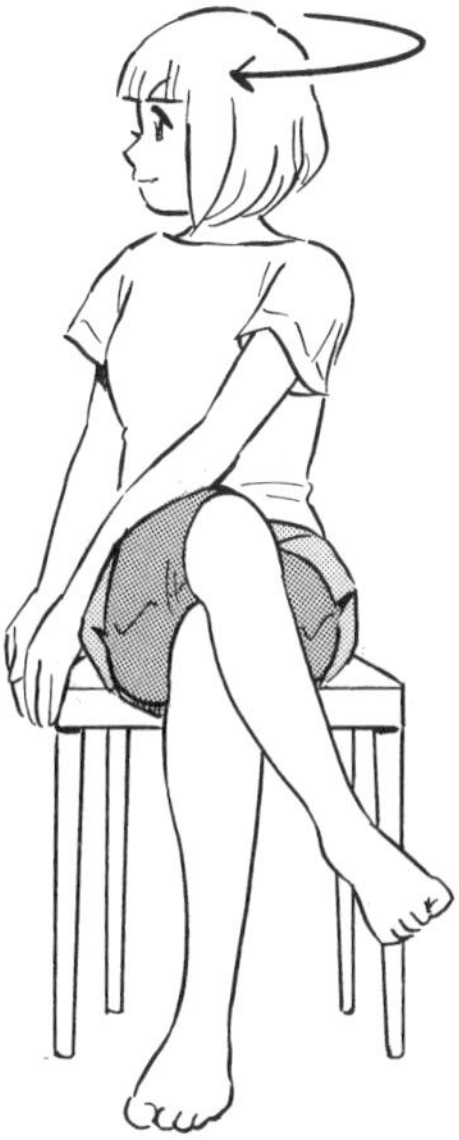
3
足を組んでひねるのはかなりキツイですが…
でも効果はUP

ハムストリングストレッチ①

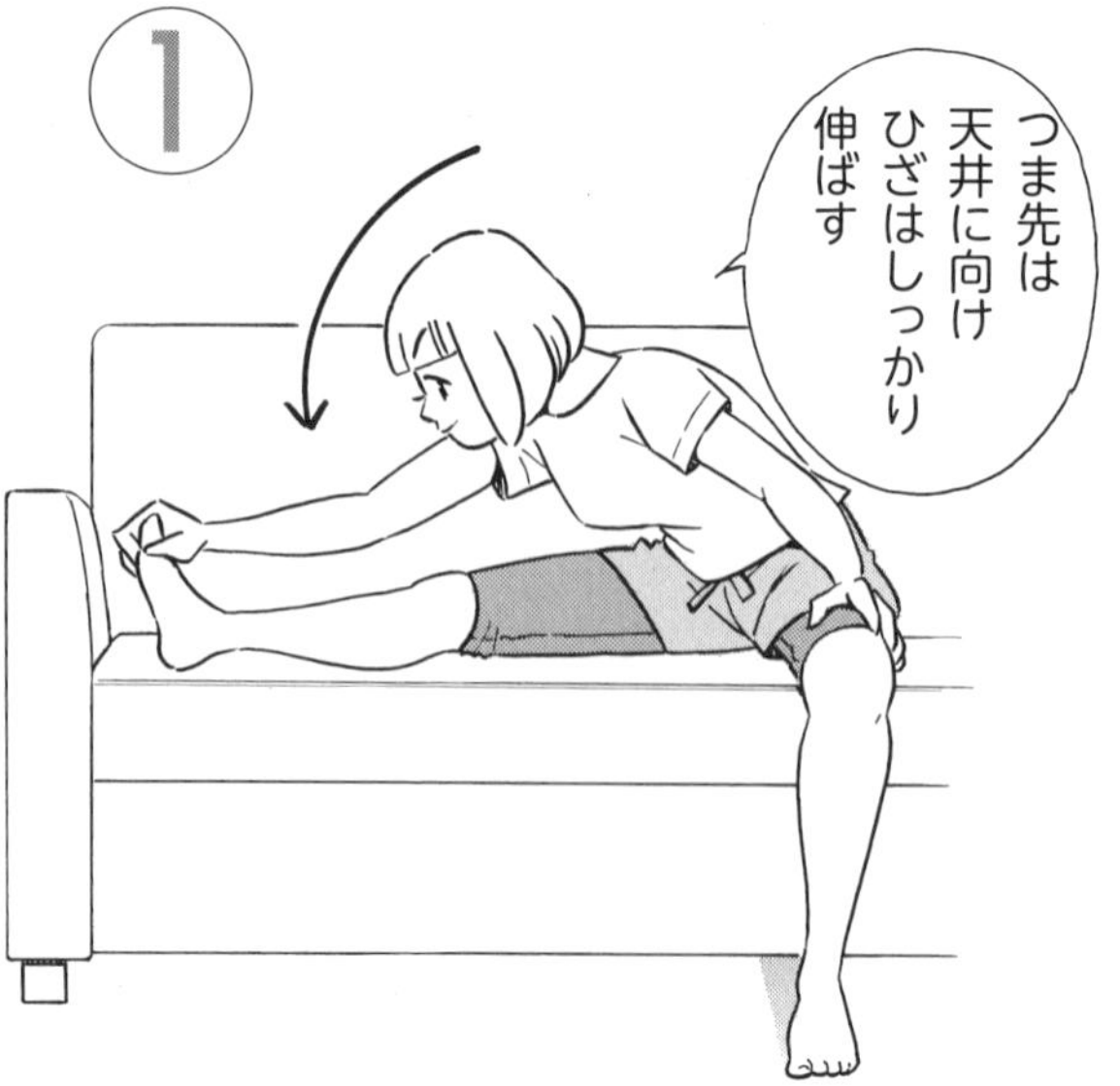
①
つま先は天井に向けひざはしっかり伸ばす

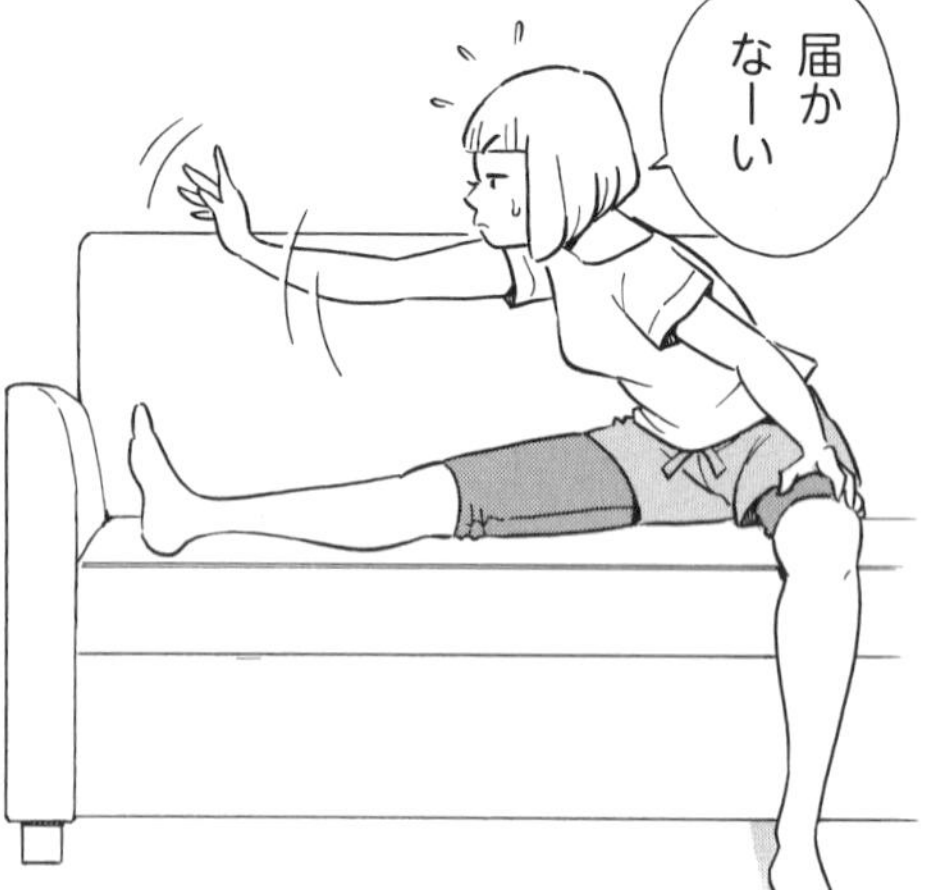

足先に手が届かない人はひざを曲げて行いましょう

体をスムーズに動かすためには柔軟な筋肉が必要

①ソファーに座り右足を横方向へ伸ばします。つま先は天井に向けて、ひざをしっかりと伸ばします。体の硬い人はひざを曲げてできる範囲で行いましょう。左足のひざは曲げて、下に。右足先を右手でつかんで腰を曲げずに股関節で曲げ、上体を少しずつ倒していきます。

※股関節から前に倒すよう意識します。

※寝て片足を天井へ向けて伸ばし、かかとにタオルをかけ、引っ張りキープしましょう。

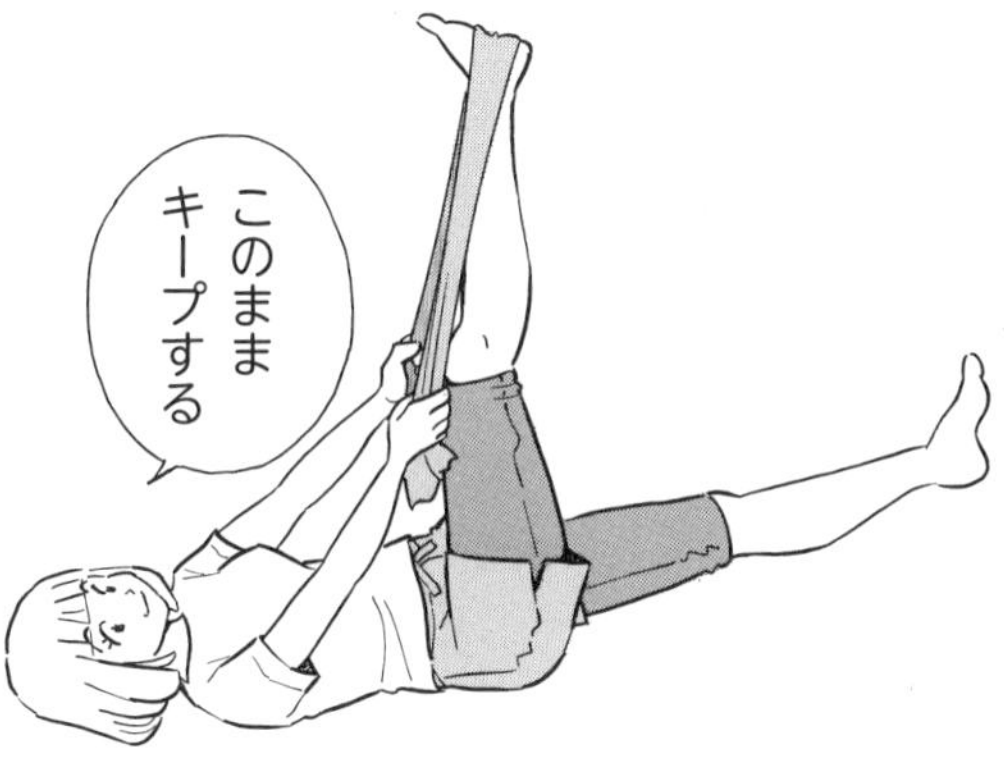

ハムストリングストレッチ②

①
片足をイスに置き
背筋を伸ばし

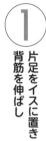

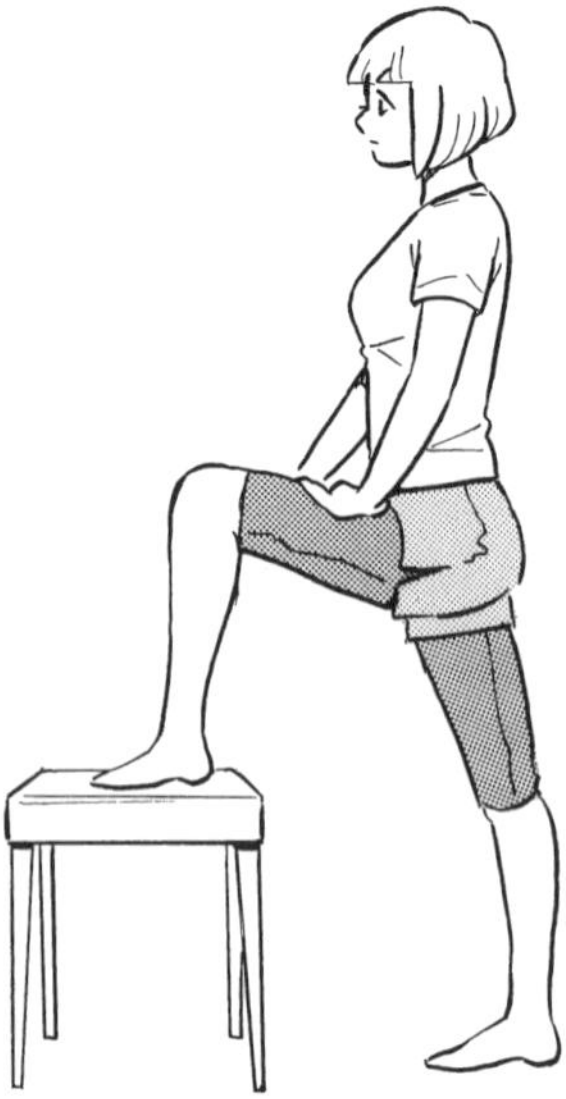

②
両手をひざの上に置き
硬く感じる方の
足を多めに

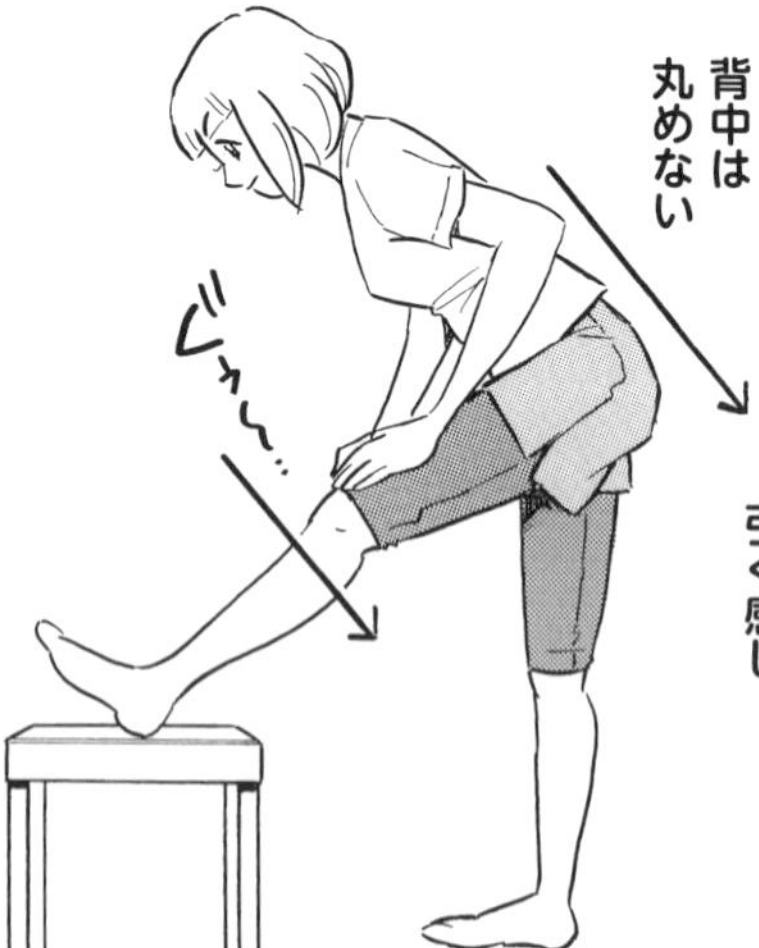
背中は丸めない
お尻を後ろに引く感じ

お尻を後ろに引くとひざの後ろがしっかりと伸びます

①片足をイスに置き両手をひざの上に置きます。

②上半身を少し前に倒して、ひざ裏をゆっくりと伸ばしていきます。

※背中を丸めずに、太ももに手を添えて下の方向に力を加えましょう。ゆっくりと伸ばして、ゆっくりとゆるめていきます。硬く感じるほうの足をできるだけ多く行いましょう。

③座って行うことも出来ます。その場合は、イスに浅めに座り、片足を前に伸ばしてつま先は天井を向くようにします。

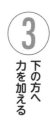

3

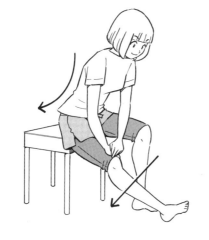

ハムストリングストレッチ③

①
浅めに座って
足は肩幅に
開いて

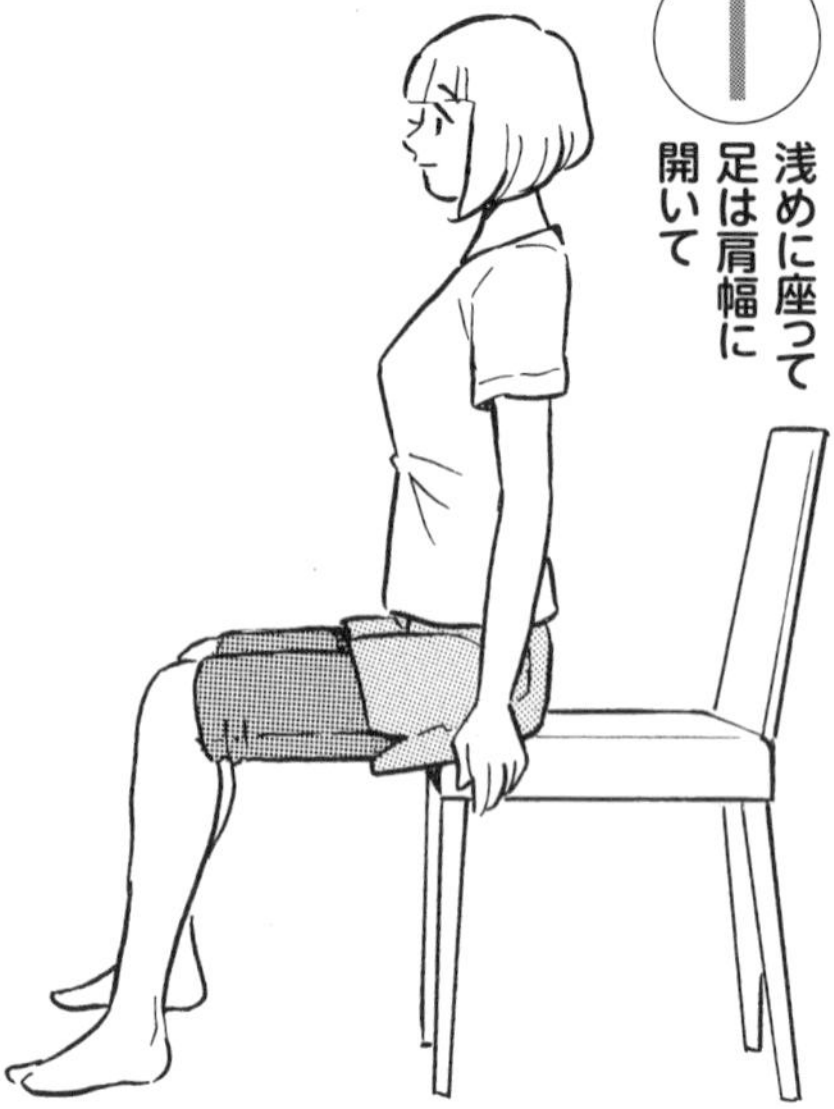

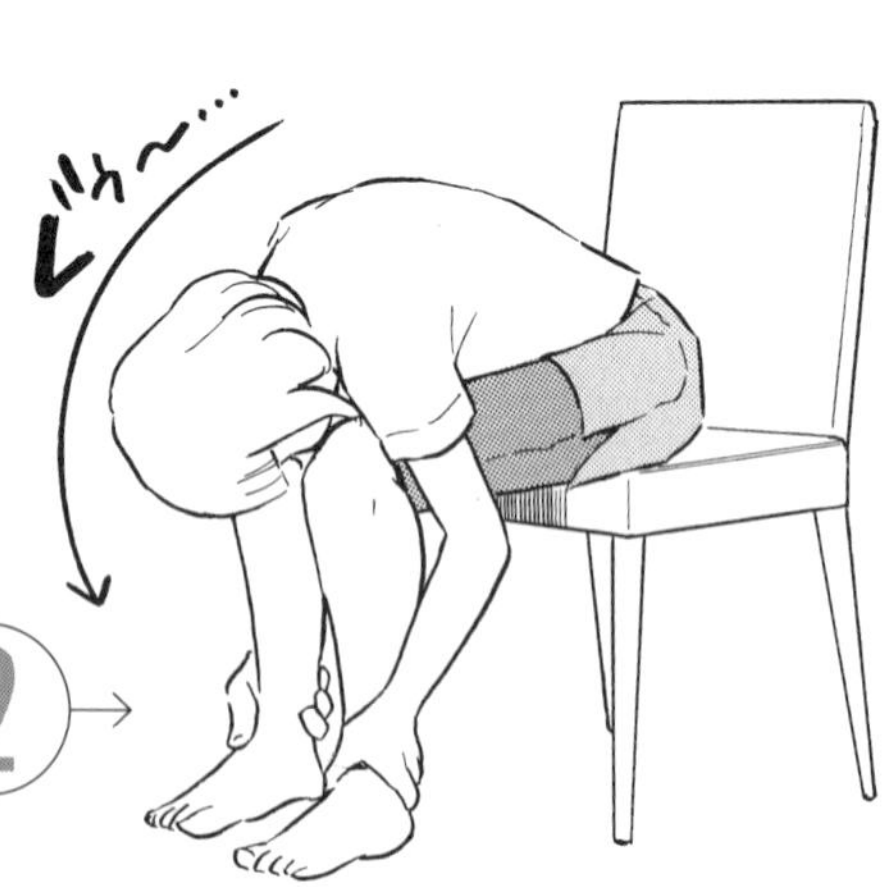

② →
前かがみに
胸と
太ももの
前面を
ぴったりと
つける

硬い方はムリにひざを伸ばそうとしなくてもＯＫ

①姿勢をよくして浅めに座り、足は肩幅に開きます。
②そのまま前かがみになります。胸と太ももの前面はぴったりくっつけて足首をつかみます。
③ゆっくりとお尻を上げて足を伸ばしていきましょう。胸と太ももはくっつけたまま伸ばすのがポイントです。

※ジャックナイフストレッチとも呼ばれています。呼吸をしながら伸ばしていきます。

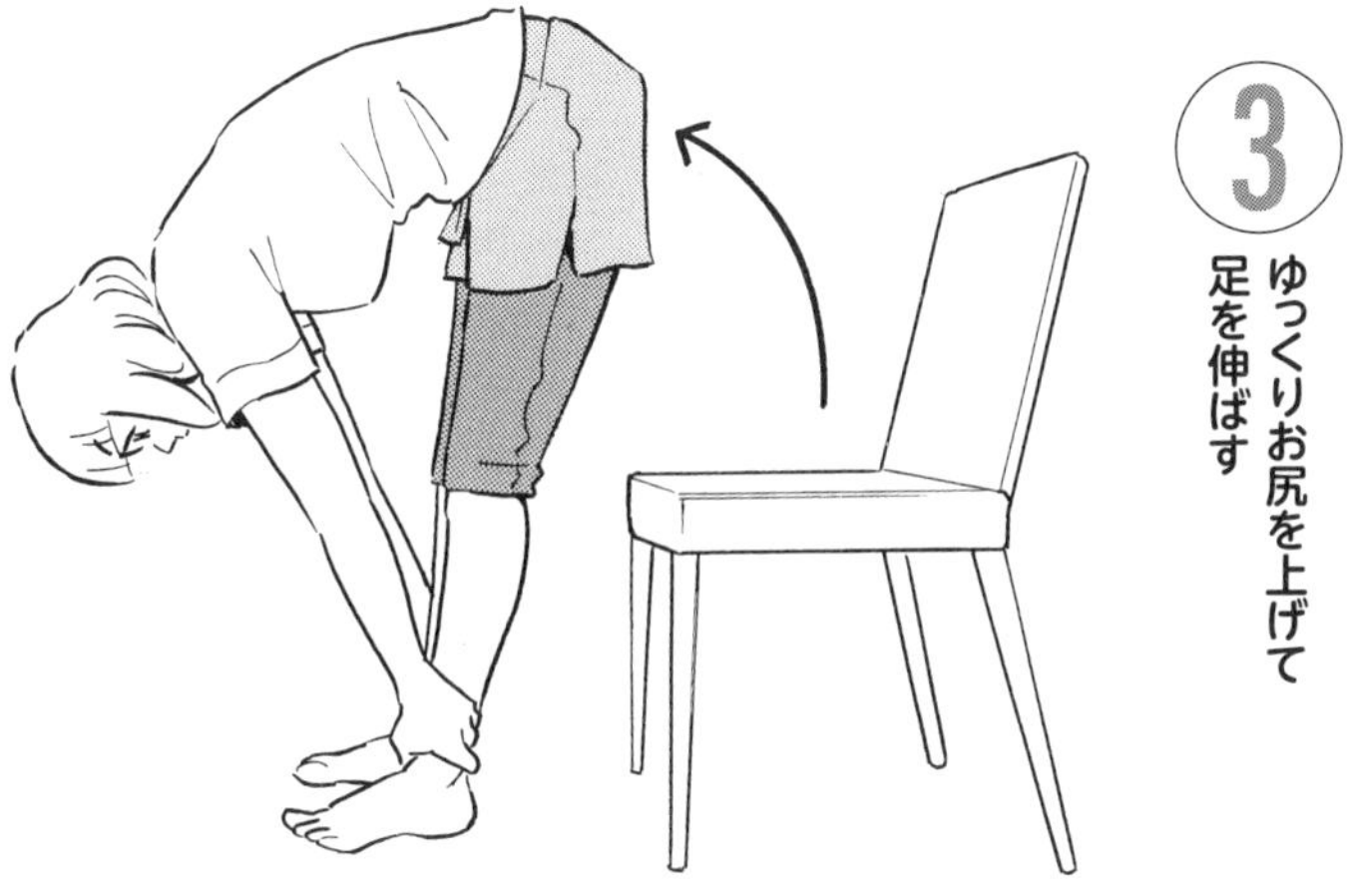
3
ゆっくりお尻を上げて
足を伸ばす

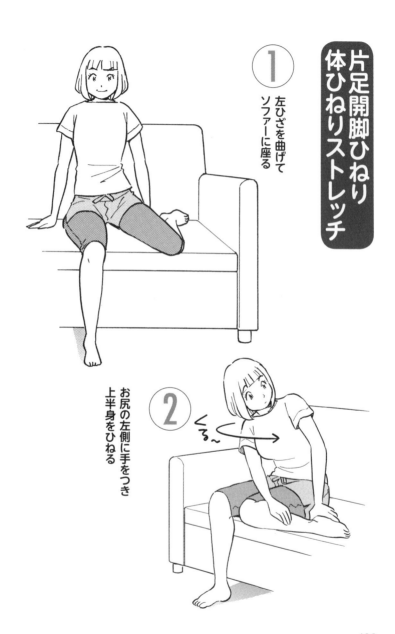

片足開脚ひねり体ひねりストレッチ

1
左ひざを曲げてソファーに座る

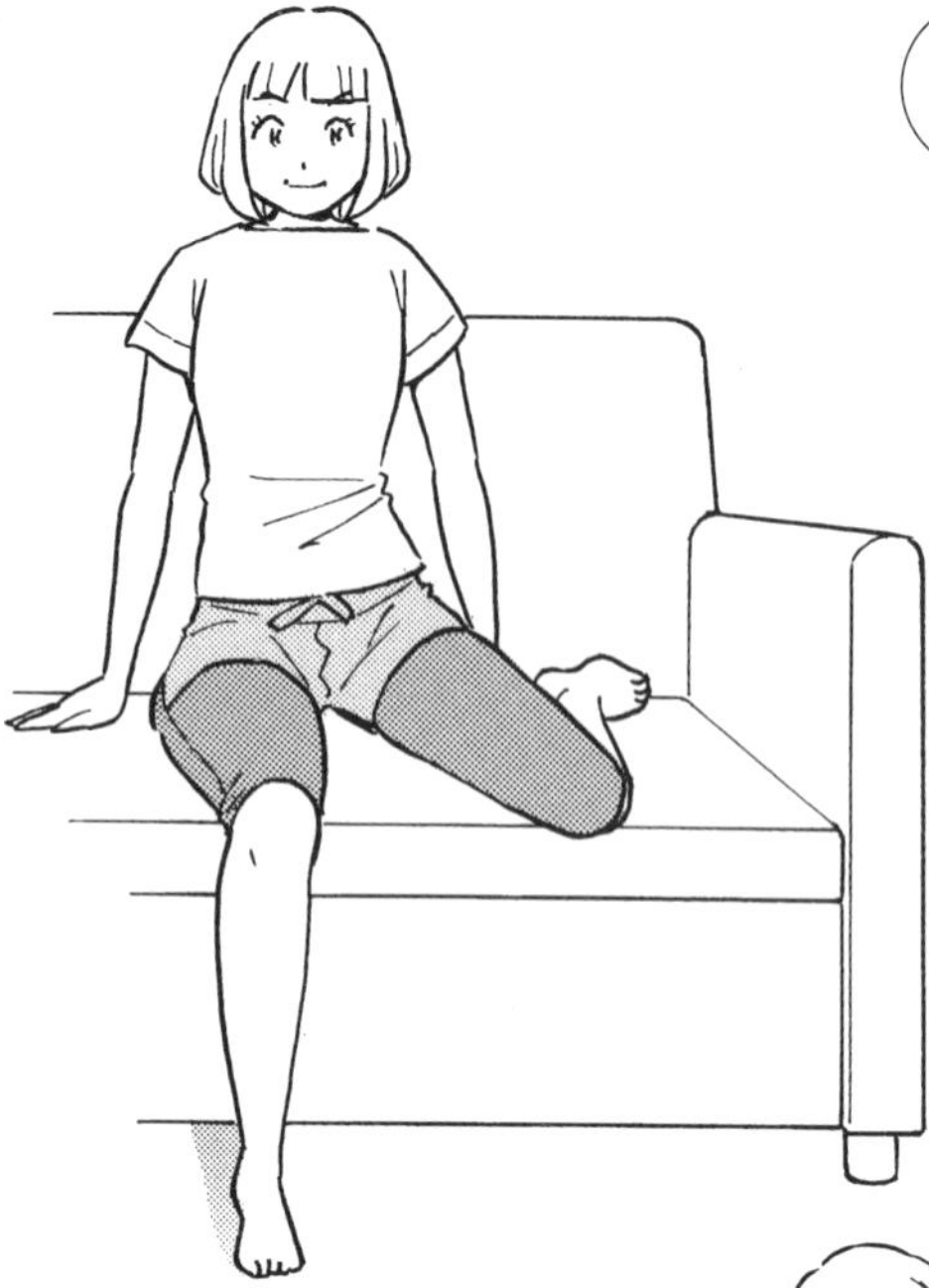

2
お尻の左側に手をつき上半身をひねる

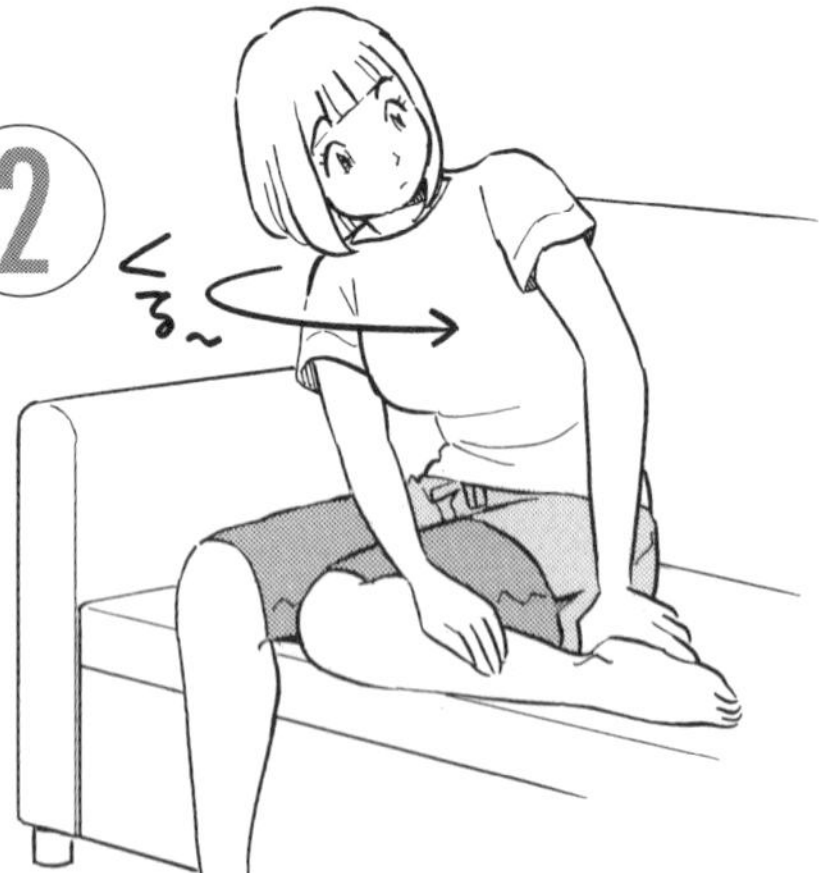

ひざの関節に痛みが出ないよう注意しながら行いましょう

①左ひざを曲げ、ソファーの上に置きます。
②お尻の左横に手をついて、そのまま上半身をひねっていきます。ポイントはお腹からよじるイメージで。
③反対側も同様に行います。

※体をひねるときは、背中を丸めないようにして、出来るだけ胸を張って背筋を伸ばしたまま行いましょう。ムリをせずに片側ずつていねいな動きを意識して行います。体幹が柔らかくなります。

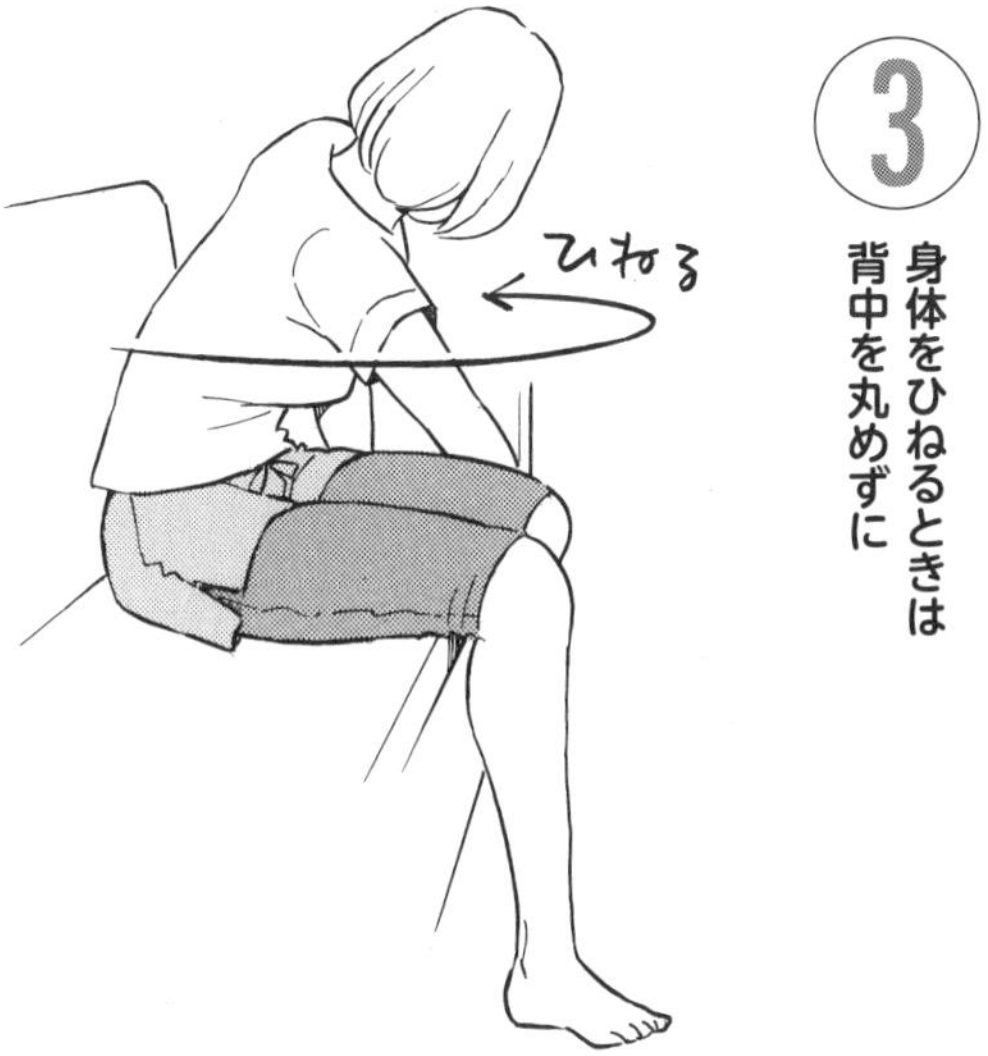

身体をひねるときは
背中を丸めずに

前屈腕交差ストレッチ

①

足は肩幅より
やや広めに開く

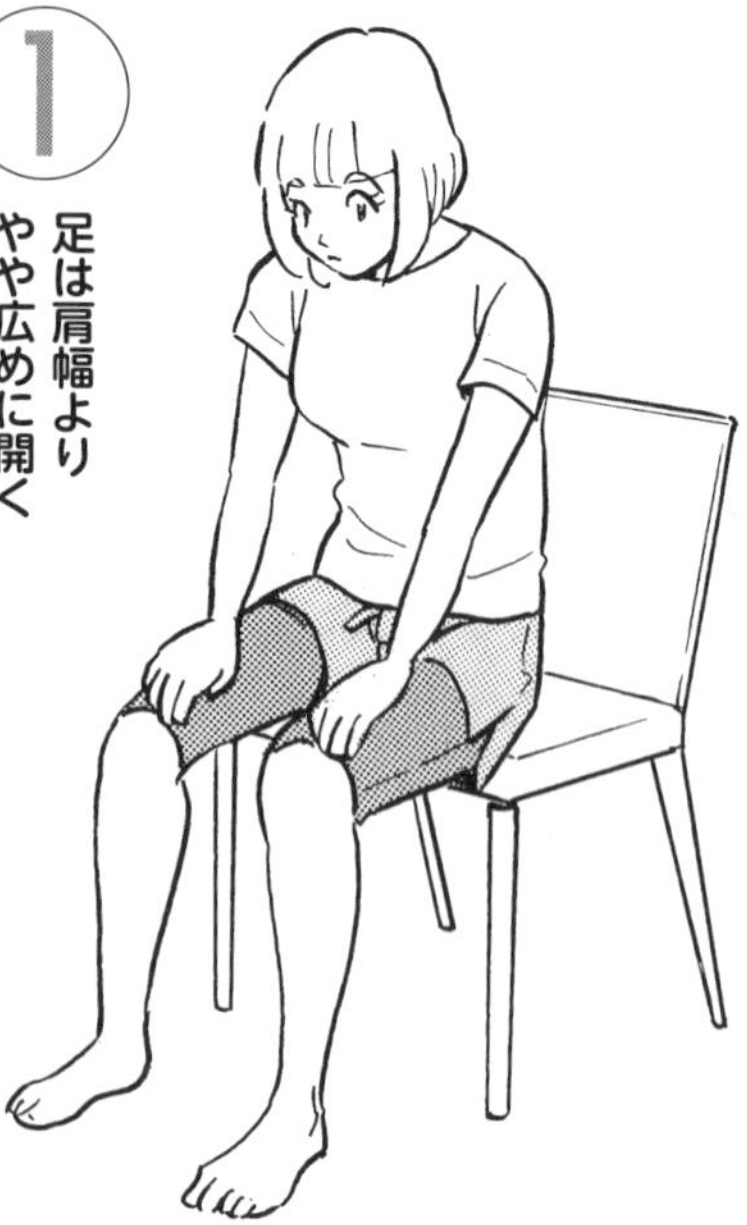

②

足のつけ根から曲げて
前屈

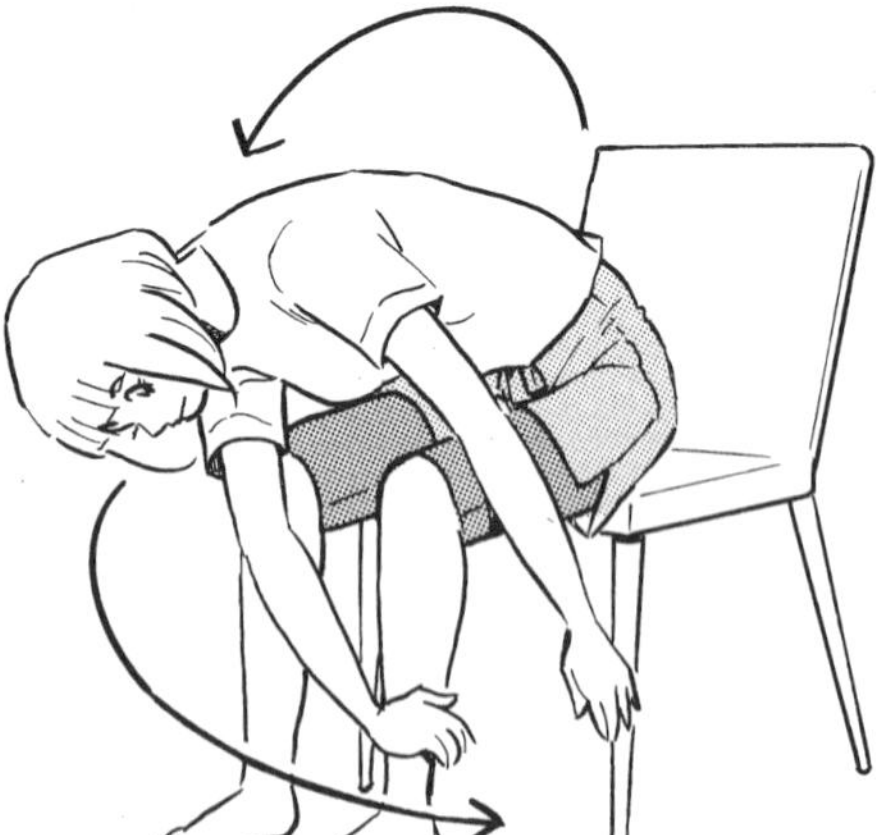

体の後ろ側の筋肉をストレッチ　腰痛、背中のはりに効果あり

①肩幅よりやや広めに足を開いて座ります。

②足のつけ根から曲げて、前屈します。

③右手で左足首、左手で右足首を持ってみましょう。こうすると背中も伸びてきます。

※体が硬くて前屈出来なければ、片側ずつ行いましょう。左手で右足を触り、右手は右ももに置きます。左肩を前に落とし前屈して、5秒キープ。今度は反対側というように少しずつ前屈していくようにしてください。

3

体が硬いときは
ムリをしないで
足首より上を持つ

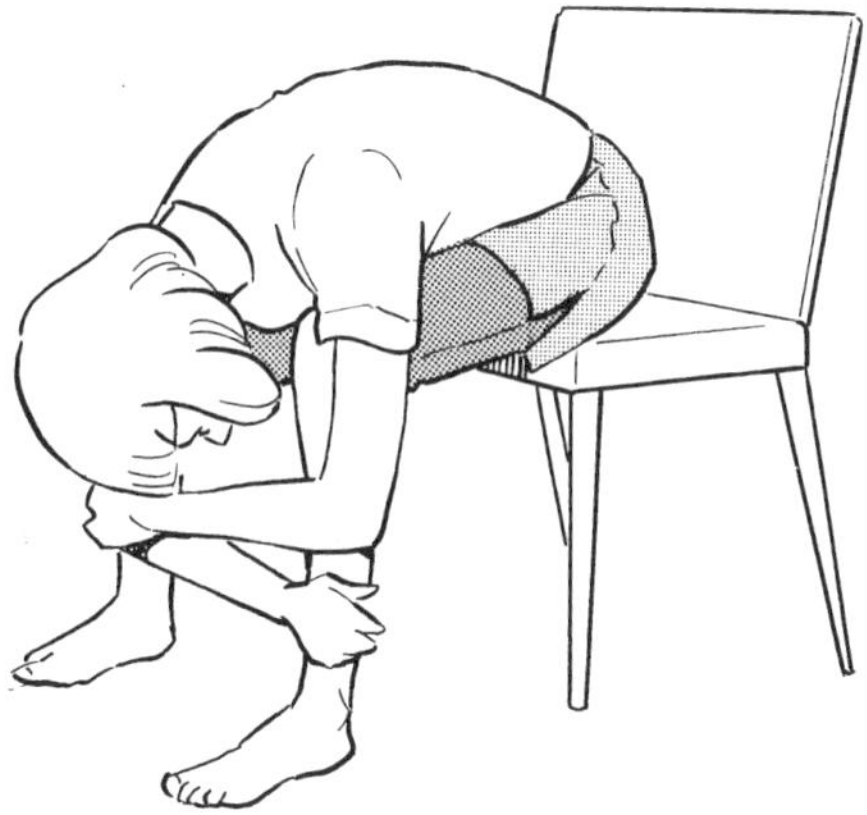

テレビを見ながらのストレッチ

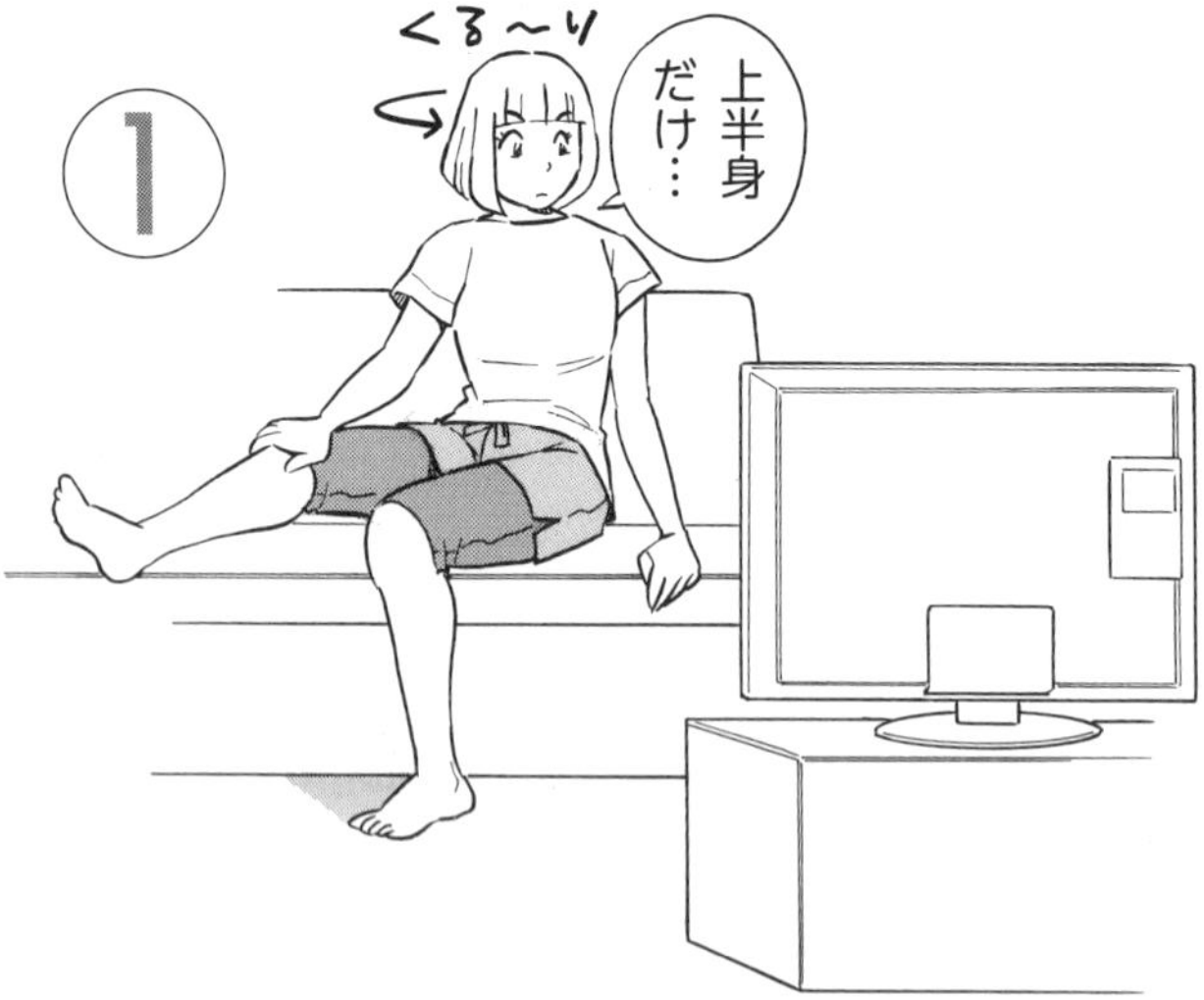
①
くる～り
上半身だけ…

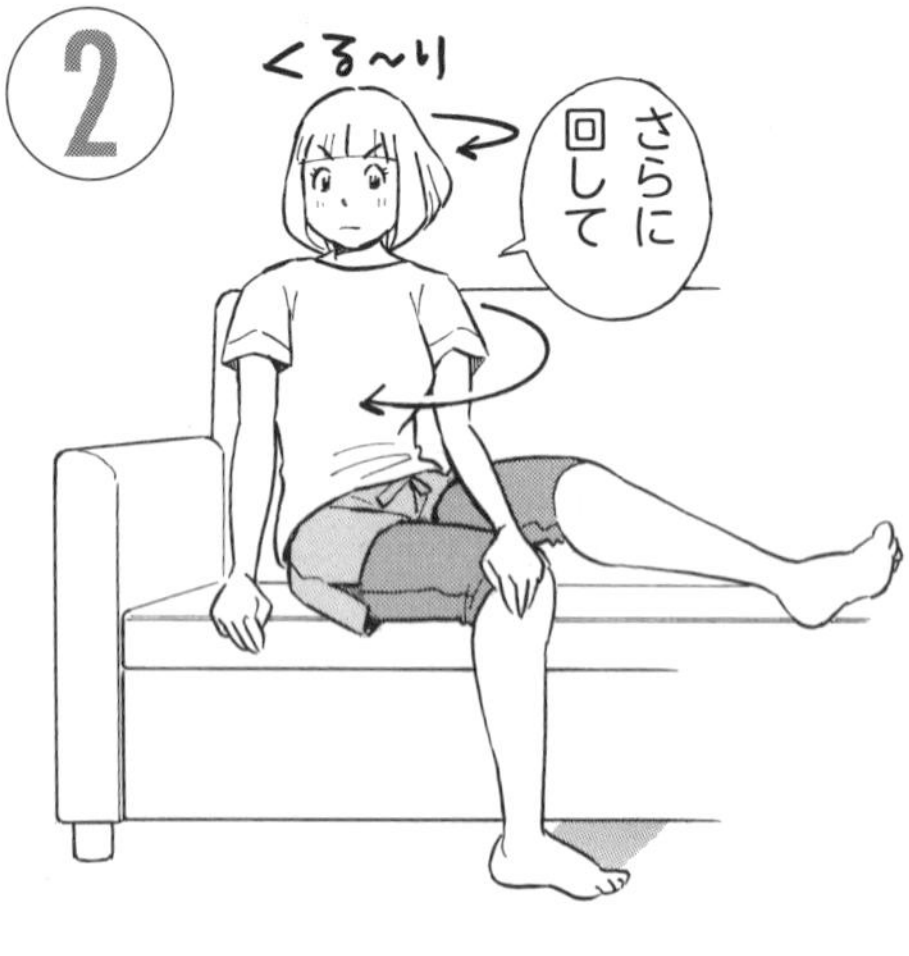
②
くる～り
さらに回して
ひざは少し曲がって外側に倒れている

腰だけをひねることで骨盤のゆがみをググッと治す

①ソファーに横を向いて座ります。ウエストからひねって前を見ます。

②逆からもひねって回します。たったこれだけですが、テレビを見ながらでも出来るストレッチなので、試してみてください。

※余裕があれば118ページで紹介した足を組むストレッチでも◎。仕事中でも休憩中でも座りながら簡単に出来るストレッチ。もちろん、立ったままでも出来ます。

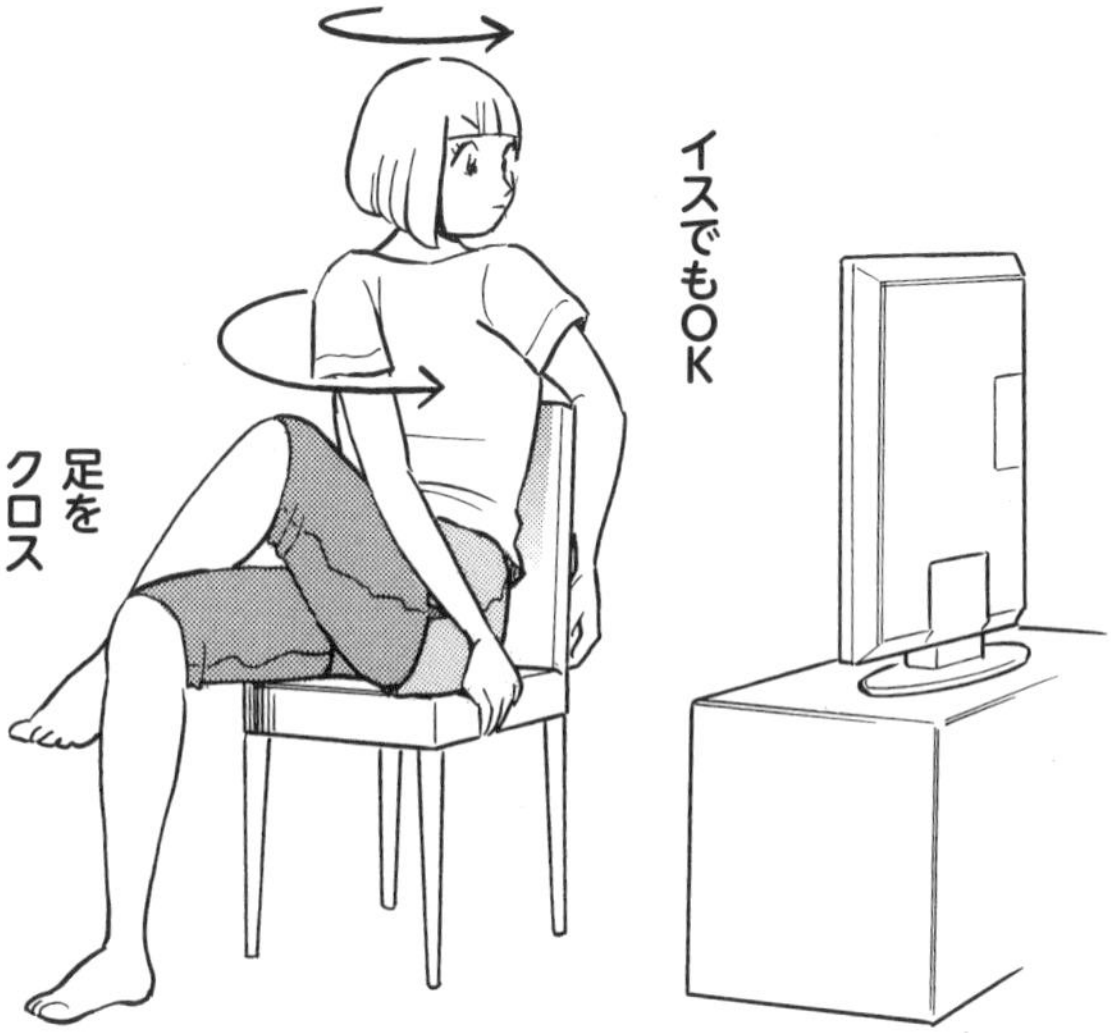

転んだりケガをする原因は体のゆがみが原因かも

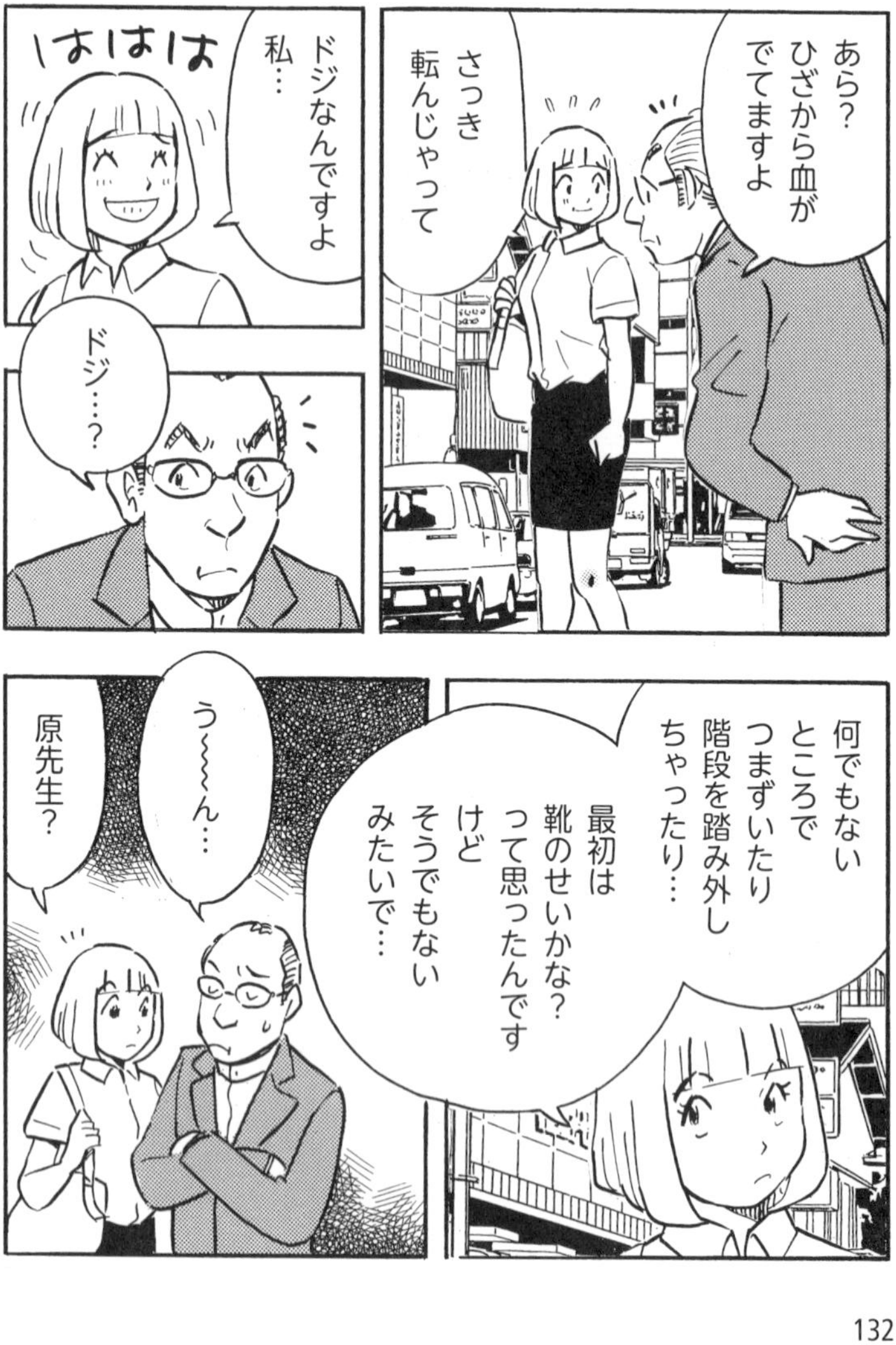
あら？ひざから血がでてますよ
さっき転んじゃって
ドジなんですよ 私…
はははは
ドジ…？
何でもないところでつまずいたり階段を踏み外しちゃったり…
最初は靴のせいかな？って思ったんですけどそうでもないみたいで…
う〜〜ん…
原先生？

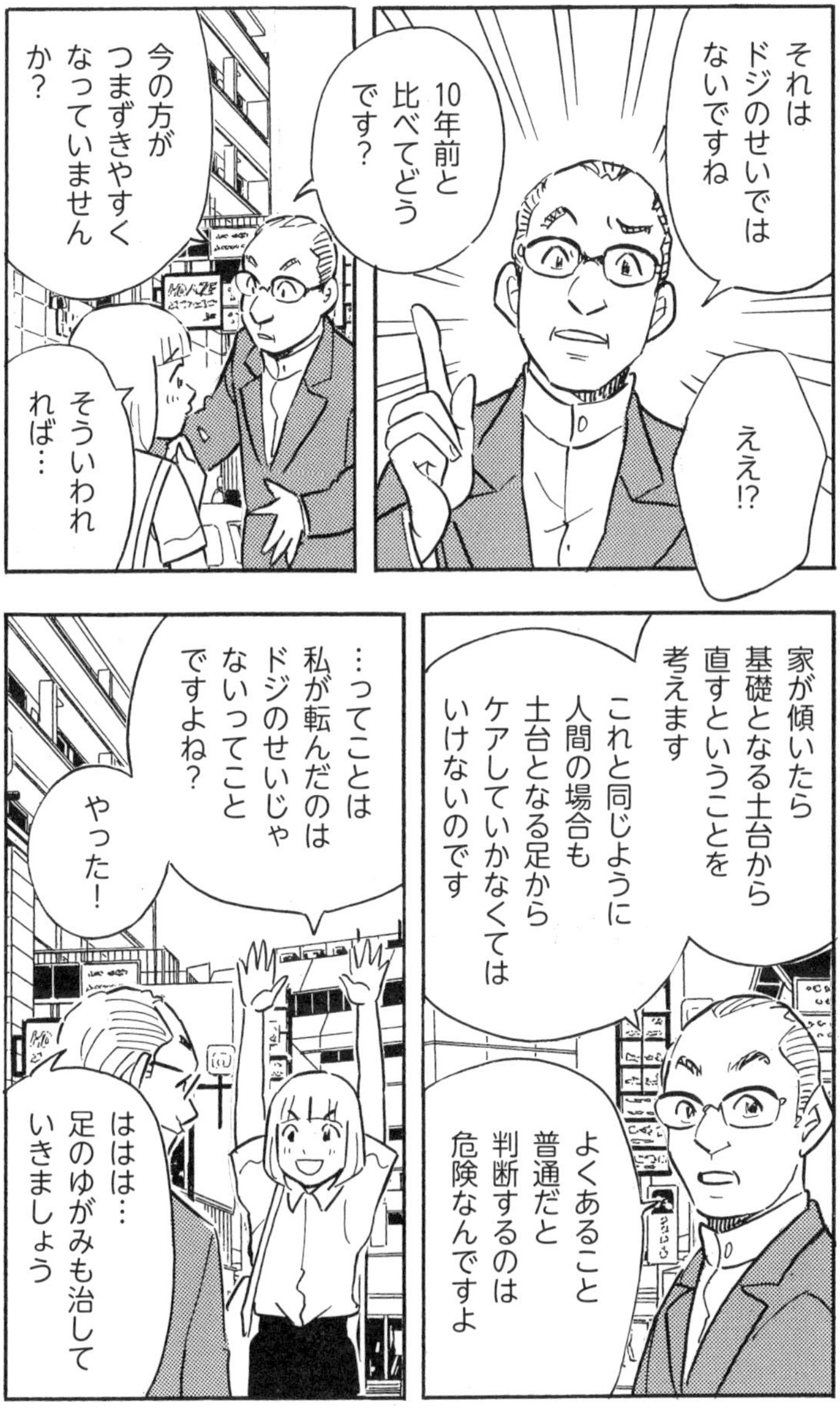
それはドジのせいではないですね
ええ!?
10年前と比べてどうです?
今の方がつまずきやすくなっていませんか?
そういわれれば…
家が傾いたら基礎となる土台から直すということを考えます
これと同じように人間の場合も土台となる足からケアしていかなくてはいけないのです
よくあること普通だと判断するのは危険なんですよ
…ってことは私が転んだのはドジのせいじゃないってことですよね?
やった!
ははは…足のゆがみも治していきましょう

普段の生活を見直してみよう!

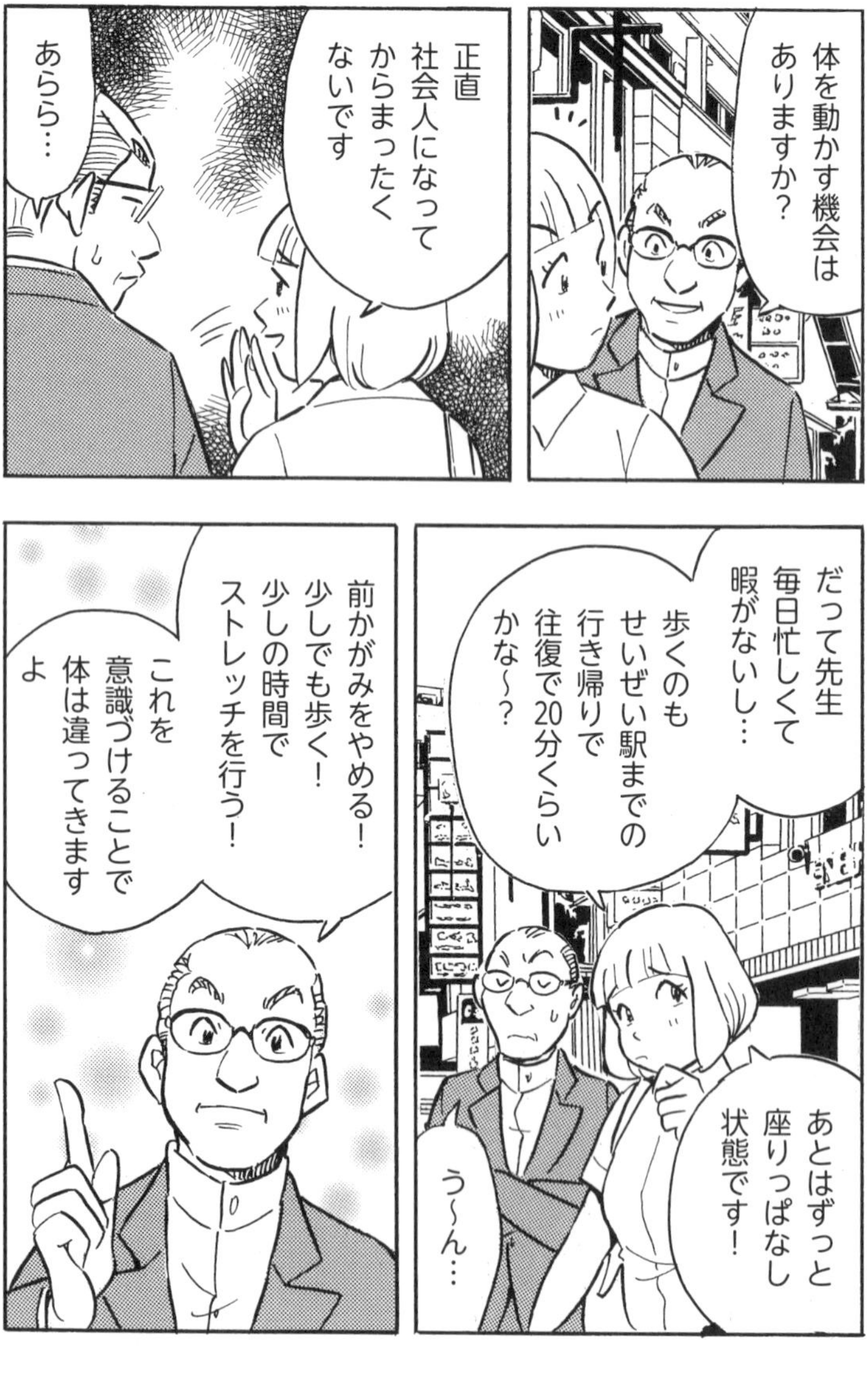
体を動かす機会はありますか?
正直社会人になってからまったくないです
あらら…
だって先生毎日忙しくて暇がないし…
歩くのもせいぜい駅までの行き帰りで往復で20分くらいかな〜?
あとはずっと座りっぱなし状態です!
う〜ん…
前かがみをやめる! 少しでも歩く! 少しの時間でストレッチを行う!
これを意識づけることで体は違ってきますよ

足はむくみやすく疲れが溜まりやすい意識的に使ってしなやかな筋肉を

「老化は足から」といわれています。ほんのちょっとした段差でつまづいたり、すぐにねんざをしたり…そんな方は要注意です。

普段の日常生活の中ではももを高く上げる、ひざを深く曲げるといった動作はなかなかありません。また、ふくらはぎの筋肉が弱くなると、むくんだり、足がだるくなりやすいのです。**筋肉は使わないとすぐに衰えて筋力低下してしまい、動かないでいると大腿部《だいたいぶ》やひざ周りがすぐに弱ってきてしまうのです。**十分鍛えたから大丈夫というわけにはいかないのが筋肉なのです。

全身の筋肉の中で最も強くて大きい筋肉の大腿四頭筋《だいたいしとうきん》のストレッチがメインとなりますが、まずはふくらはぎと足首のストレッチをしっかりと行い、日頃から血行をよくすることを心がけて老化に歯止めをかけましょう。

あぐら股関節柔軟ストレッチ

①
背筋を伸ばして浅く座り
ひざの上に片方の足首をひっかける

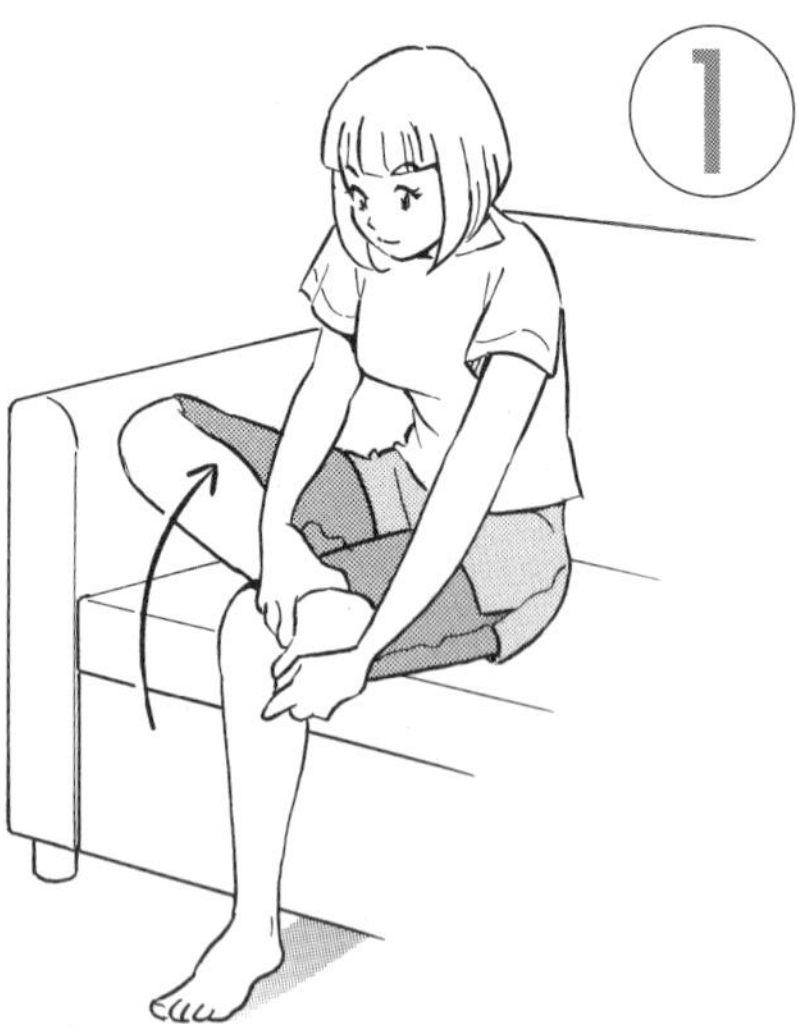

②
ひざを押さえて
腰を曲げないように
体を前屈して
お尻を伸ばす

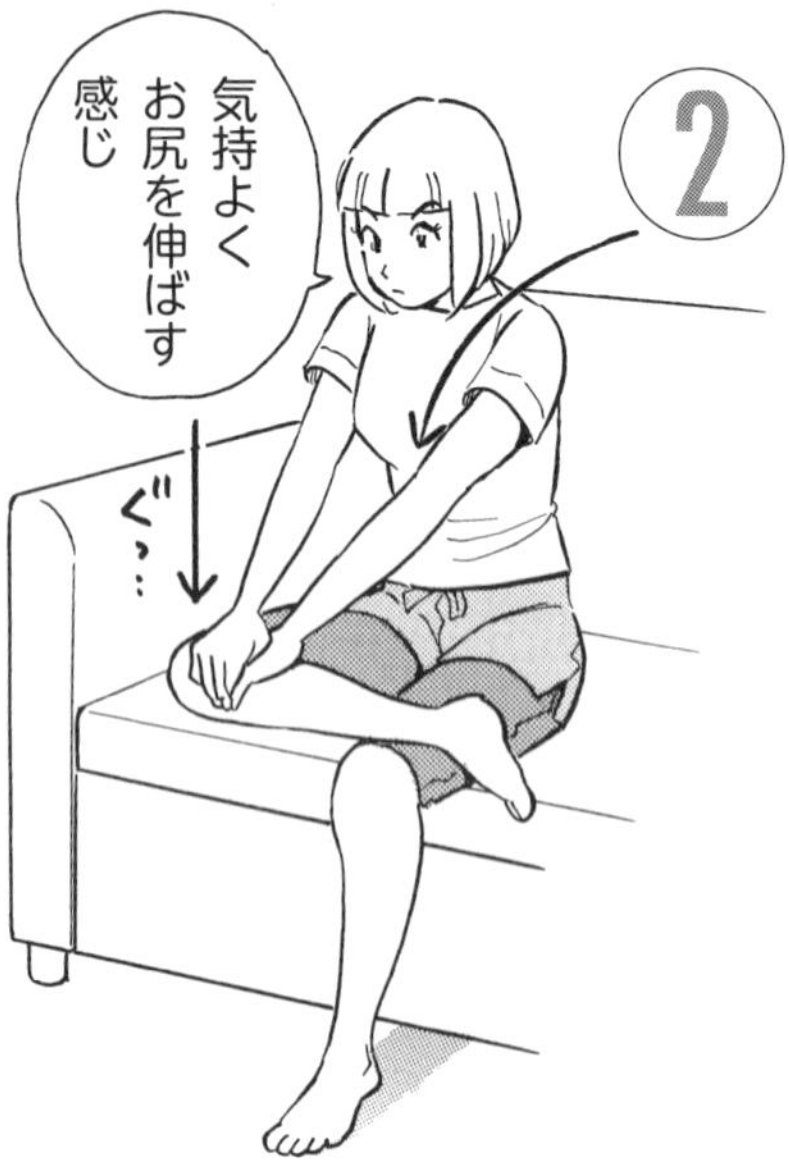

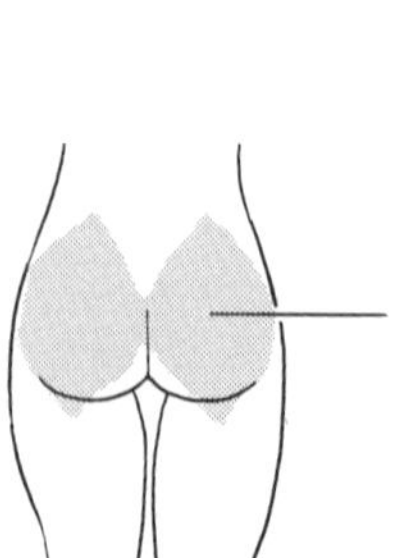

殿筋《でんきん》の
外側を伸ばす

腰からお尻にかけてをほぐし股関節を柔軟にする

①浅く座り、背筋を伸ばします。片方のひざの上に、もう片方の足首をのせます。このとき、ひざは深く曲げすぎないこと。痛くなければ、股関節から体を前に倒すことでよりストレッチが高まります。

②ひざを押さえて、お尻を伸ばしていきます。

※股関節が硬いと足を組めません。痛くて足が組めないという人は、イスを用意しましょう。前にイスを置いて片足をのせて行ってください。

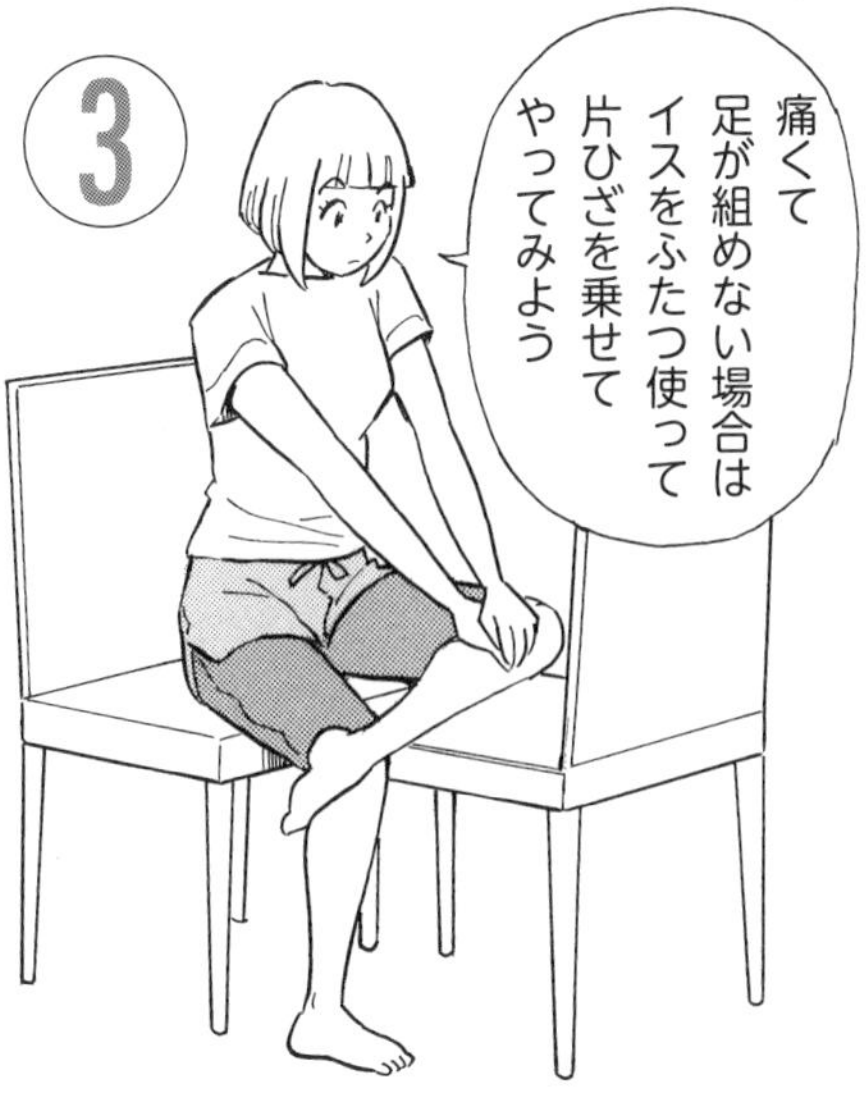
3
痛くて
足が組めない場合は
イスをふたつ使って
片ひざを乗せて
やってみよう

痛くないところで
気持ちよくお尻が
伸びていれば
大丈夫です

体反らしストレッチ

①
ソファの前に座り
両ひじを後ろにつき
体を支える

②
お尻を天井方向へ
ゆっくり上げていく

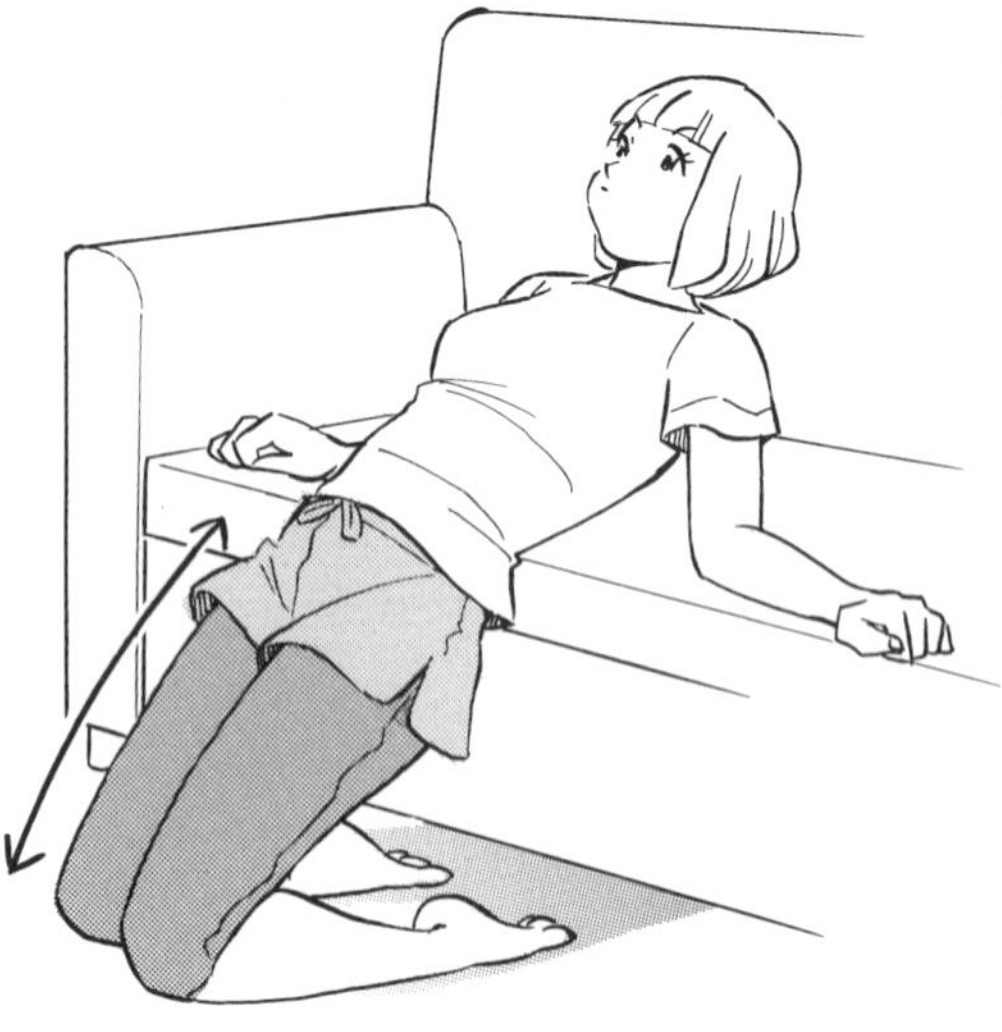

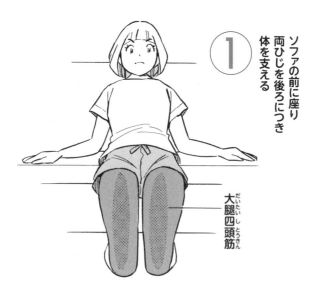

腰周りを守るためにも筋力をつけることは大切

①ソファーの前に正座します。両ひじをソファーの上について後ろで体を支えます。

②そのまま、お尻を天井方向へとゆっくりと上げていきます。このとき、お腹を上げすぎないように注意してください。太ももから股関節を意識してゆっくりと伸ばしていきましょう。

※体を反らせる角度は少し気持ちいいと感じる程度です。ムリして反らせてしまうと、腰を痛めてしまうことにもなりかねません。

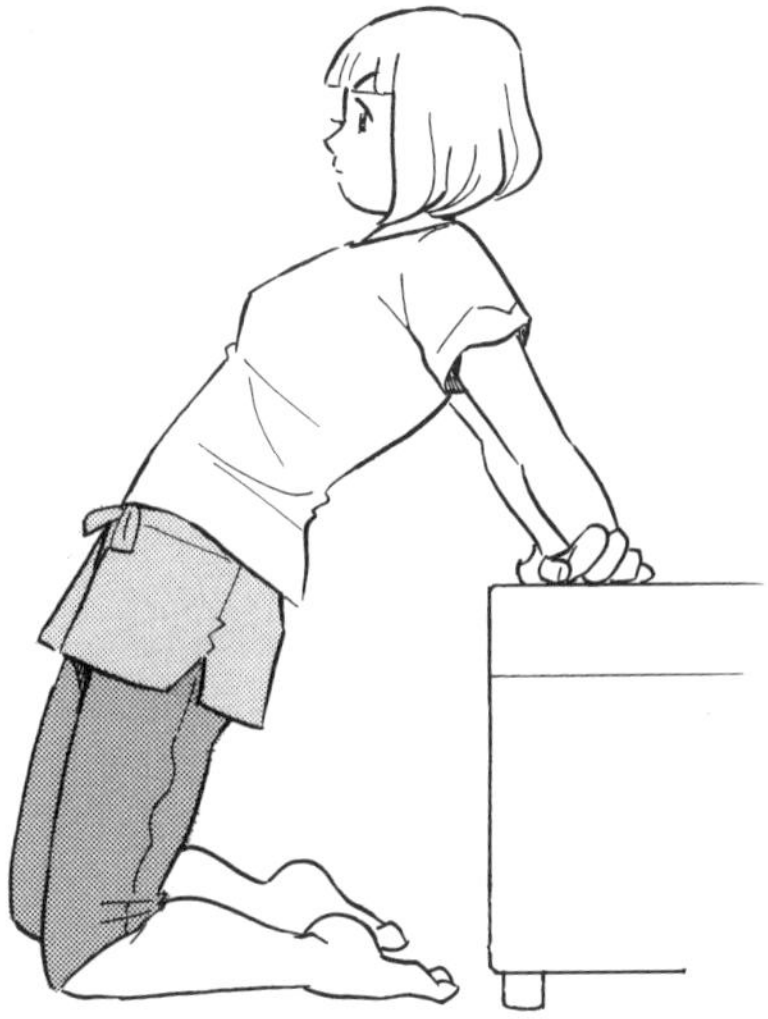
反らしすぎて
腰を痛めないよう
ムリはしないように
行いましょう

下肢《かし》の前後開脚ストレッチ

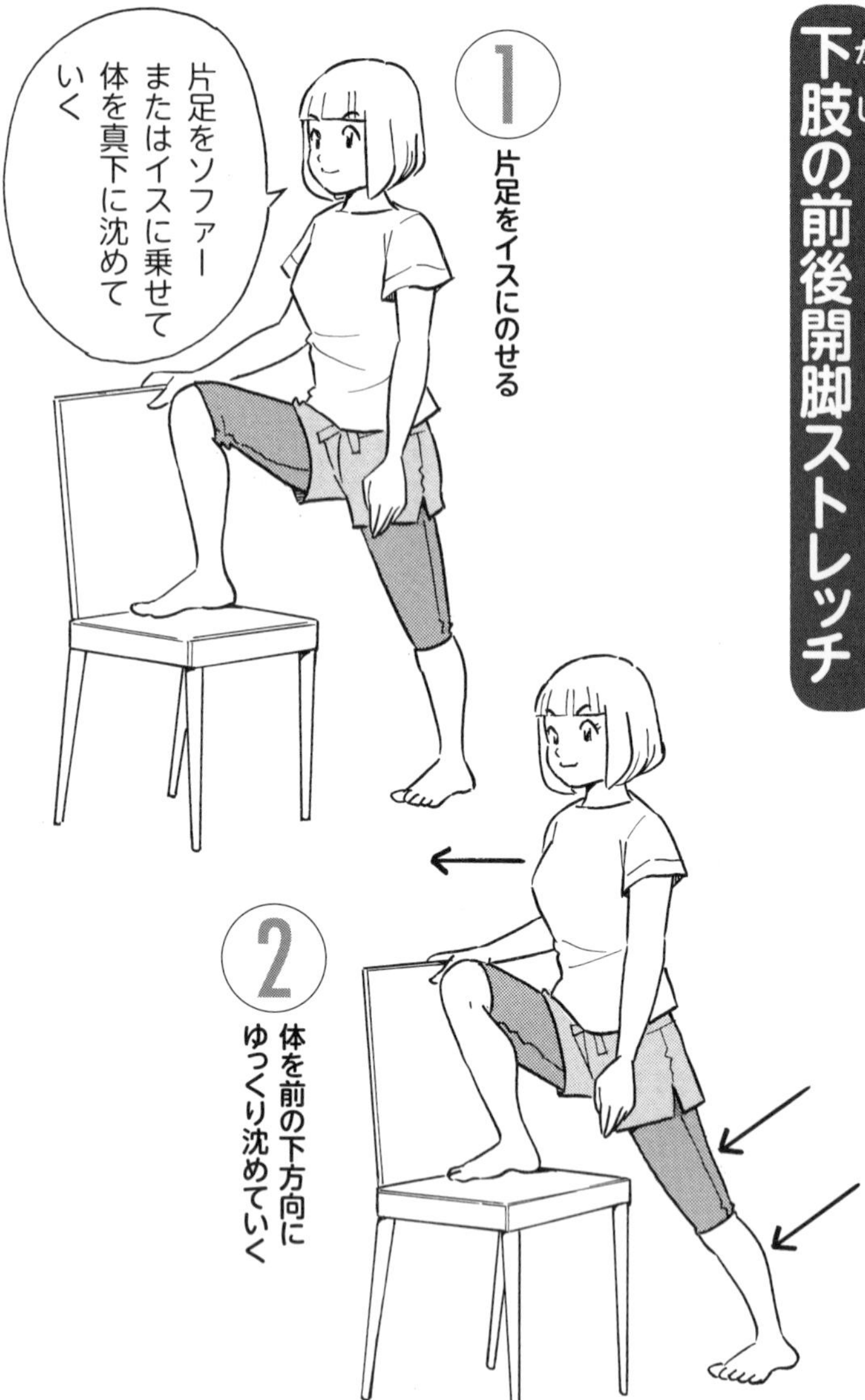
片足をソファー
またはイスに乗せて
体を真下に沈めて
いく

1 片足をイスにのせる

2 体を前の下方向に
ゆっくり沈めていく

股関節前の腸腰筋《ちょうようきん》と大腿《だいたい》前面の大腿四頭筋《だいたいしとうきん》が伸びを感じること

①イスの前に立ち片足をイスにのせます。片足立ちになるのでぐらつきやすくなります。転倒などしないためにも、ムリのない幅で行うことが大切です。

②体が前に傾いたり、ねこ背になったりしないように気をつけながら、体を前の下方向にゆっくりと沈めていきます。ムリをせず、ゆっくりと息を吐きながらやりましょう。

※肉離れをおこすことがあるので、絶対にムリをしないことが大切です。

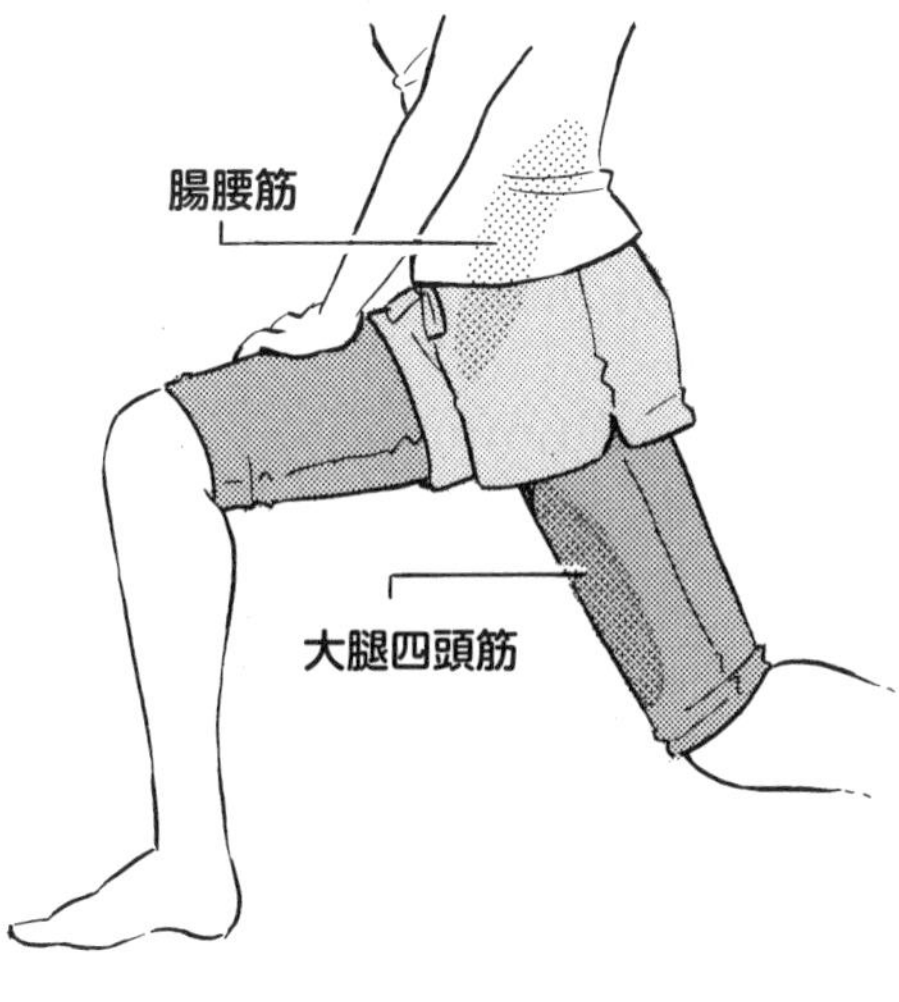

割《わ》り座《ざ》柔軟

1

なるべく両ひざが離れないように

2

肩の力を抜き両足の間にお尻を下ろす

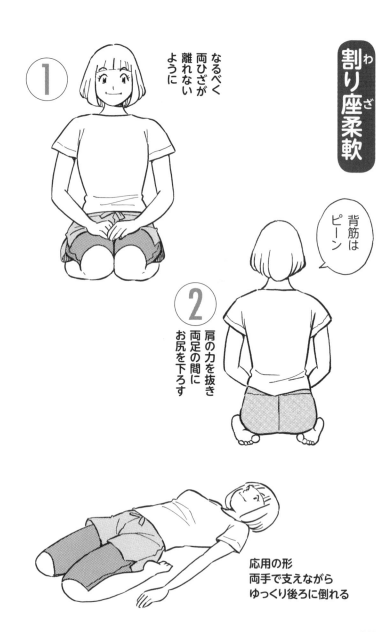

応用の形
両手で支えながら
ゆっくり後ろに倒れる

腰痛防止、背中もスッキリ股関節はほぐしておこう

①正座の状態から、両足をお尻の幅だけ広げ、その間にお尻を下ろします。「女の子座り」とも呼ばれる割り座です。

②両ひざをつけ、背筋はピンと伸ばし肩の力を抜きます。ただし、ひざが悪い方や、ひざの関節が硬くてお尻がつかない方は、ムリをしないでください。

※両手で支えながらゆっくりと後ろに倒れます。ひざが離れないように行うのがポイントです。

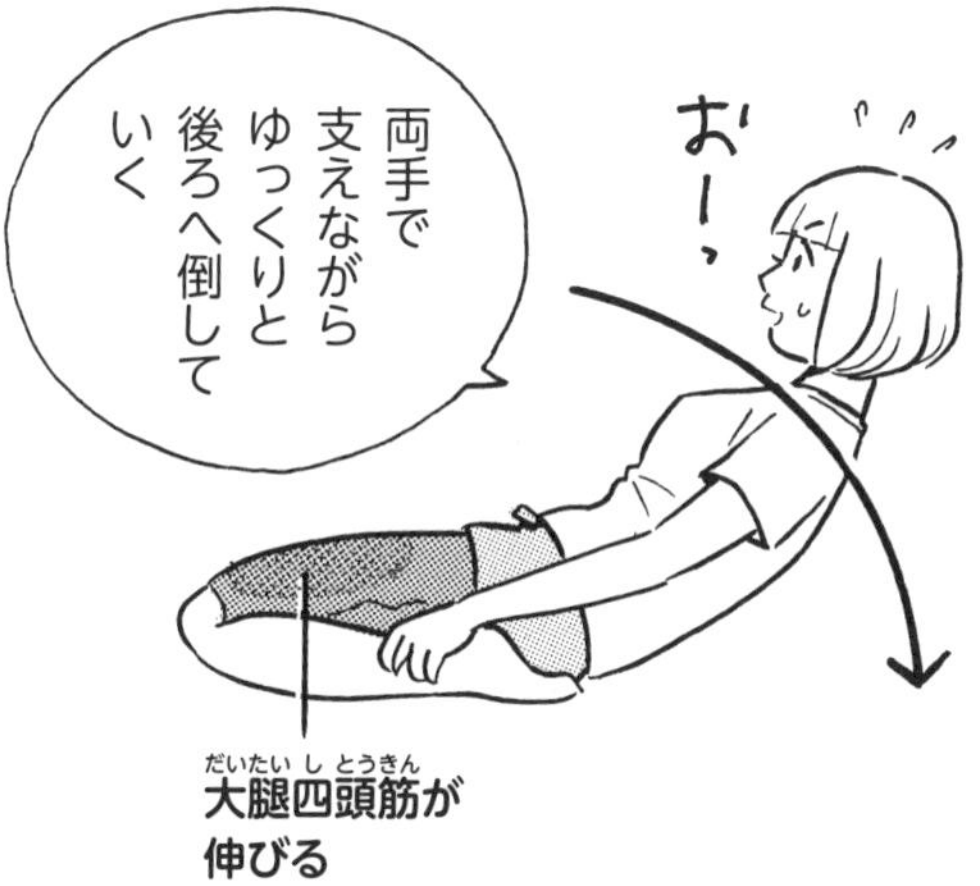
両手で支えながらゆっくりと後ろへ倒していく
おー、
大腿四頭筋《だいたいしとうきん》が伸びる

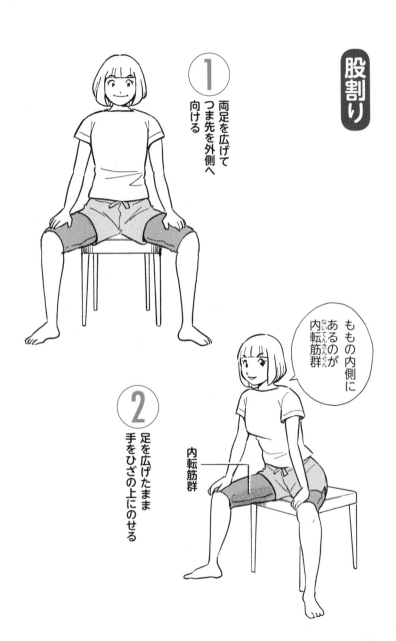

股割り

①

両足を広げて
つま先を外側へ
向ける

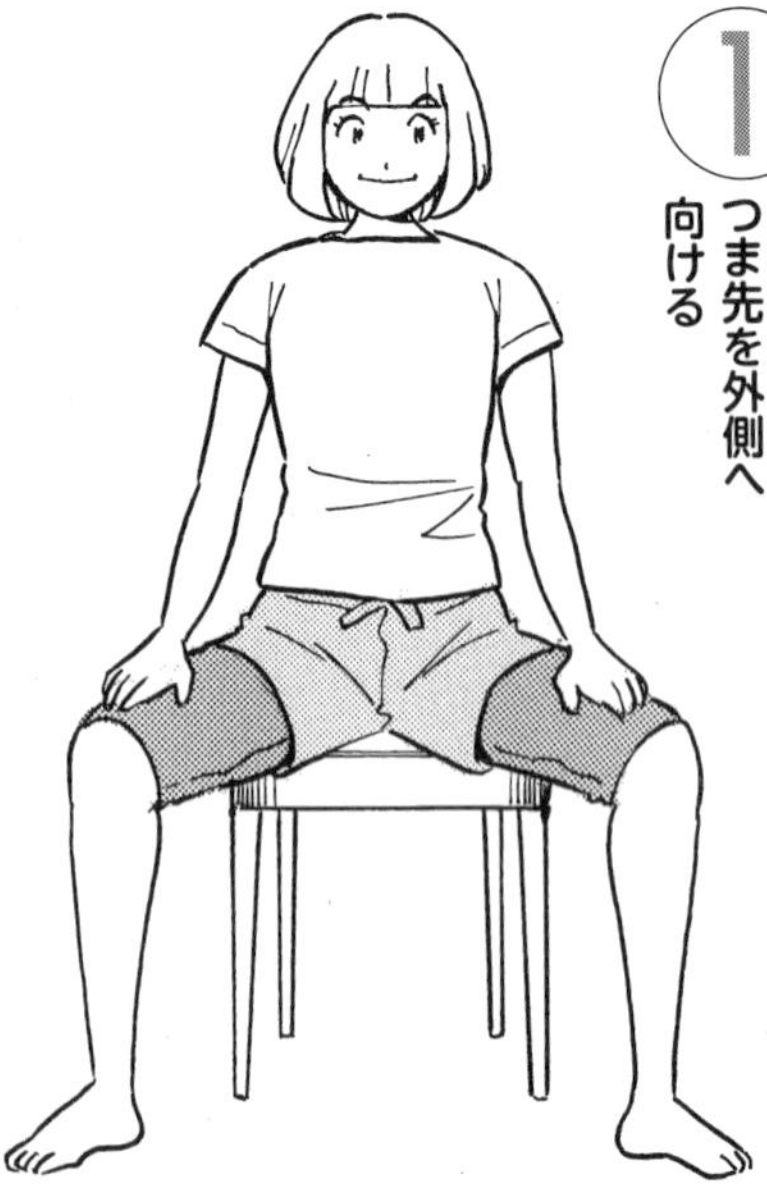

②

足を広げたまま
手をひざの上にのせる

ももの内側に
あるのが
内転筋群《ないてんきんぐん》
内転筋群

骨盤のゆがみが改善される背中がゆるみ張りがとれる

①座った状態で両足を大きく広げて、つま先を外側へ向けます。ひざの角度の目安はおおよそ90度。

②足を広げたまま、手をひざの上にのせます。

※そこから片側の肩を内側に入れ、上半身をひねっていきます。ひねっている方の手で足を軽く押し、背部の筋肉や胸椎《きょうつい》の関節の柔軟を感じること。簡単そうに見えますが、普段、背中をねじっていない方にはハードに感じられるかもしれません。

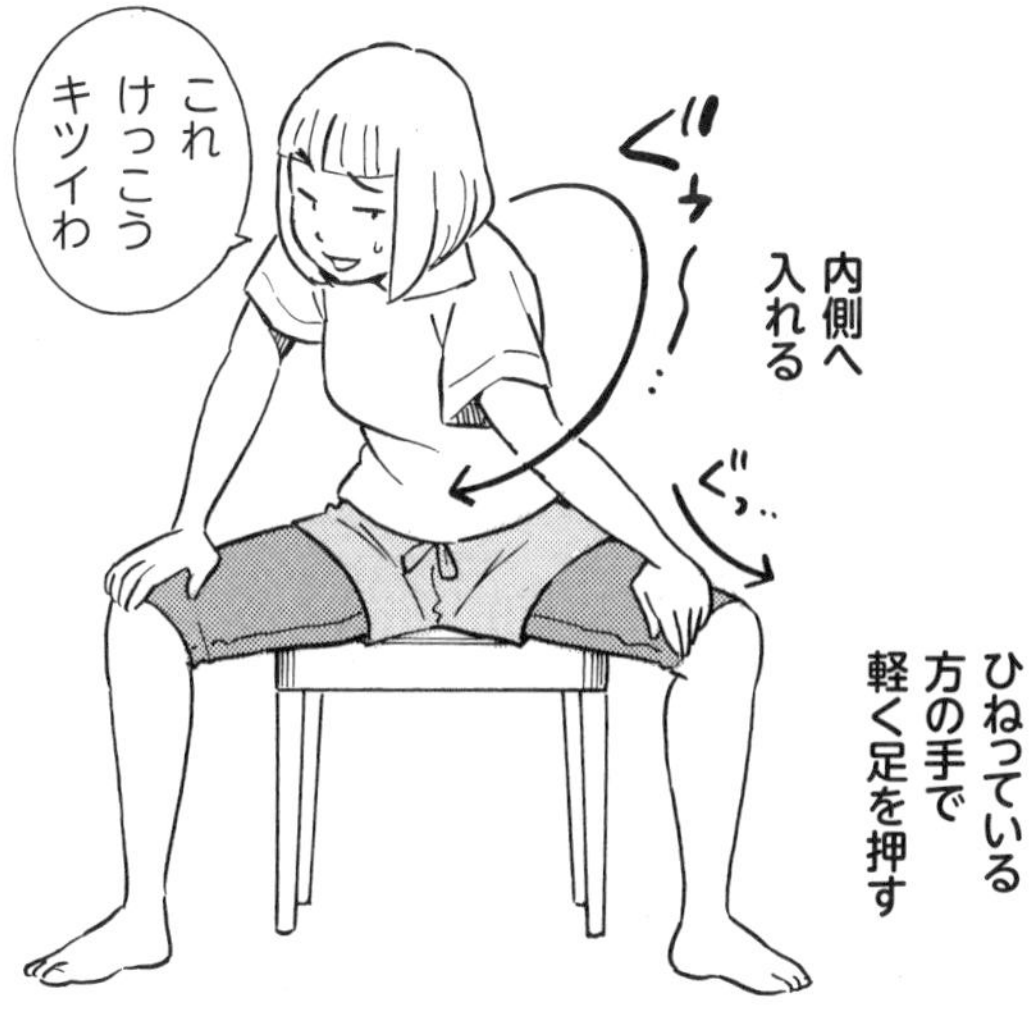
これ
けっこう
キツイわ
ぐぅ〜…
内側へ
入れる
ぐっ…
ひねっている
方の手で
軽く足を押す

股関節屈曲柔軟

1 イスに座る

両手で
片方のひざを
抱え
息を吐きながら
お腹に近づけて
いく

2 腰を伸ばして行いましょう

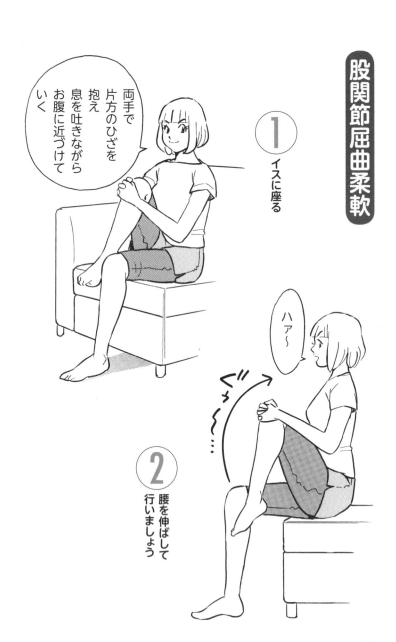

ハア～
ぐャ～…

お尻周辺の筋肉がこわばり硬くなると腰が痛みだす

①片方のひざを、両手でしっかりと抱えます。

②息を吐きながら、太ももをお腹にゆっくりと近づけていきます。痛みがない程度に胸方向へ引き寄せていきましょう。反対の肩の方（右ひざを左肩へ、左ひざを右肩へ）に引き寄せるとより効果が上がります。呼吸と体の動きを合わせることで体が柔らかくなります。もう片方も同様に行います。

※腰痛を緩和・予防するには、股関節を柔軟にすることが大切です。

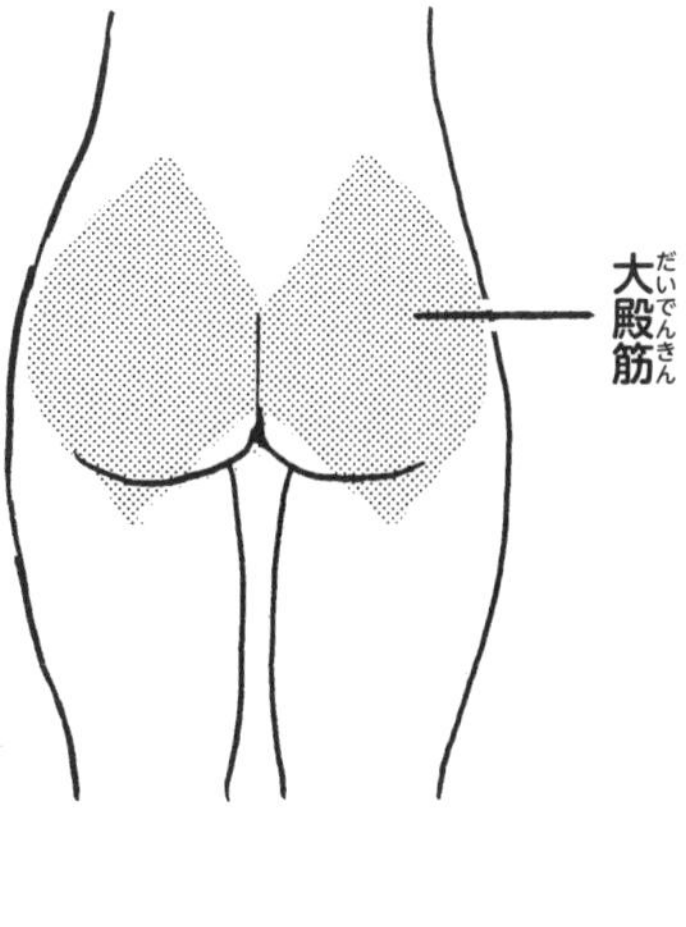
大殿筋《だいでんきん》

大殿筋も鍛えられる
少し内側に引くとより効果的

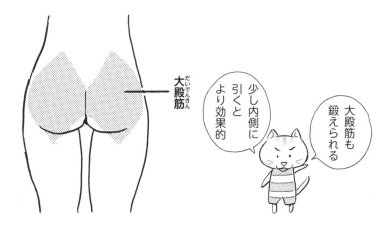

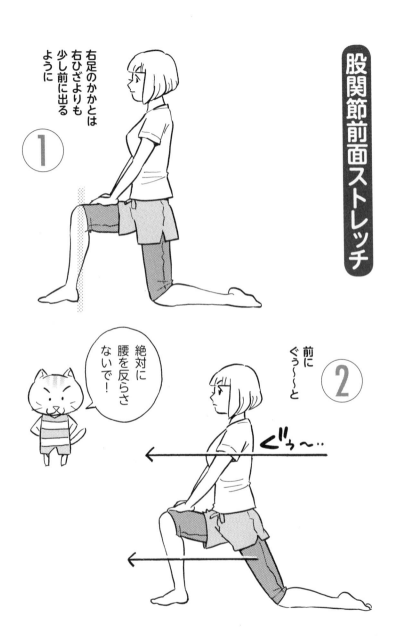

股関節前面ストレッチ

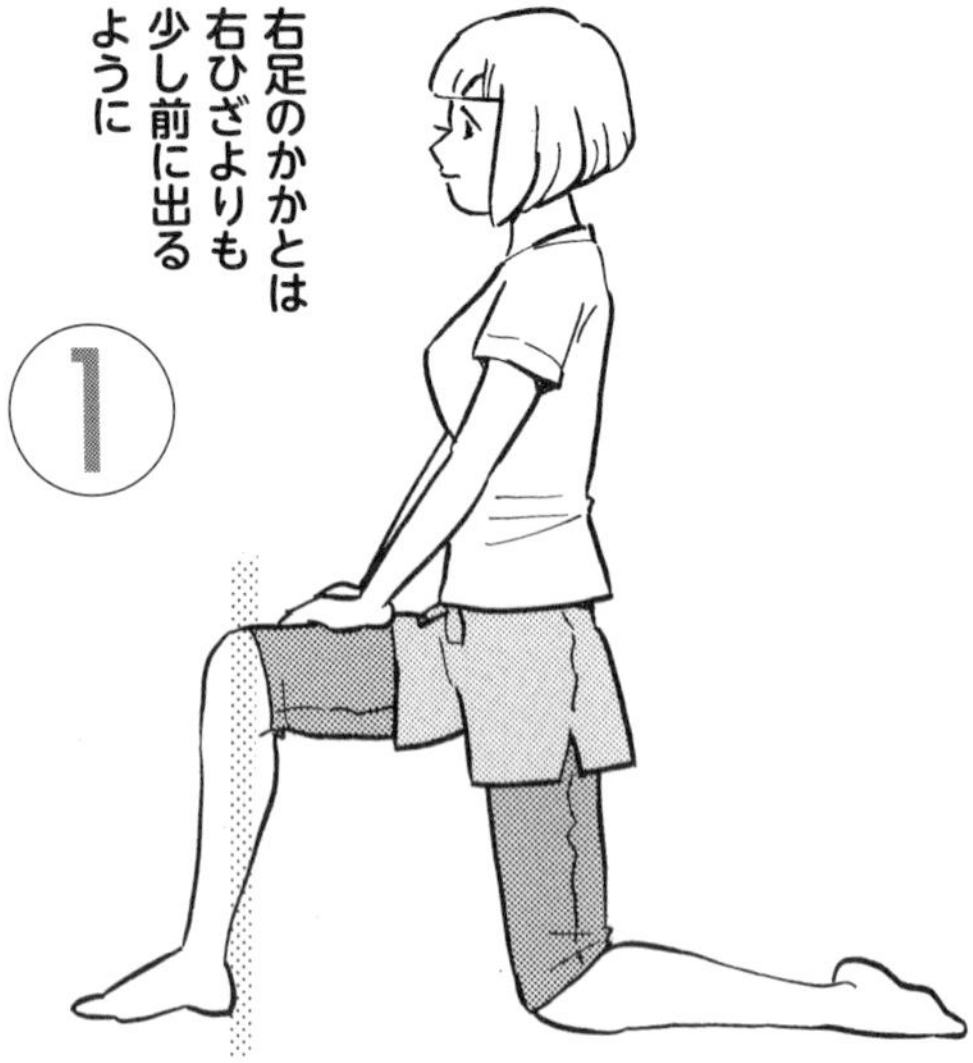

股関節が柔軟になれば足も軽く冷えやむくみが改善します

①床に左ひざをつけ、右足を前に出して右ひざを曲げます。このとき、右足のかかとは、右ひざよりも少し前に出るように。両手を右ひざ上に置きます。

②ゆっくり息を吐きながら少しずつ上体を前にスライドしていきます。右の股関節前部（腸腰筋《ちょうようきん》）がストレッチされるように、上体を落としていきます。

※股関節前面の伸びを感じることが大切。腰を反らさないように注意しましょう。

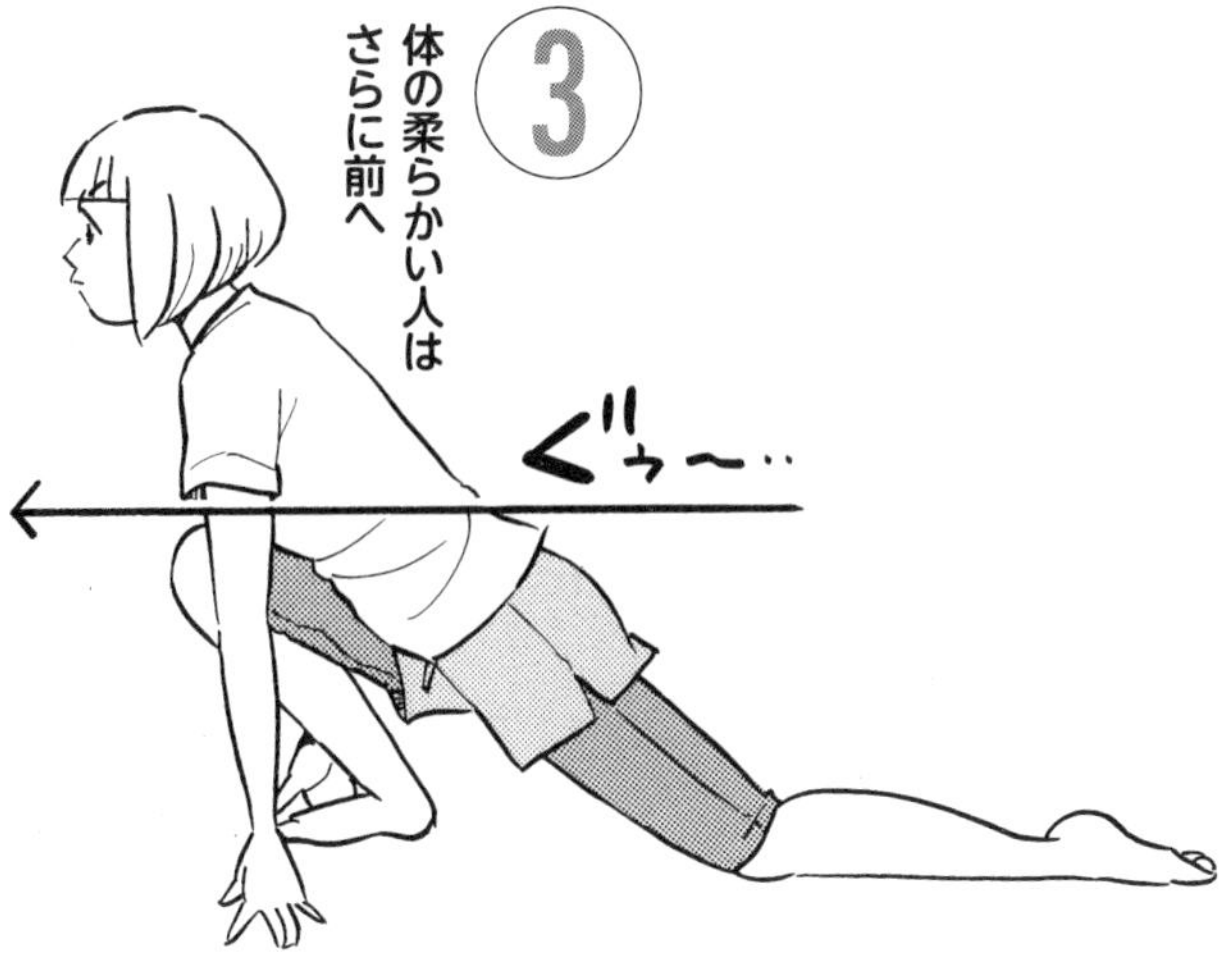
3
体の柔らかい人はさらに前へ
ぐぅ〜‥

太もも開脚ひねり柔軟

①

正座をする

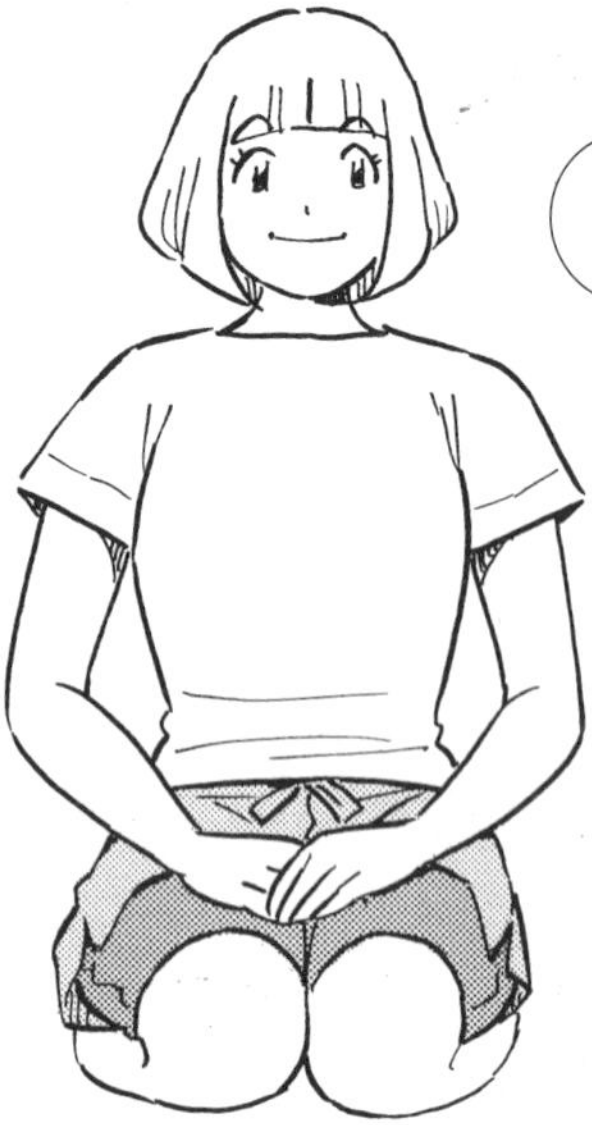

②

あごを引いて
両手を後ろに
引いたら

正座を崩して
右足を前に
左足を少し
ずらしていく

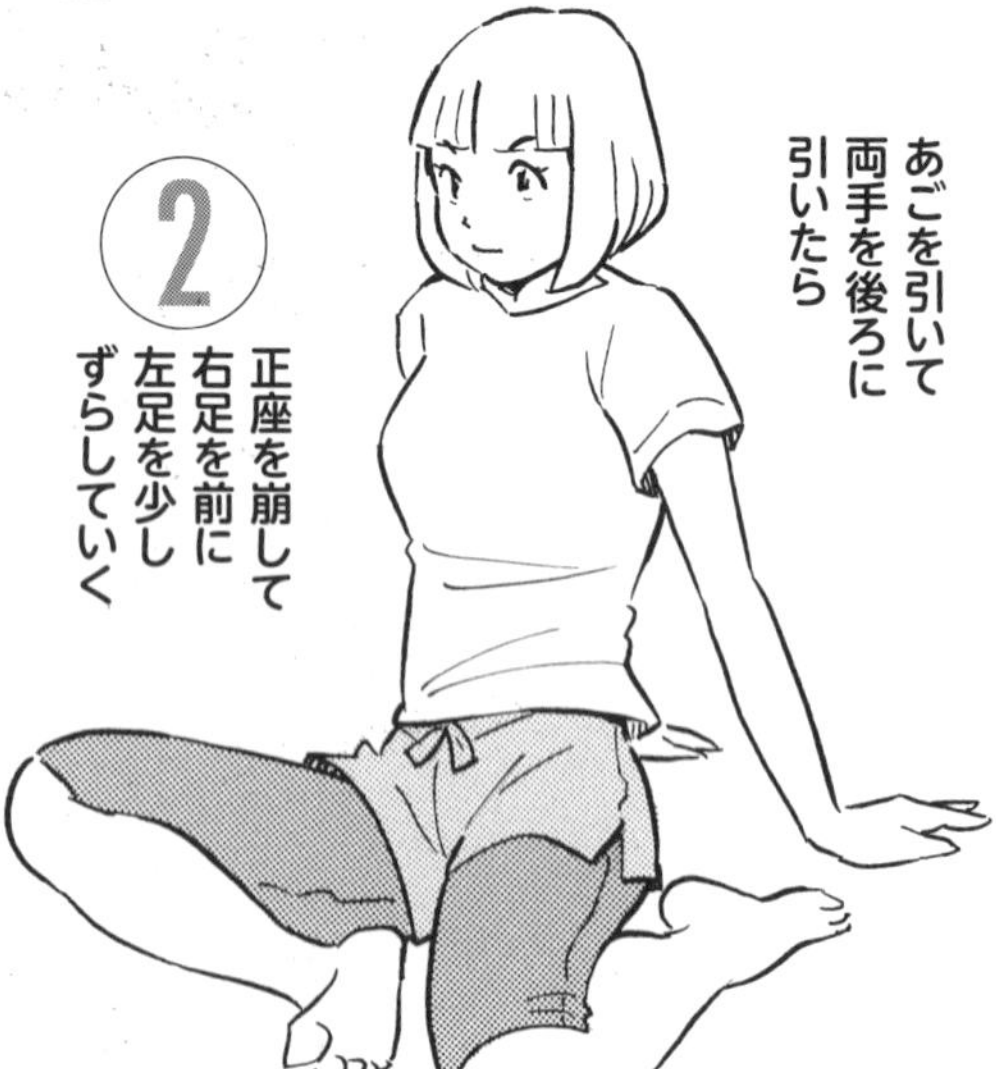

大腿四頭筋《だいたいしとうきん》は普段の生活から運動まで使われる大切な筋肉

①正座をします。

②正座を崩して右足を前に出します。

③両手を後ろについて上体を支えます。あごを引き、背筋を伸ばして息を吐きながらゆっくりと腰を押し上げていきます。脚のつけ根から太ももの表側全体が伸びていきます。

※腰は斜め上に押し上げていくような感じにし、気持ちよく伸ばすことを意識しましょう。体が不安定なら、両手は後ろについたままで体を支えてください。

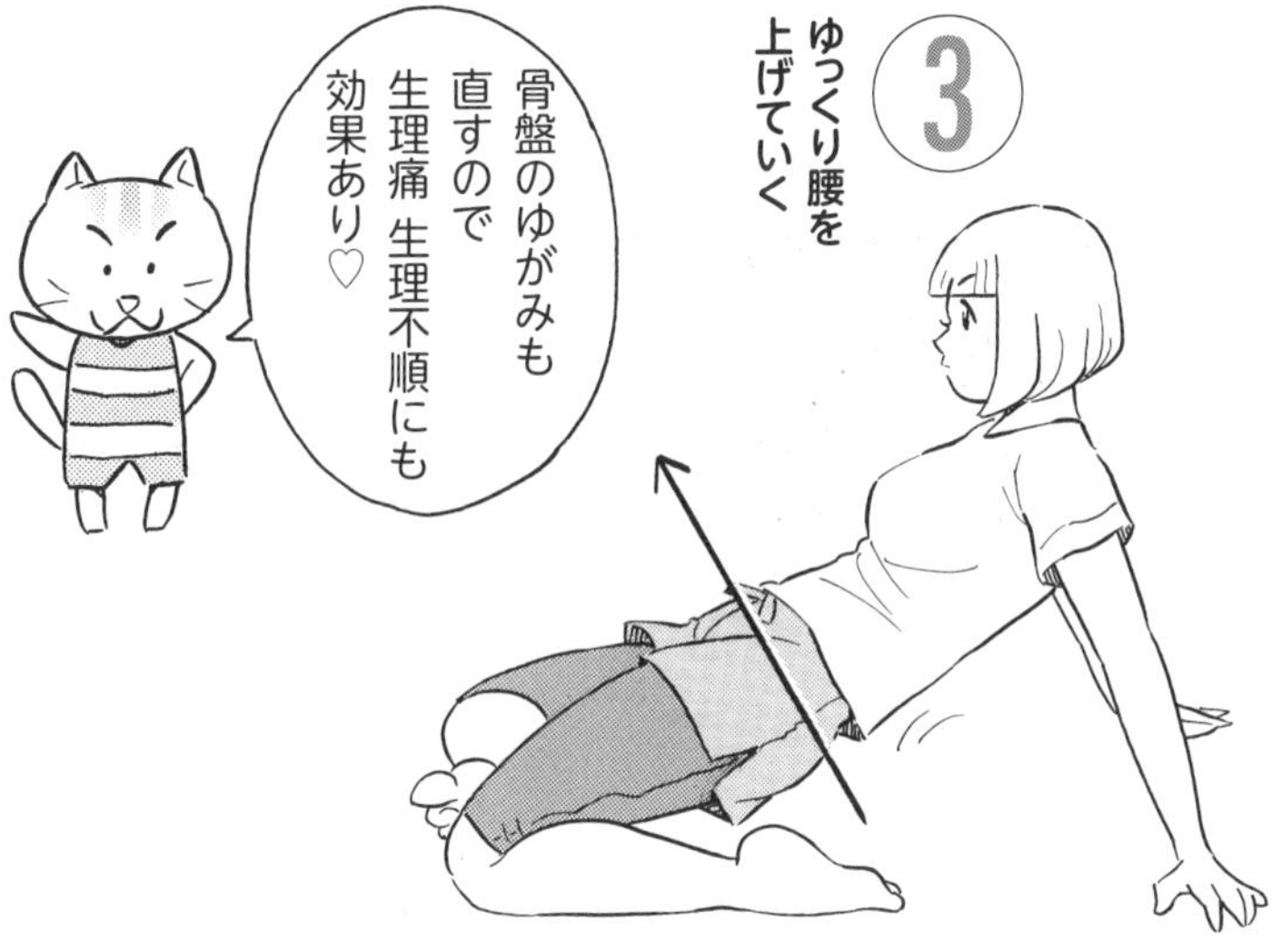
3
ゆっくり腰を上げていく
骨盤のゆがみも直すので生理痛 生理不順にも効果あり♡

ふくらはぎのマッサージ

① 背筋を伸ばして
イスに座る

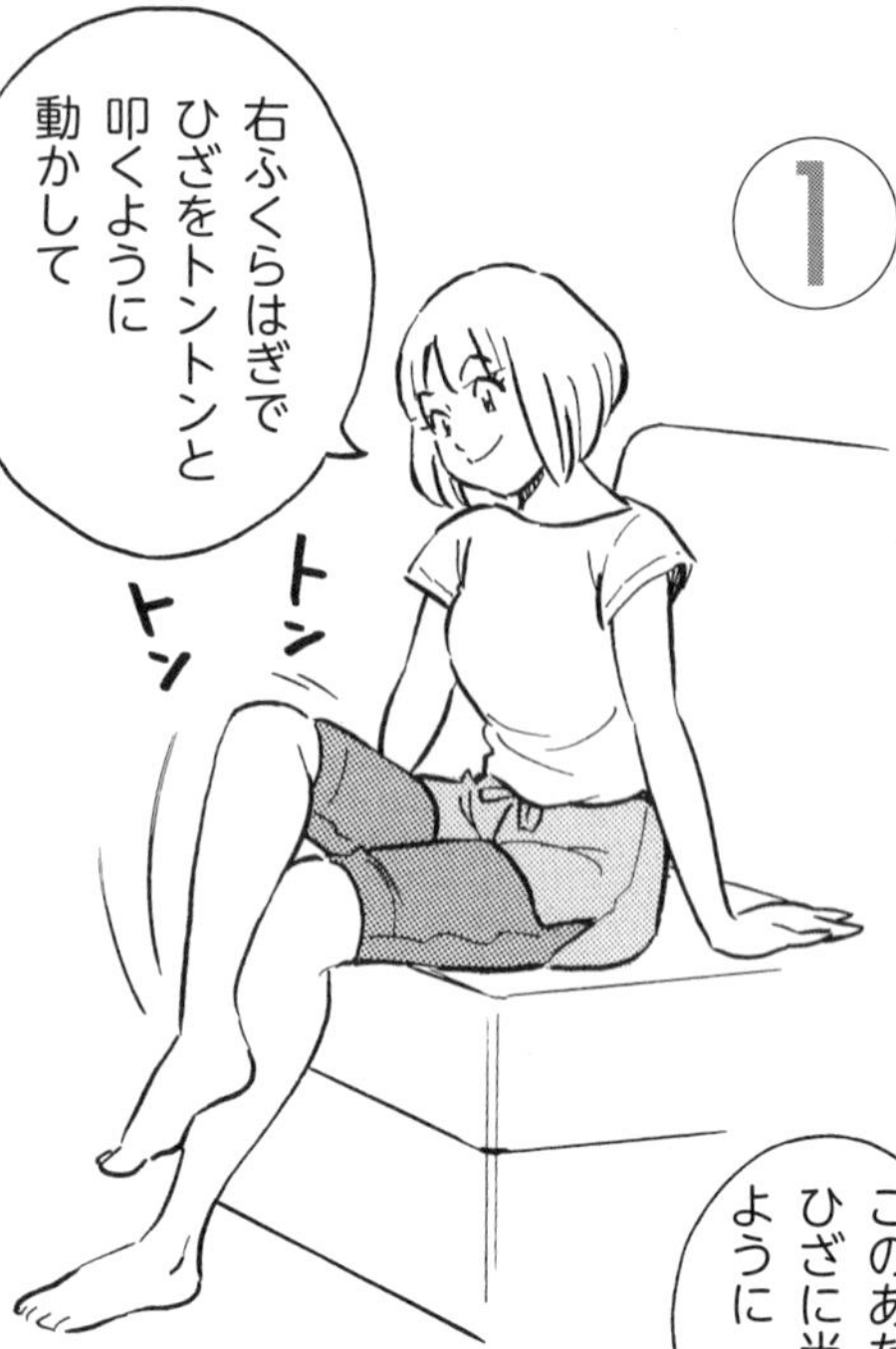
右ふくらはぎで
ひざをトントンと
叩くように
動かして
トン
トン

② 右足のふくらはぎを
叩くように

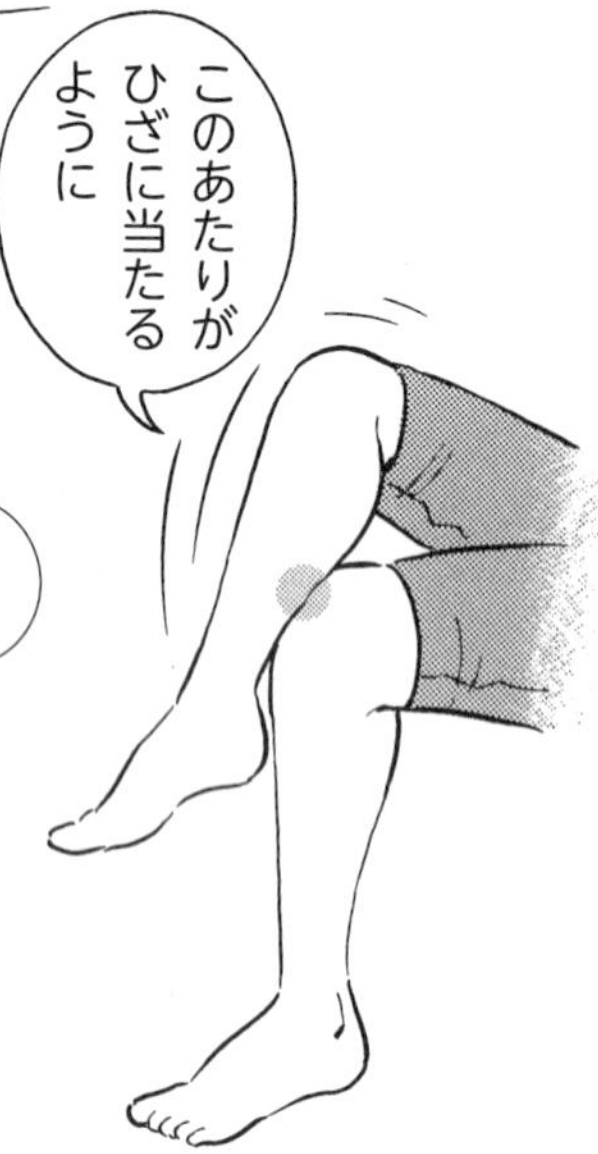
このあたりが
ひざに当たる
ように

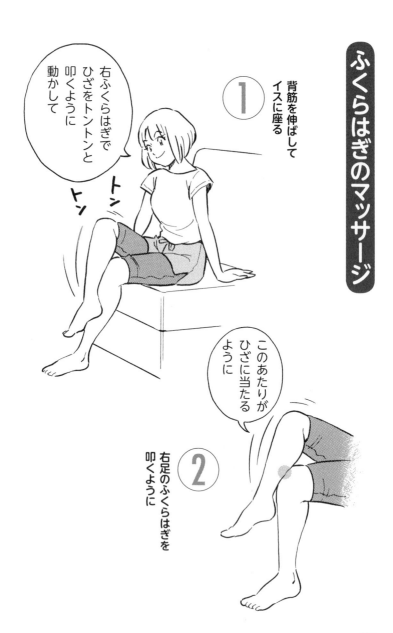

手を使わずに足を利用して強めのマッサージを自在に行う

①背筋を伸ばして、座り、足を組みます。

②右足のふくらはぎを、左ひざの上に乗せてトントンと叩くように動かしていきます。

このとき、右足首や足先は、力を抜いてリラックスしておきます。反対側も同様に。

※トントンするのが疲れたら、ひざの上にのせておくだけでも、ふくらはぎがゆるんできます。

ソファーに寝転がっても出来るので好きな方法で行ってください。

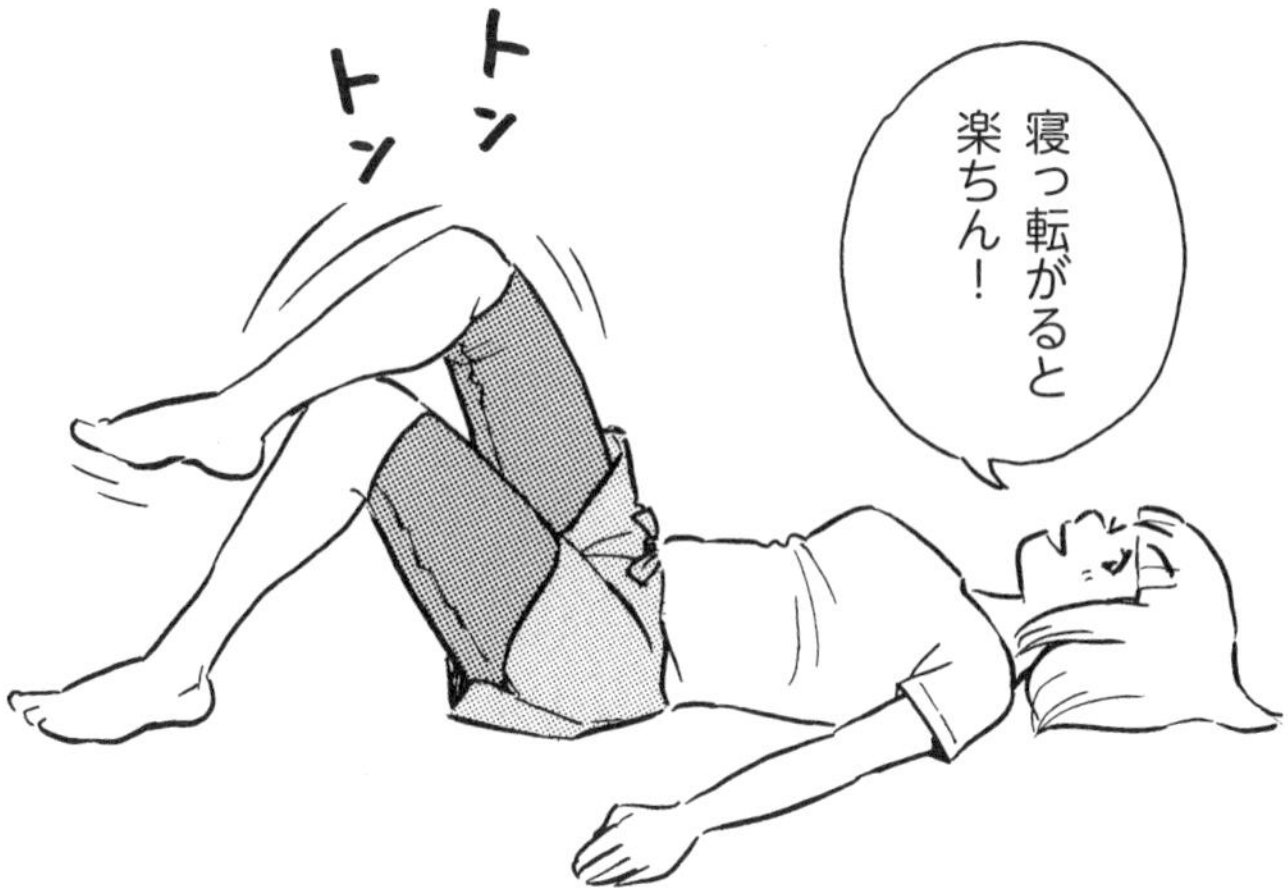
トン
トン
寝っ転がると
楽ちん！

足首運動① つま先立ち

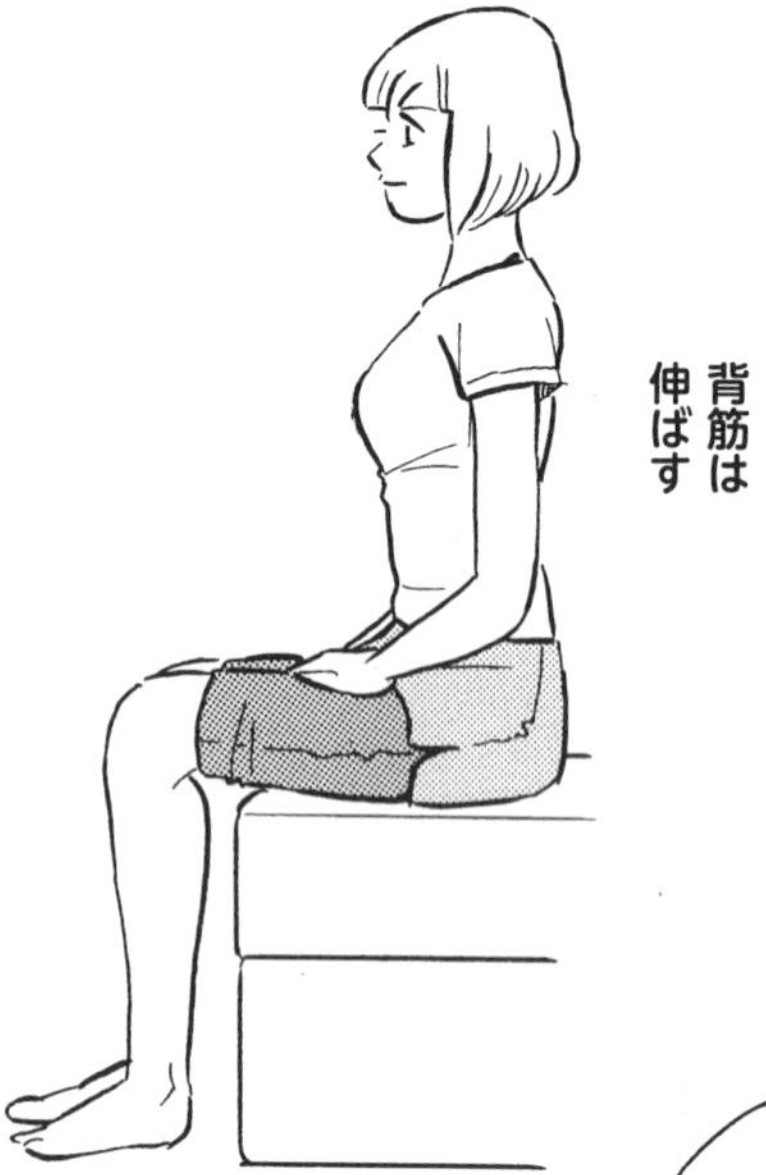
背筋は伸ばす

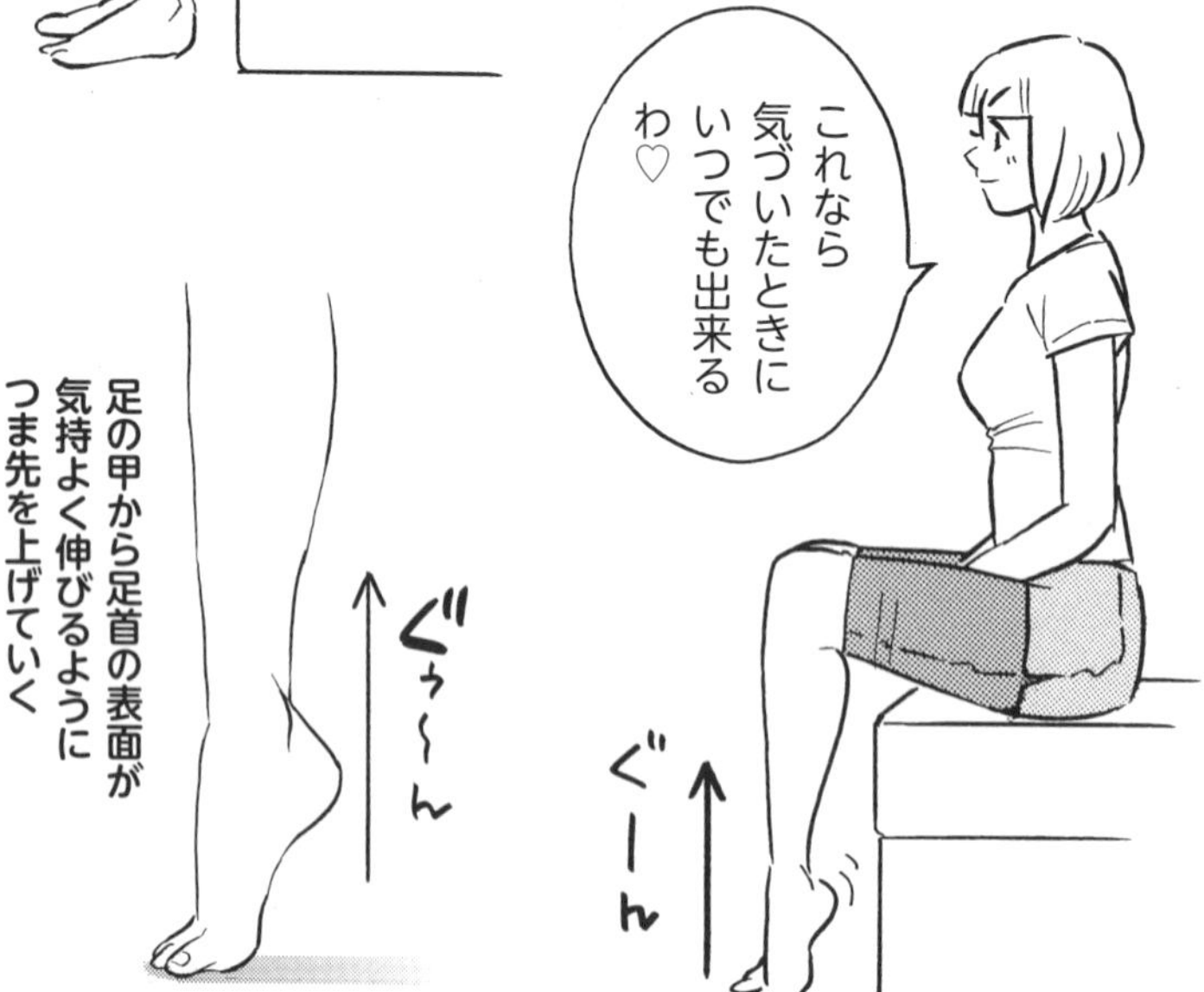
これなら気づいたときにいつでも出来るわ♡
ぐーん
ぐぅ〜ん
足の甲から足首の表面が気持よく伸びるようにつま先を上げていく

ふくらはぎの動きを活発にして全身の血流をよくしよう

ソファーに座って、かかとを上げていきます。このとき、**足の裏とふくらはぎに力を入れて縮め、つま先で床を押します。**

※ふくらはぎを収縮させると筋肉内の静脈が圧迫されてむくみが改善します。気がついたときに行うようにすると効果はそれだけ大きくなります。

※座ったままだけでなく、立ったままでも可能。いつでもどこでも気がついたときに出来る運動です。

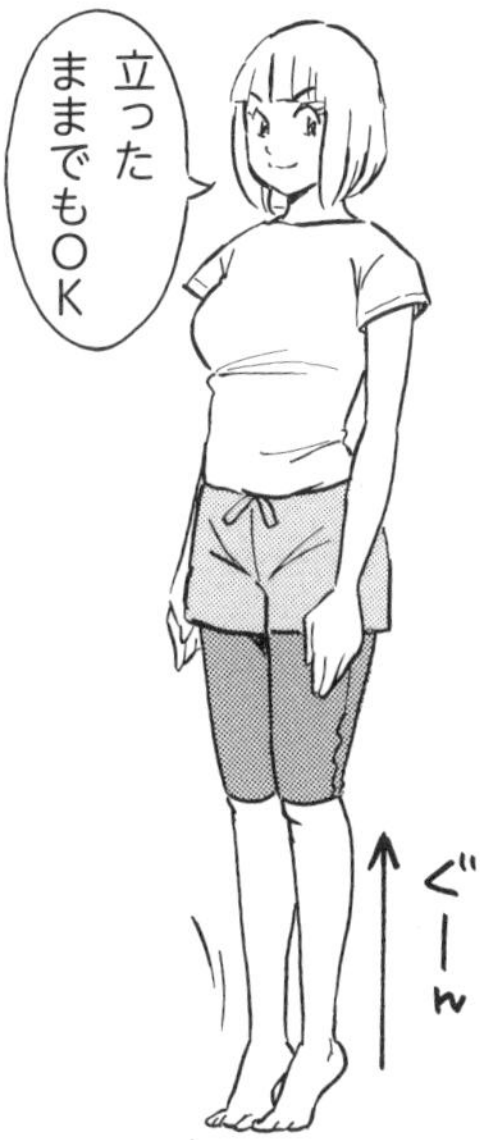
立ったままでもOK
ぐーん

足首運動② つま先上げ

①

浅めにイスに座る

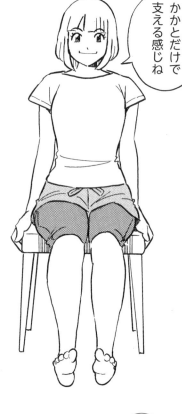

すねの筋肉
前脛骨筋《ぜんけいこつきん》の運動

②

できるだけ高くつま先を上げてすねの筋肉（前脛骨筋）を収縮させる

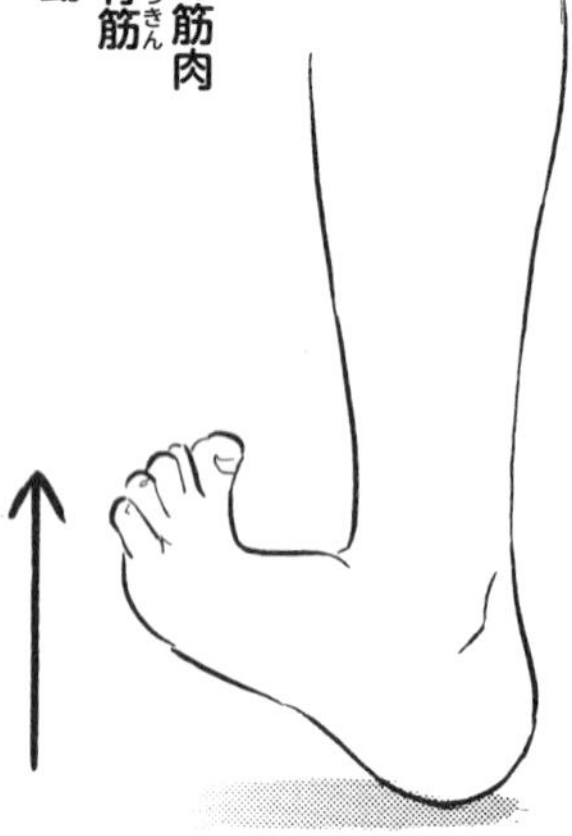

かかとだけで支えるように しっかりとつま先を上げよう

①背中を伸ばして姿勢を正し、浅めにイスに座ります。

②かかとを床につけたまま、出来るだけ高くつま先を上げてすねの筋肉（前脛骨筋）を収縮させます。力を抜かないようにつま先を床すれすれまで下ろしていきます。

※座るだけでなく、立ったまま、寝たまま…と、どんな体勢でも行うことが出来ます。また、前脛骨筋がうまく働かないと、つま先をうまく上げることが出来ません。

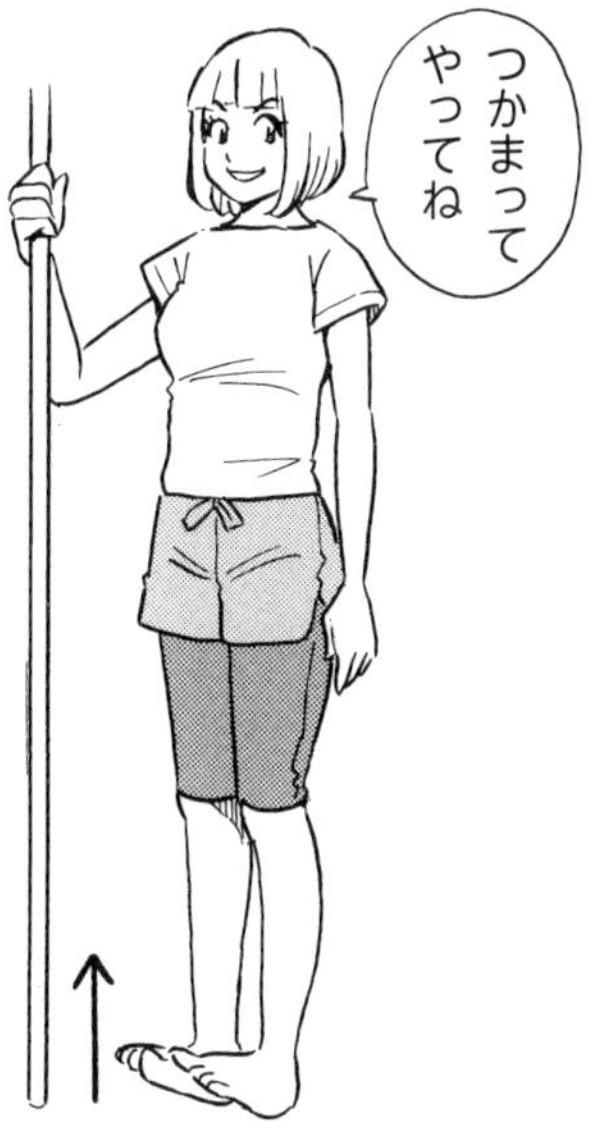

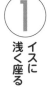

足指バレリーナ柔軟

1

イスに
浅く座る

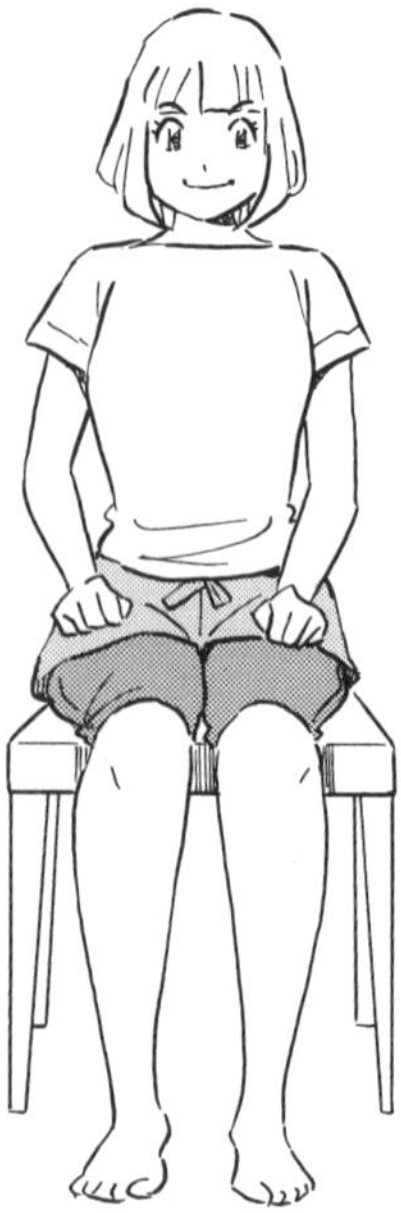

2

足をそろえて
バレリーナ立ち
慣れないうちは
足先が痛いので
軽く

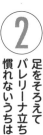

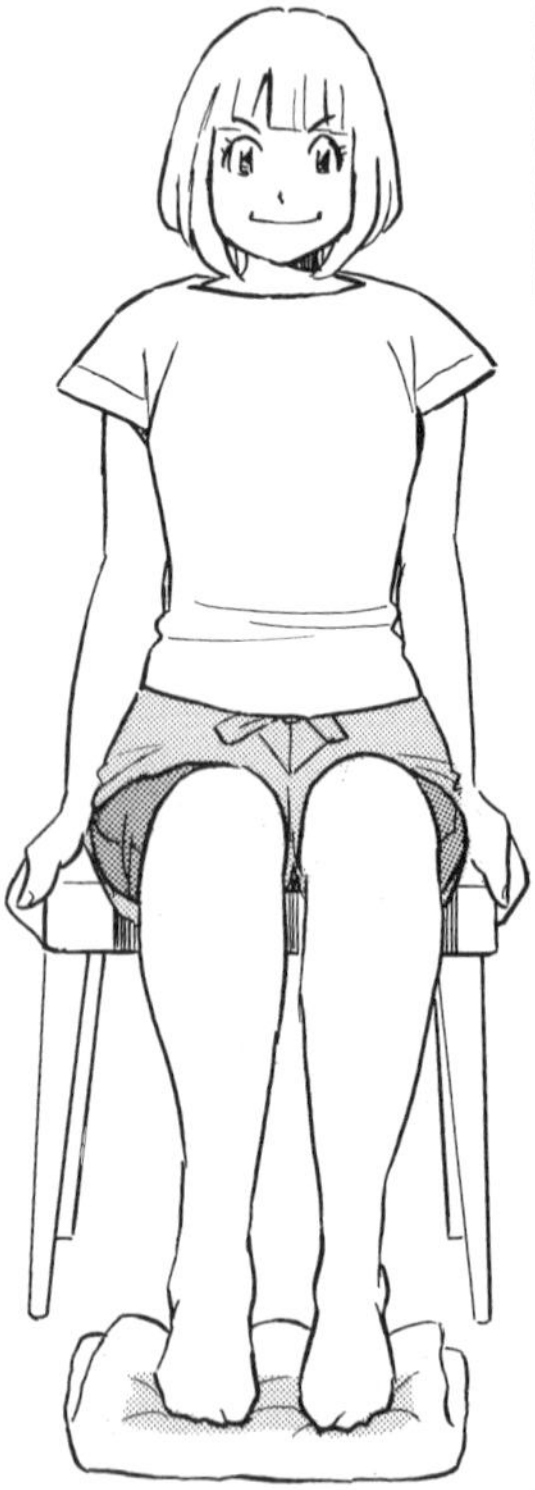

柔らかい物をあてたり
絨毯《じゅうたん》の上などで
行いましょう

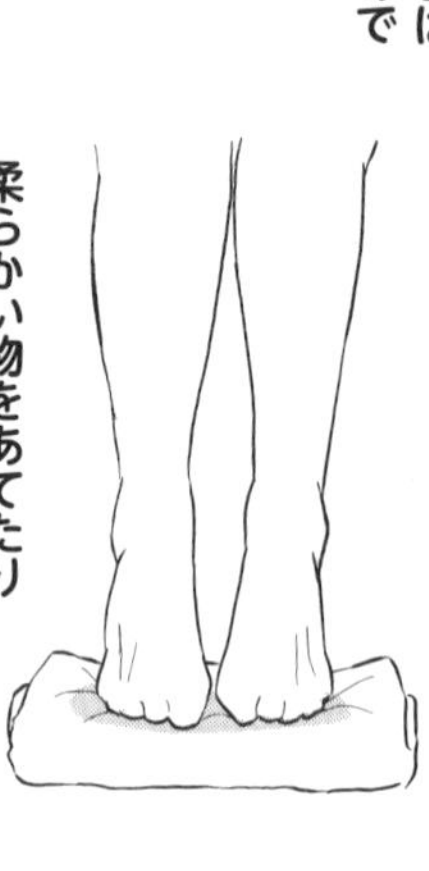

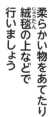

足の筋力を上げて血流をよくすれば下半身の冷えやむくみがやわらぐ

①イスに浅く座り、背筋を伸ばして姿勢を正します。

②足をそろえて、つま先立ちになります。このとき、お腹の力は抜かずに。

※バレエで「ルルベアップ」とも呼ばれる動作で、ふくらはぎがプルプルするかもしれません。ふくらはぎや足裏に効果は抜群です。

※足の裏を縮めて、足の甲を前に出すようなイメージで。指をしっかり曲げます。足の指が痛いので軽く。血流がよくなります。

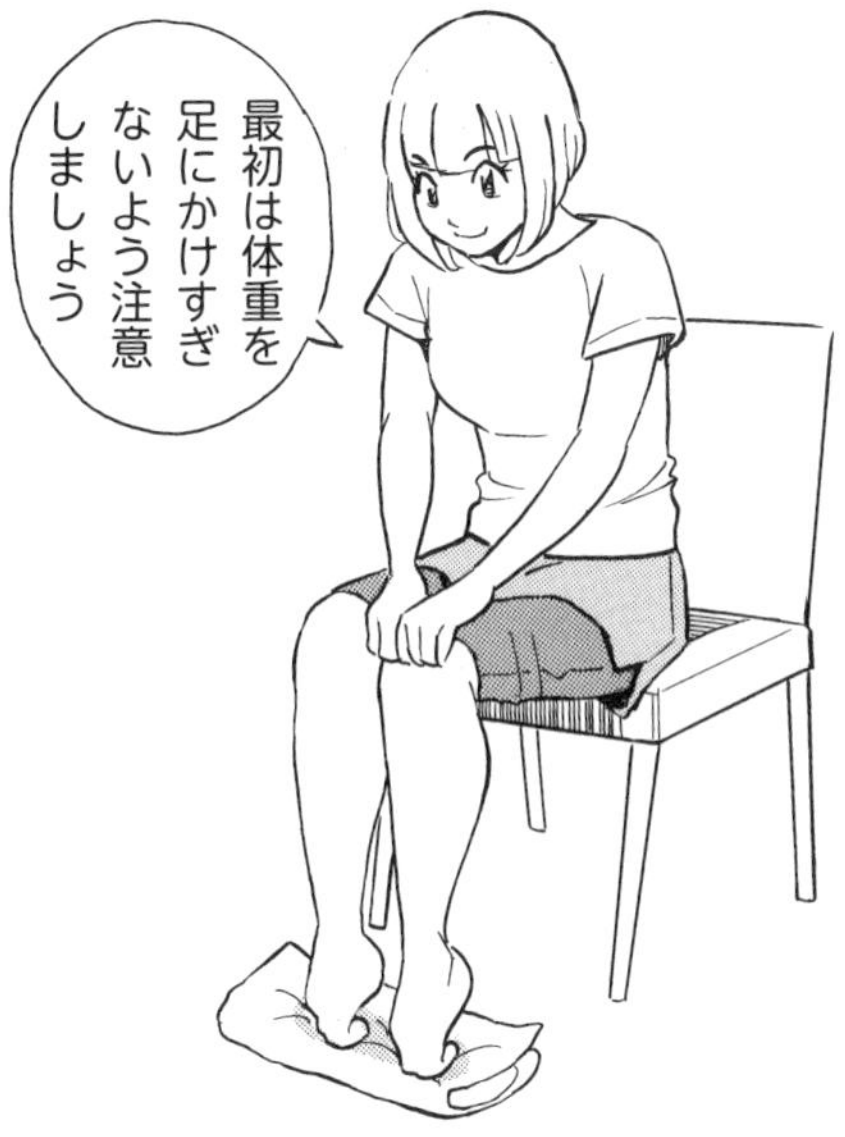
最初は体重を
足にかけすぎ
ないよう注意
しましょう

足指返しストレッチ

①

お尻は
ソファーや
イスにのせて

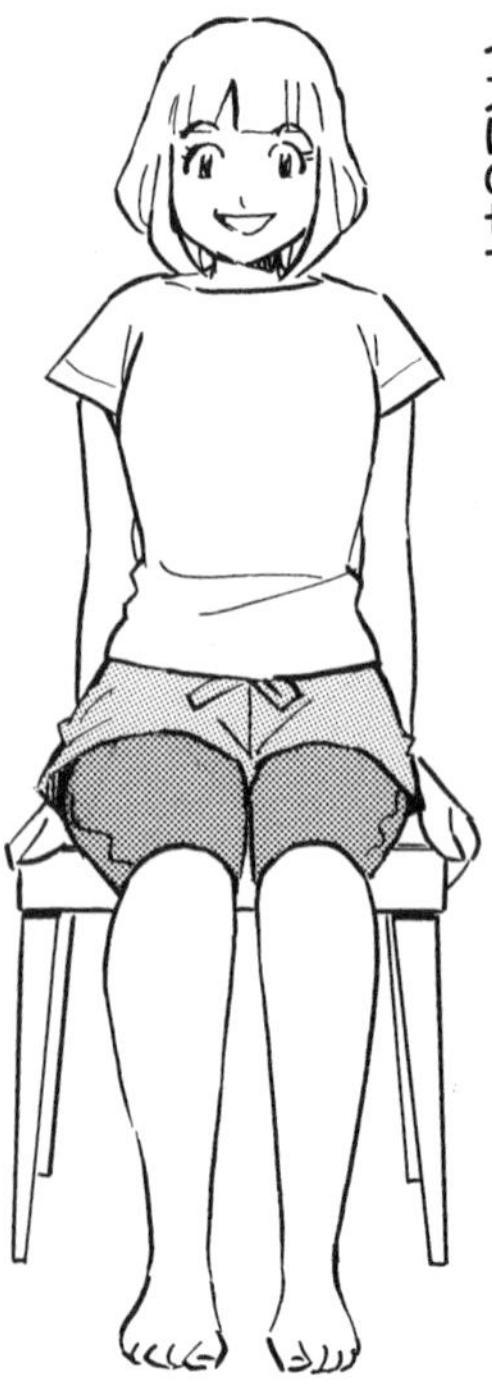

②

両足を
大きく開き

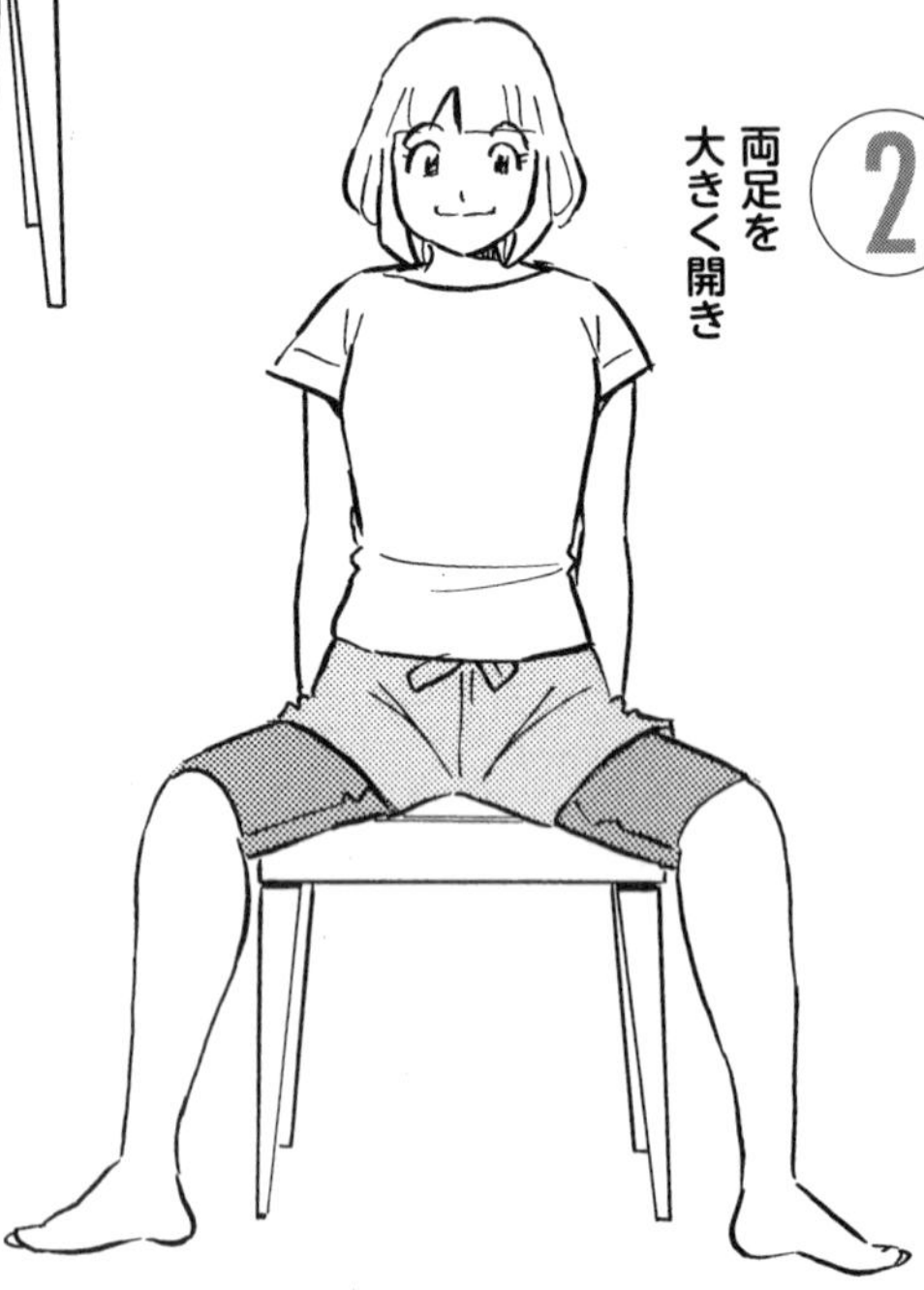

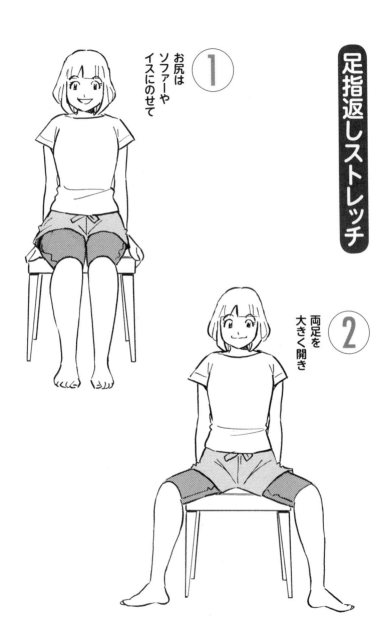

心地よい程度に伸ばしましょう ゆっくりと行うことが大切です

①イスに浅く座ります。

②両足を大きく開きます。

③右を向きます。右足をおおよそ90度に曲げます。体はまっすぐを維持したまま、左ひざを下ろして足指を曲げます。

※お尻はイスにのせています。ふらつくときは危なくないようイスの背を持ったり、何か近くにつかまるものを用意してからにします。足底（足裏）と足指を心地よくたくさん伸ばしましょう。

3　足関節を伸ばす

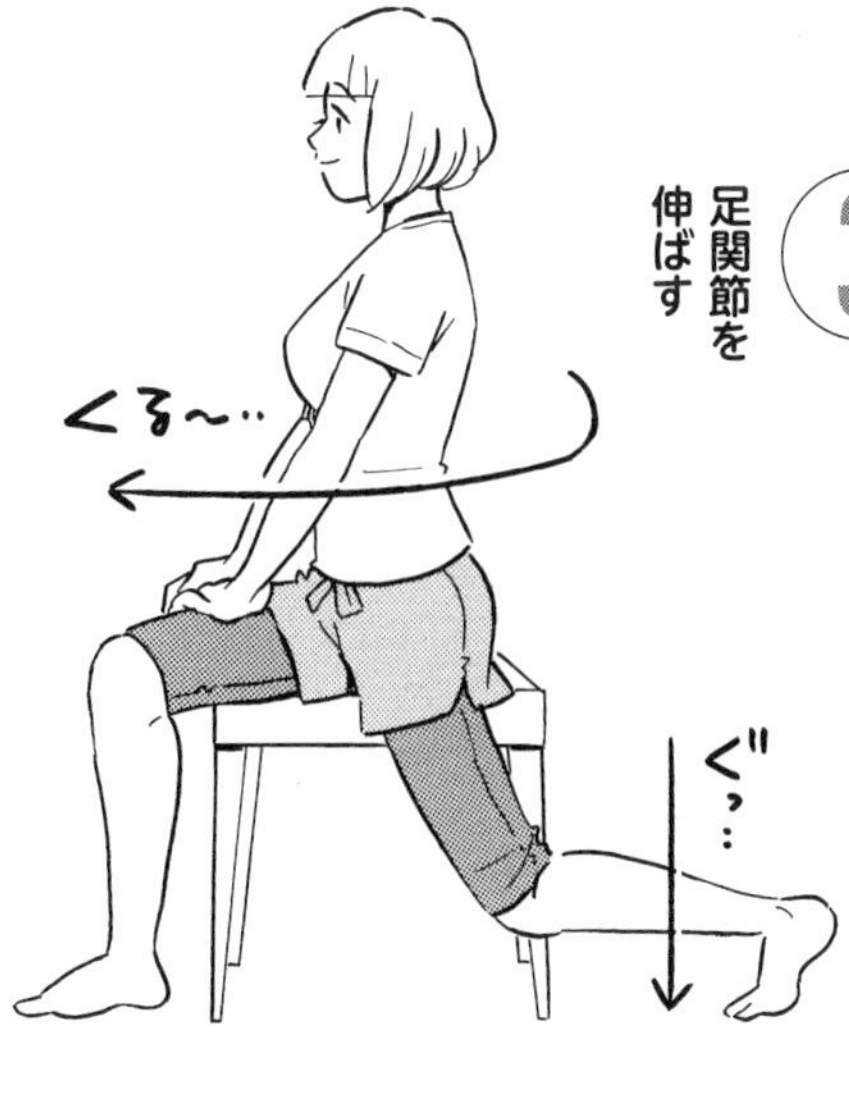

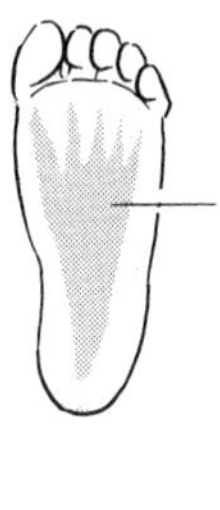

足上げ自転車こぎ

股関節の屈曲に影響する腸腰筋《ちょうようきん》を鍛える

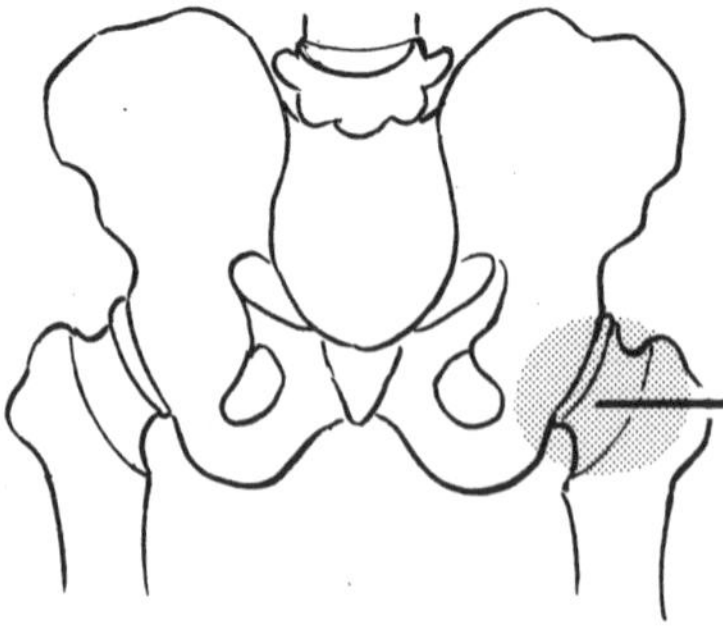
股関節

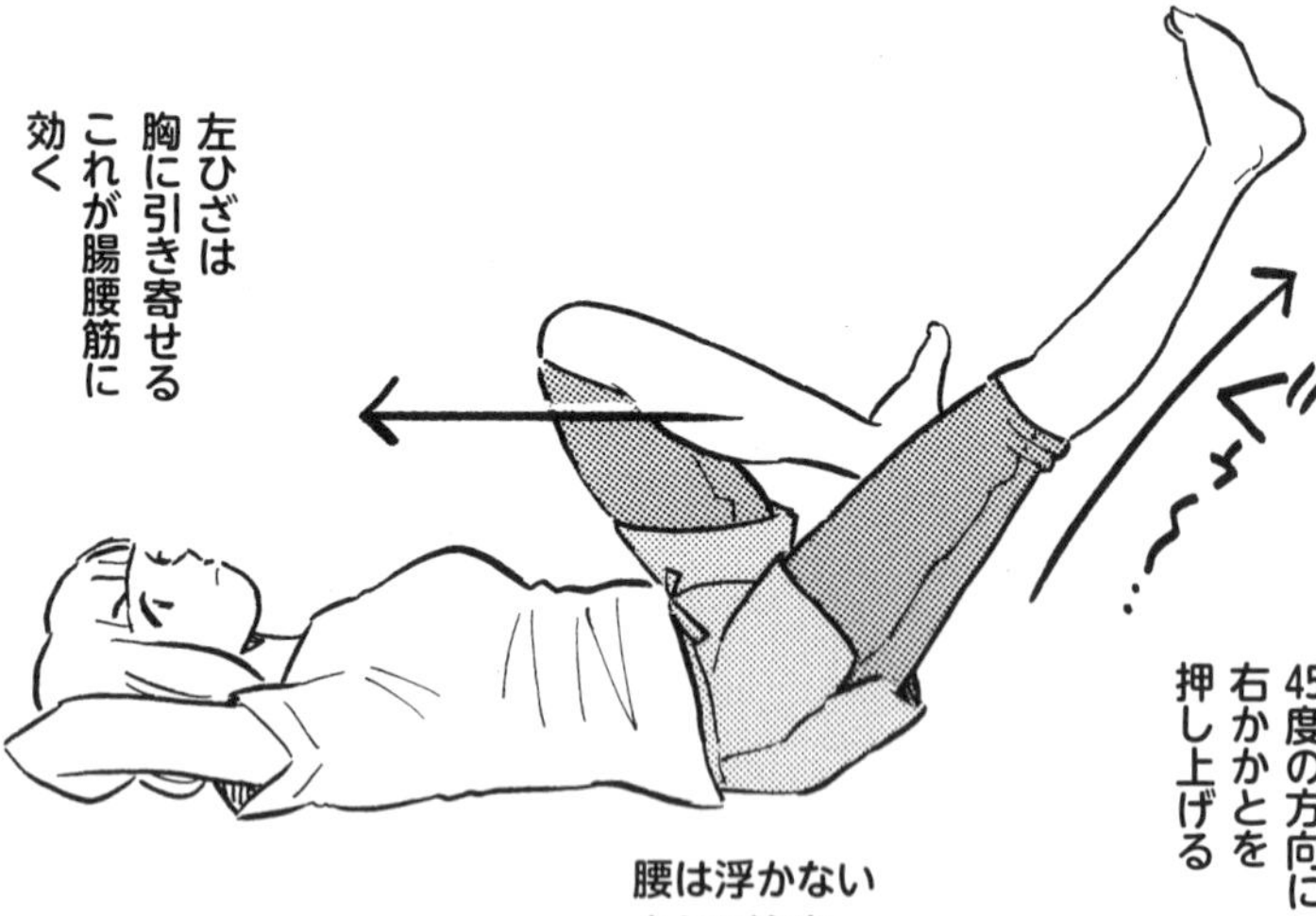
45度の方向に右かかとを押し上げる
左ひざは胸に引き寄せるこれが腸腰筋に効く
腰は浮かないように注意

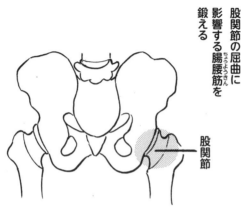

下半身のむくみ解消に効果あり　ヒップアップや太もも引き締めにも

①ソファーに寝て胸を張ります。45度の方向に右かかとを押し上げ、左ひざを胸に引き寄せます。

②足を入れ替えて、反対側も同様に行います。

※足を交互に出して、自転車をこいでいるように行います。このとき、腰が浮かないように注意して。胸方向に引き寄せることで腸腰筋に効きます。足の位置を下げるとハードになり、伸ばさない足のひざを立てればより簡単に出来るようになります。

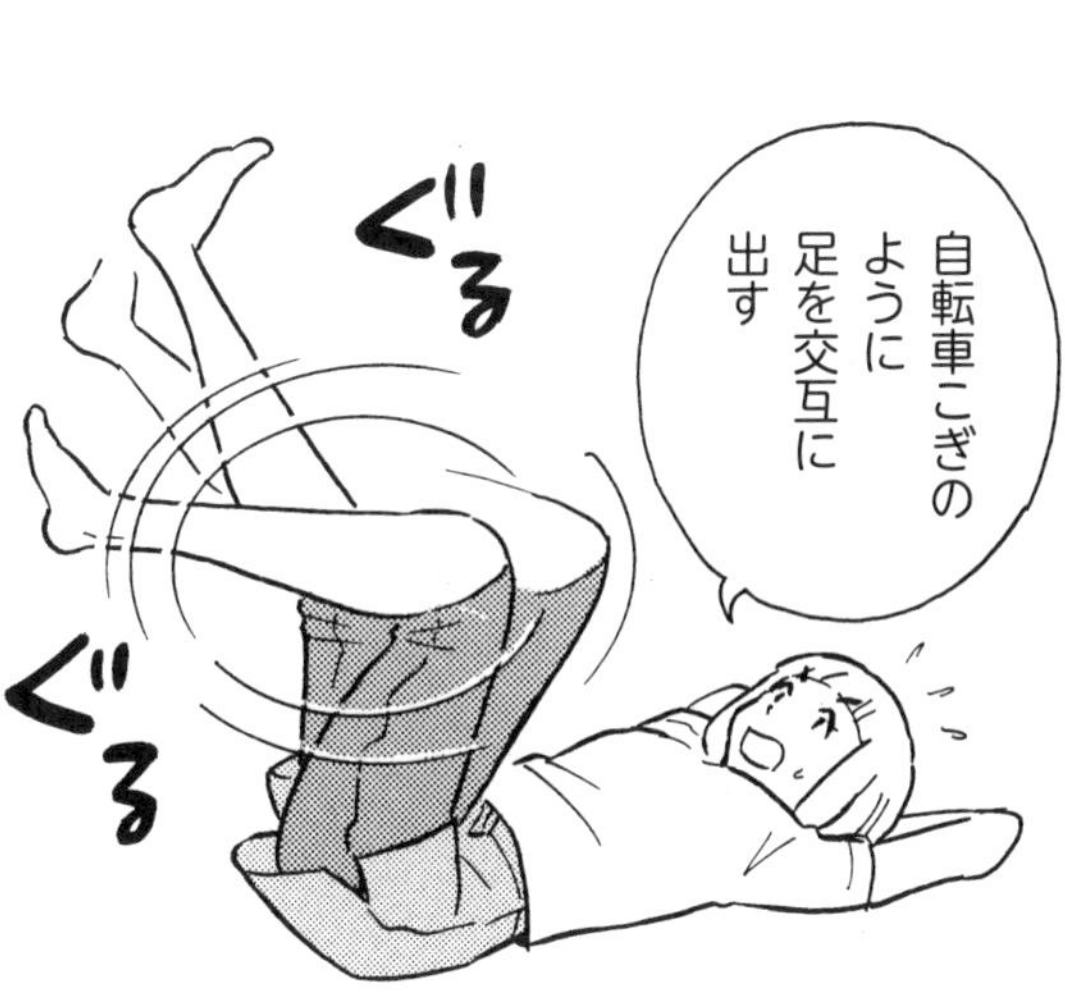
自転車こぎのように足を交互に出す
ぐる
ぐる

足上げトレーニング

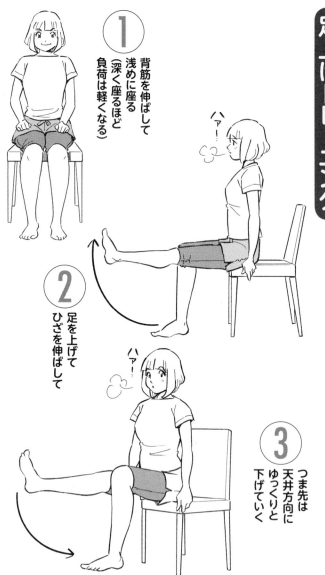

1

背筋を伸ばして
浅めに座る
（深く座るほど
負荷は軽くなる）

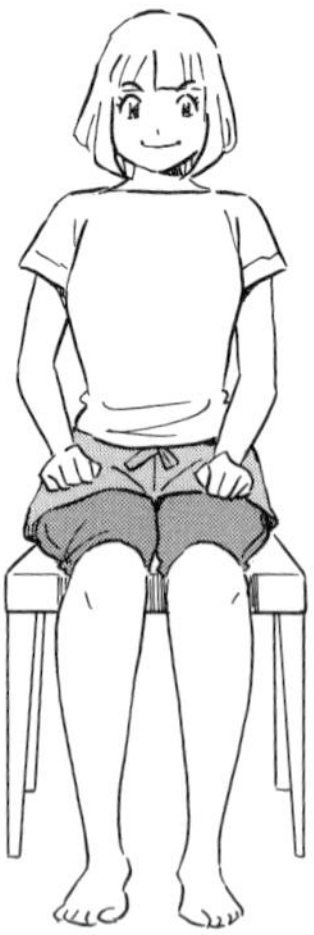

2

足を上げて
ひざを伸ばして

3

つま先は
天井方向に
ゆっくりと
下げていく

ひざを安定させて ひざ痛予防や改善に効果あり

①背筋を伸ばして浅めに座ります。

②片足をゆっくりと上げていきます。足を上げるときはつま先を天井方向へ向け、ひざをしっかりと伸ばします。

③呼吸に合わせてゆっくりと下げていきます。反対側も同様に行います。

※伸ばしたときに太ももに力が入っていればOK。深く座るほど負荷は軽くなります。きついと感じたら、背もたれを使ってムリなく行いましょう。

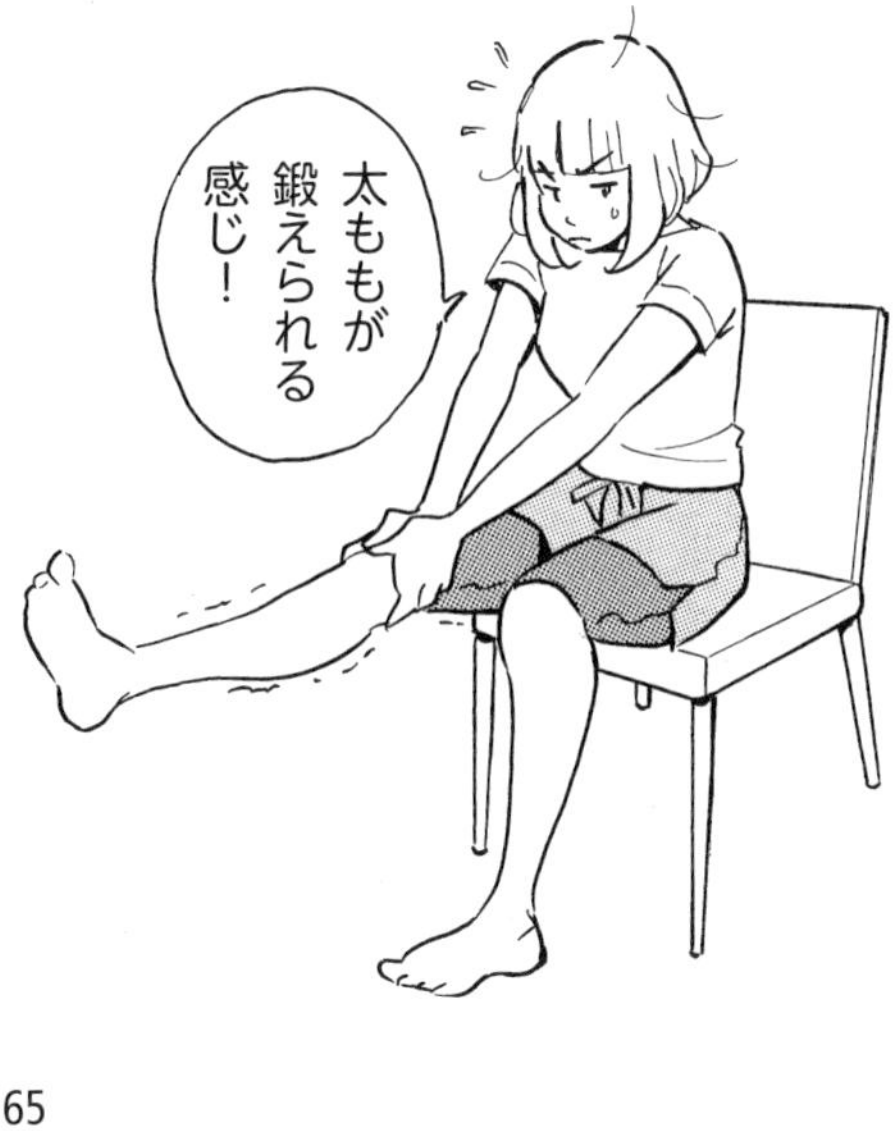
太ももが鍛えられる感じ！

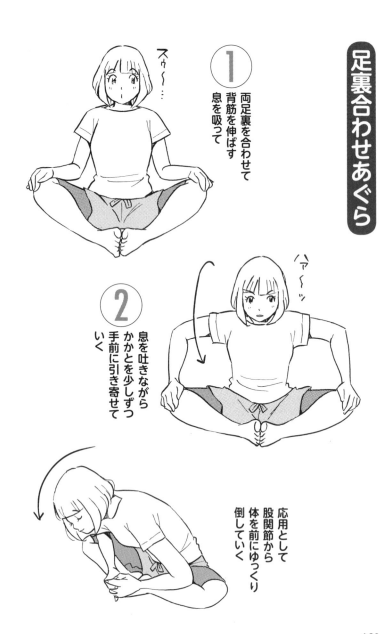

足裏合わせあぐら

1

両足裏を合わせて
背筋を伸ばす
息を吸って

2

息を吐きながら
かかとを少しずつ
手前に引き寄せて
いく

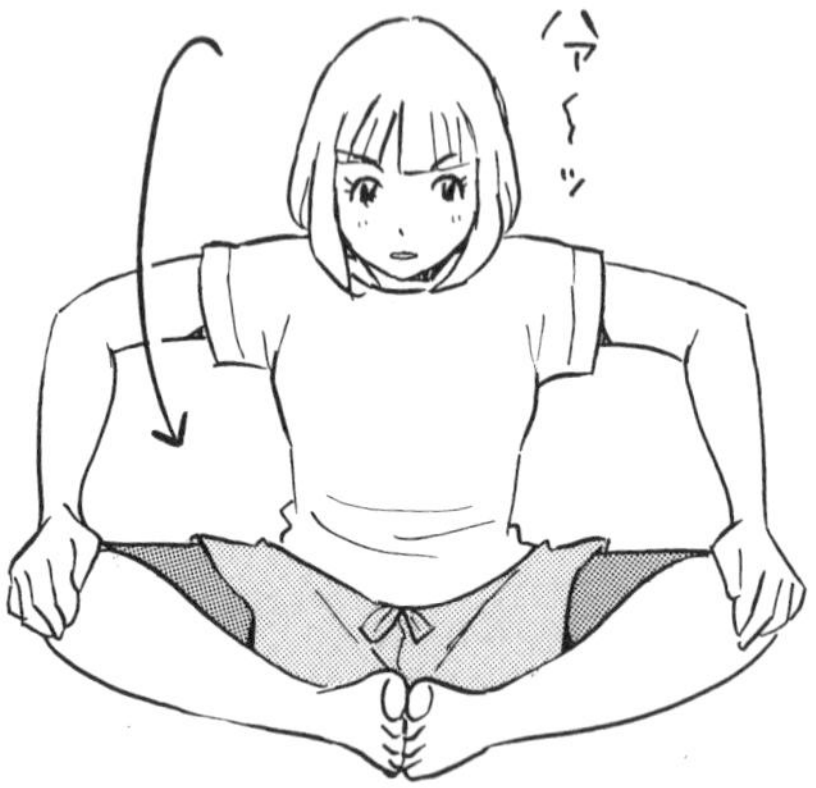

応用として
股関節から
体を前にゆっくり
倒していく

股関節を開いて大腿部のつけ根を気持ちよく伸ばしていこう

①両方の足裏を合わせて背筋を伸ばして座ります。

②ゆっくり息を吸い、吐きながら、かかとを少しずつ手前に引き寄せていきます。

※ゆっくりと体を前に倒し、太ももの内側の筋肉を伸ばしていきましょう。前に倒すときにはしっかりと背中を伸ばし、お腹を出して股関節から曲げるように倒すのがポイントです。股関節が柔らかくなると下肢の血流が改善し、むくみが取れて足が細くなります。

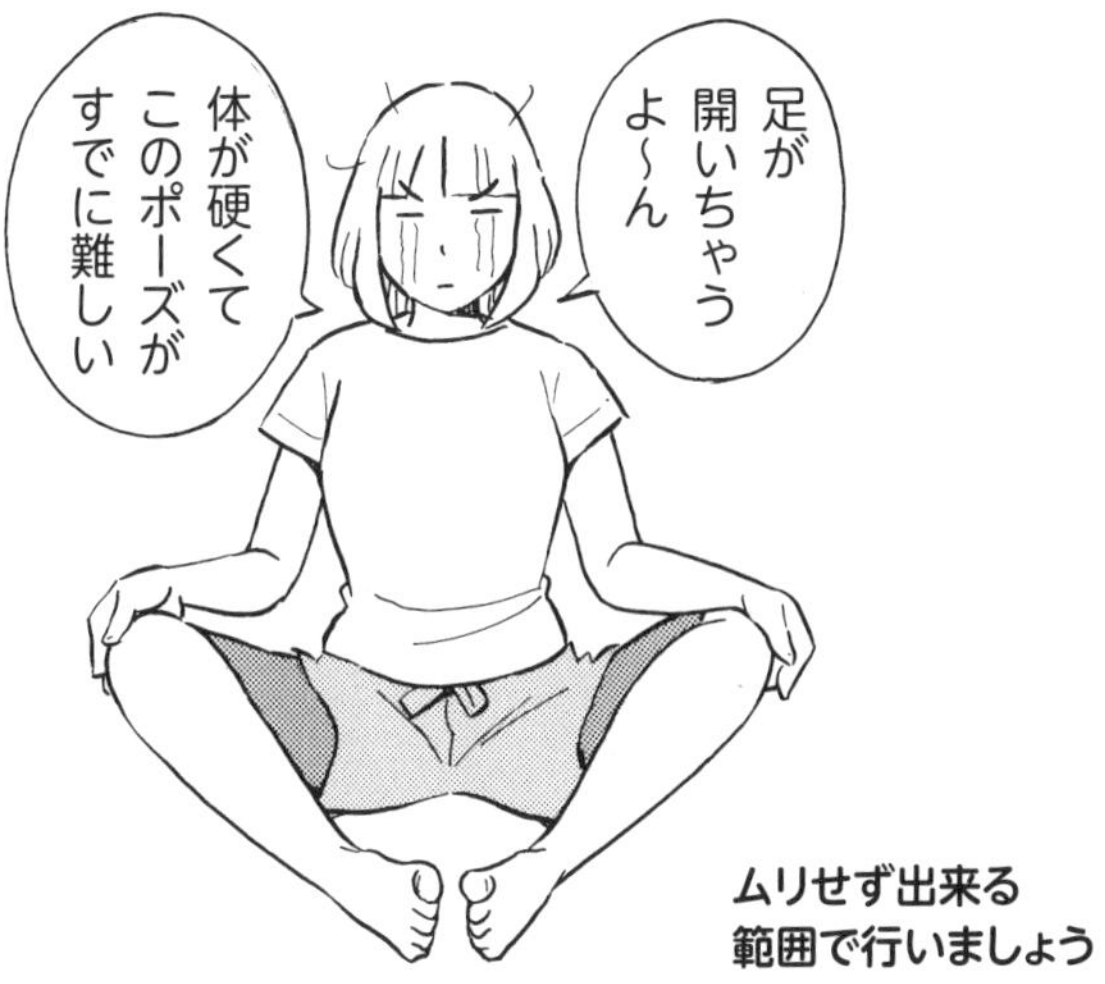
足が開いちゃうよ〜ん
体が硬くてこのポーズがすでに難しい
ムリせず出来る範囲で行いましょう

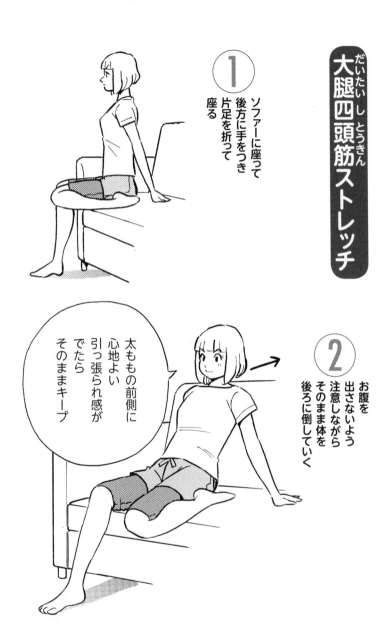

大腿《だいたい》四《し》頭筋《とうきん》ストレッチ

1

ソファーに座って
後方に手をつき
片足を折って
座る

2

お腹を
出さないよう
注意しながら
そのまま体を
後ろに倒していく

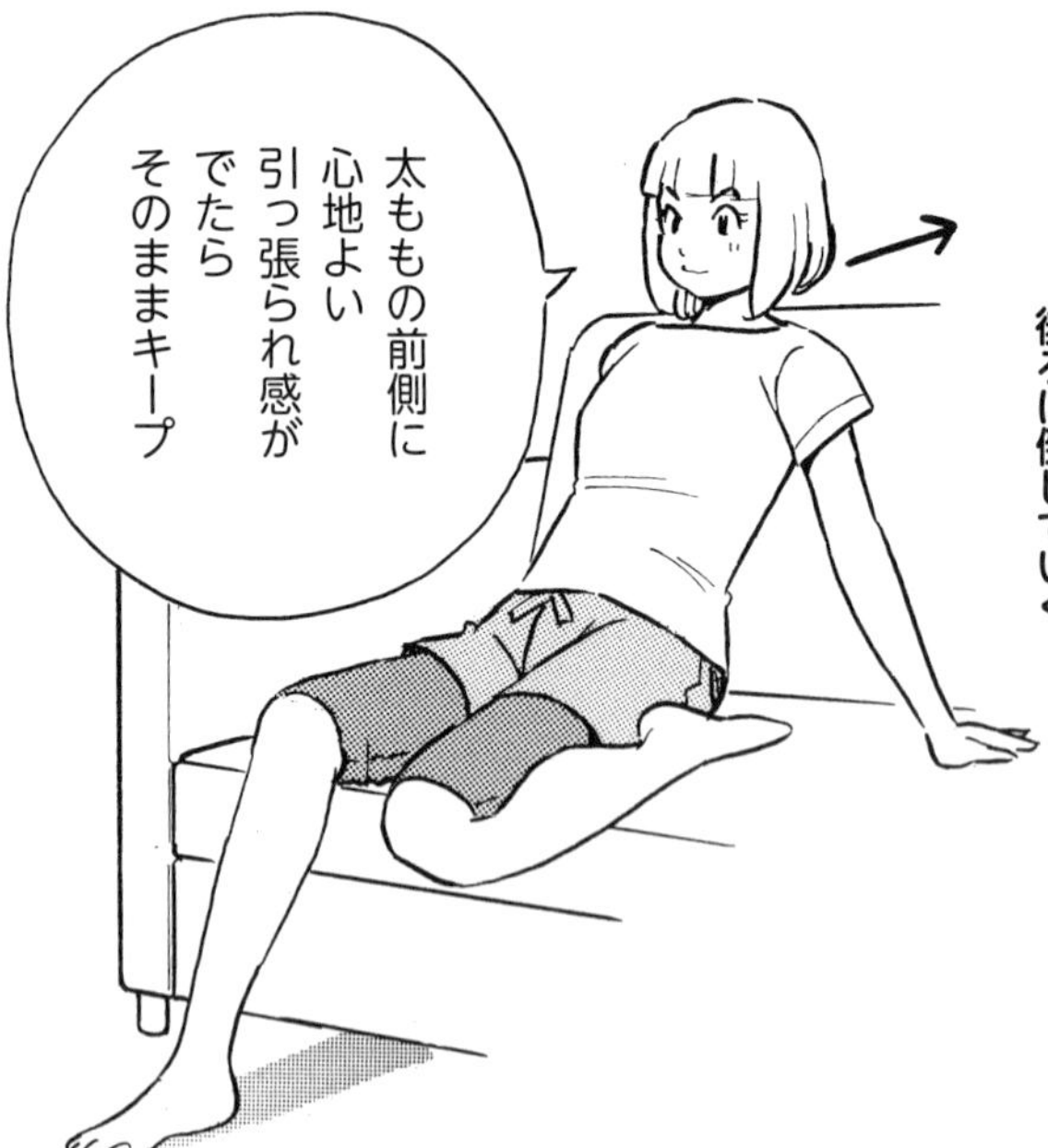

足が重くてだるいときはここをストレッチしよう

①座って後方に手をつき、片足を折り、もう片足は下ろして座ります。お腹は出さないように注意して骨盤を後方へ倒します。

②太ももの前側に心地よい引っ張られ感が出たら、そのままの姿勢で筋肉がほぐれるのを待ちます。反対側も同様に行います。

※大腿四頭筋の硬い方は体を倒さなくてもストレッチがかかりますので、自分にとってちょうどよい姿勢をキープしましょう。反対に足りない方はより後ろへと持っていきます。

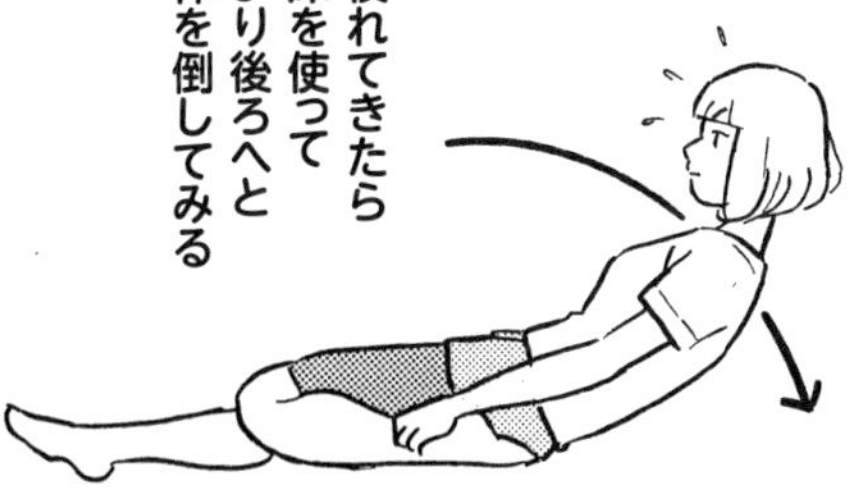
慣れてきたら
床を使って
より後ろへと
体を倒してみる

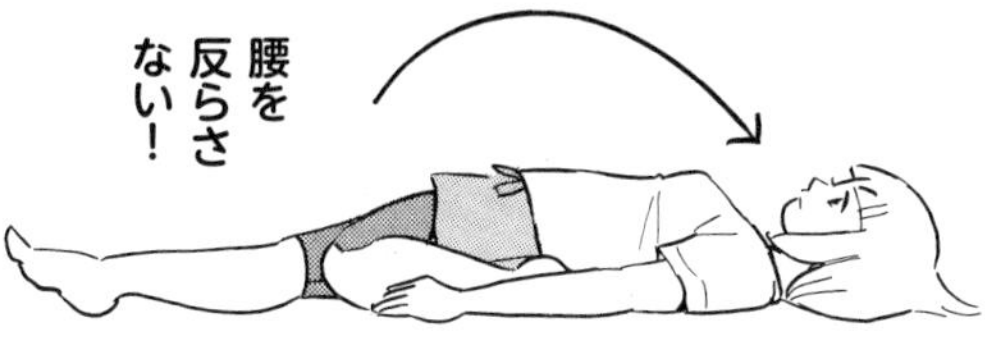
腰を
反らさ
ない！

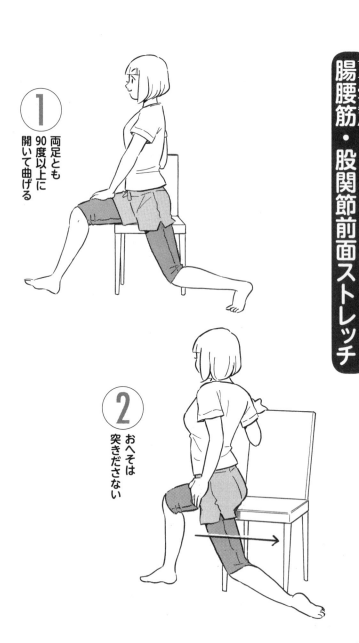

腸腰筋《ちょうようきん》・股関節前面ストレッチ

1

両足とも90度以上に開いて曲げる

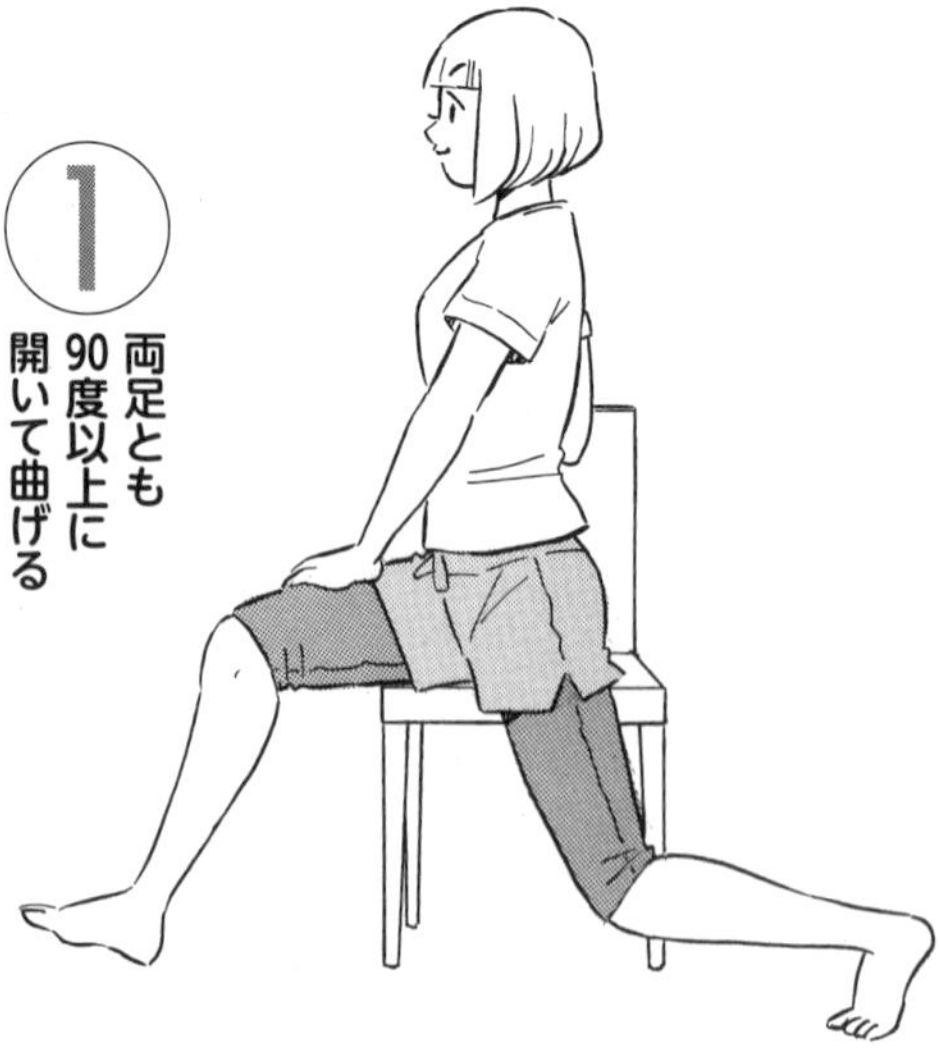

2

おへそは突きださない

伸ばしている部分を意識して股関節の柔軟性を高めていこう

①浅く座った状態から、横を向きます。向いた方向の足を前方に、逆の足を後方下に伸ばします。前に出した足と後方の足のひざは90度以上になるように曲げます。

②そのまま背筋を伸ばして胸を張り、おへそを突きださないようにします。

※骨盤を後方に倒します。このときに、腰が反らないように注意しましょう。ぐらつくときはイスの上にのっても◎。

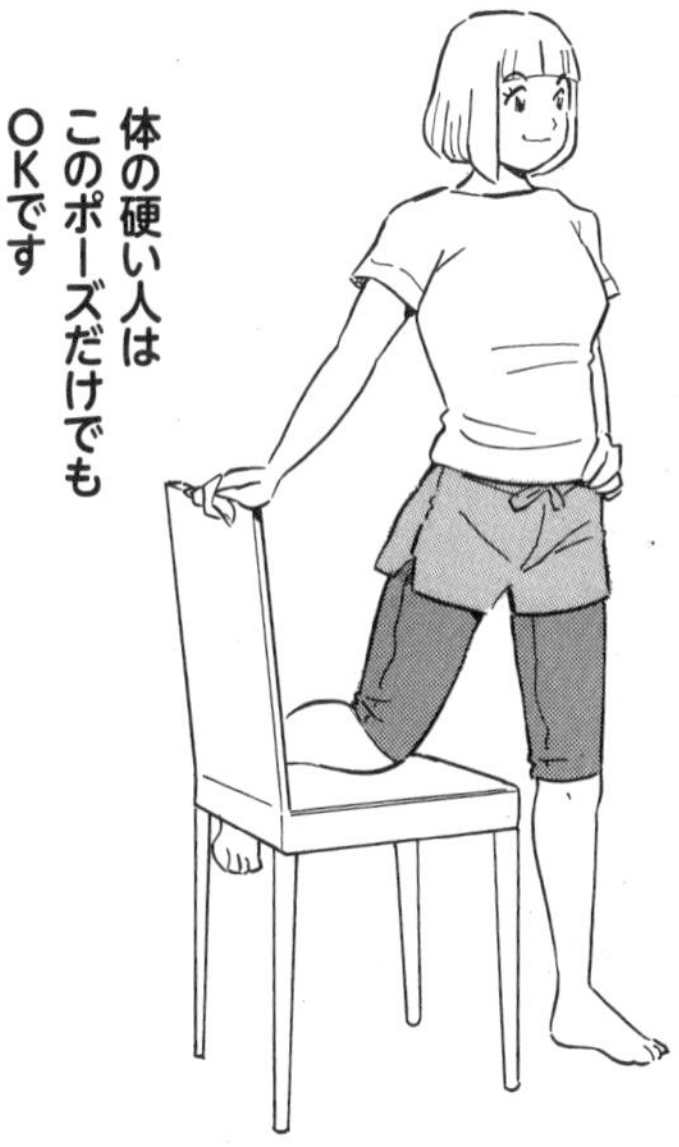
体の硬い人は
このポーズだけでも
OKです

ひざ関節内外旋指先軸ワイパー運動

①

ひざを動かさずに
つま先を外側に内側にと
ワイパーのように動かす

②

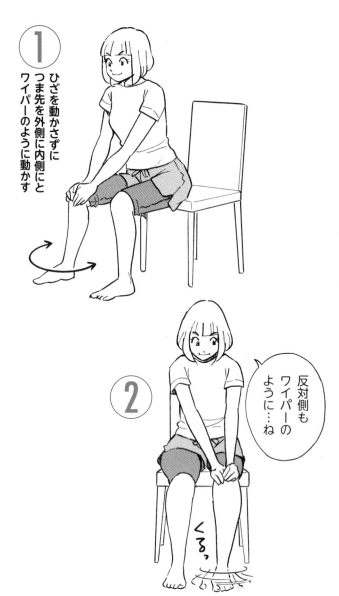

ひざ関節を柔軟にするとひざの動きが軽くなる

①ソファーに浅く座ります。ひざを動かさずに、つま先を外側にゆっくりと開いていきその後、内側に向けてワイパーのように動かします。

②もう片方の足も同様に行います。

※ムリに動かそうとしなくても効果がありますので、ひざが痛い方は特にムリをして動かさないよう注意しましょう。

※かかとを支点にしてひざが動かないように。慣れてきたら内旋、外旋を早めに動かします。

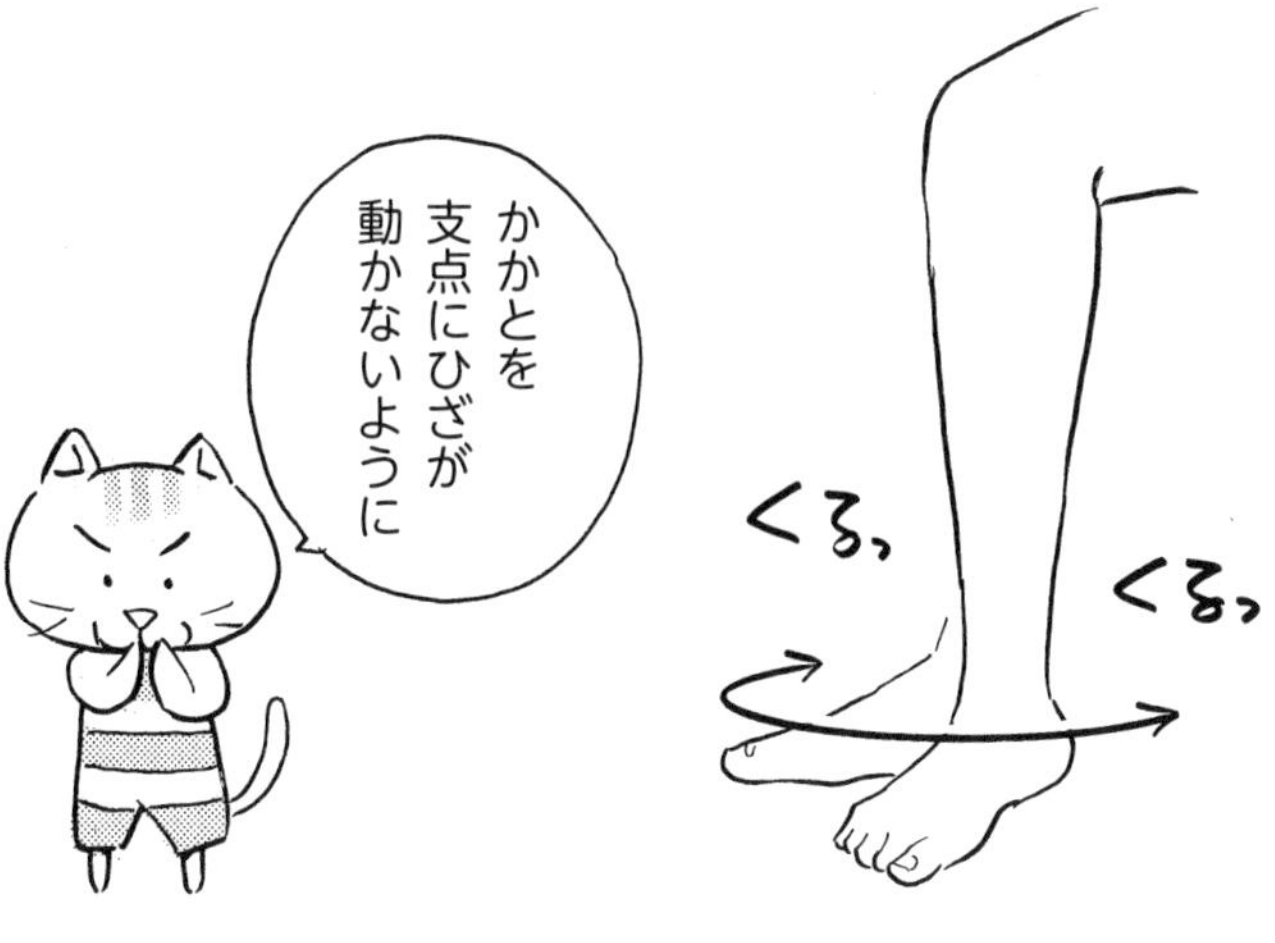
くるっ
くるっ
かかとを支点にひざが動かないように

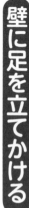

壁に足を立てかける

①

かかとを壁に
つけたまま
足を広げたり
つま先を
伸ばしたり

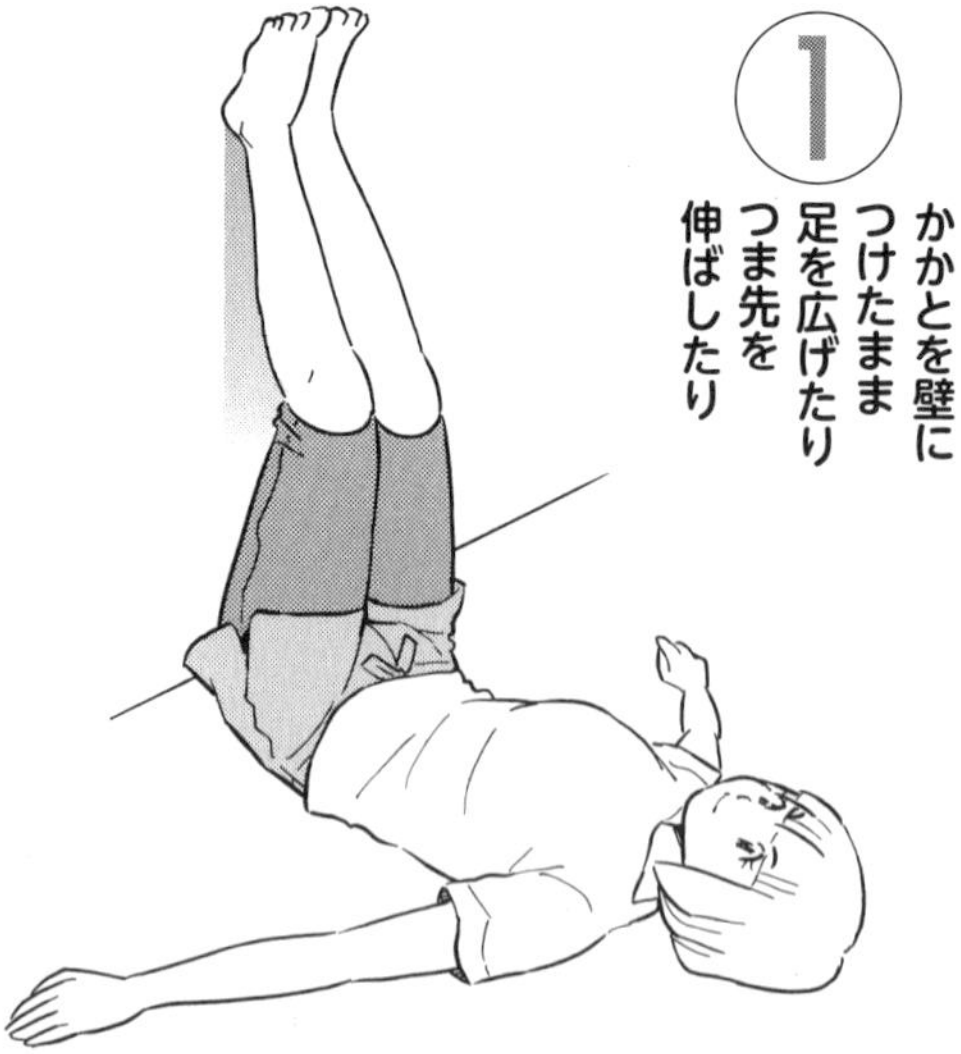

②

つらいときは
お尻を壁から
離してください

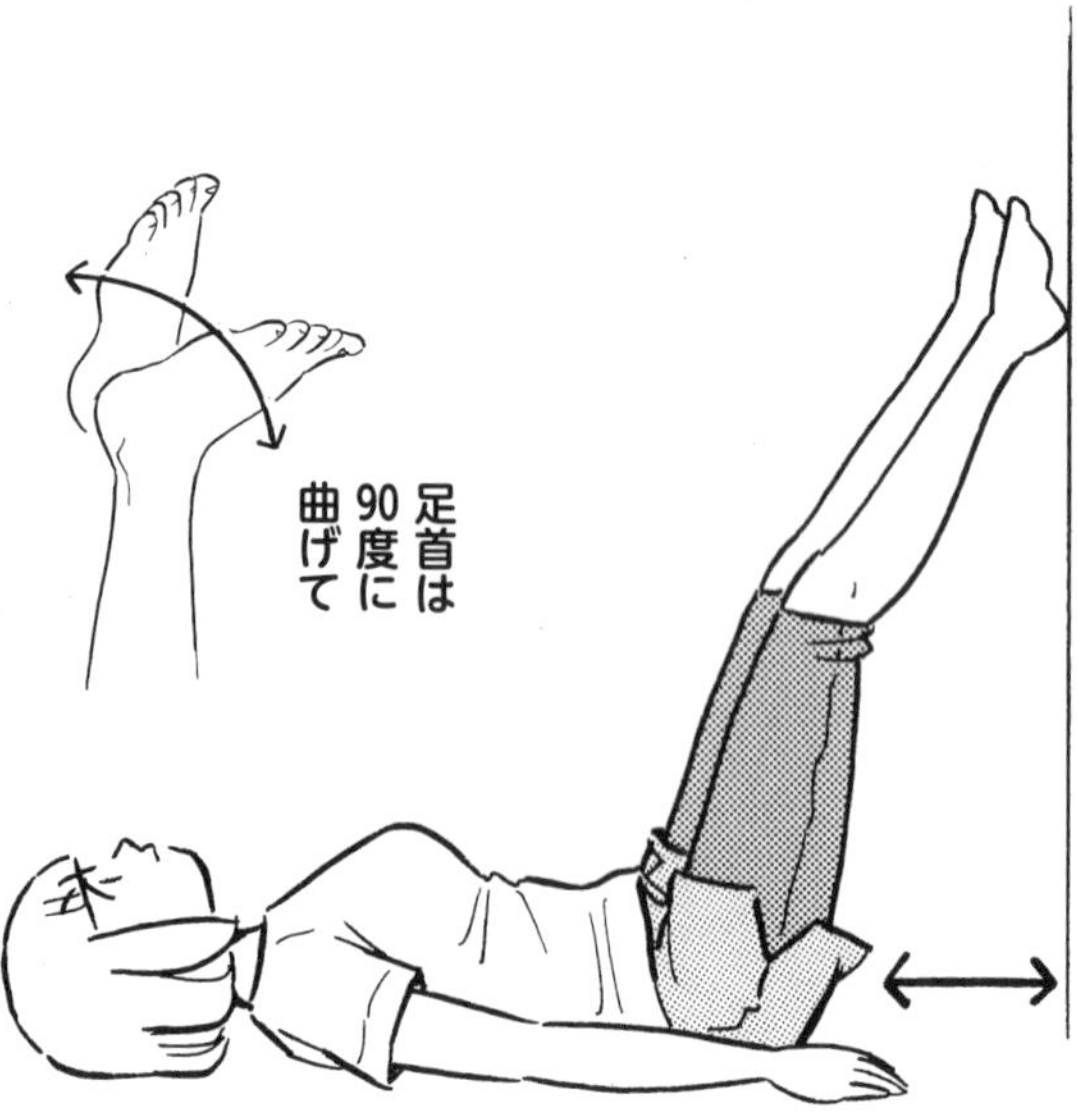

足のむくみやだるさを感じたらリラックスできる高さで行おう

①仰向けになり、壁に向かって足を上げます。

②ひざを伸ばしたら、足首を90度に曲げて上半身はリラックス。深い呼吸を繰り返します。

※足を開いていくと足の重さで太もも内側のストレッチになります。

※逆につらい方は、お尻を壁から離して行ってください。ただし、ひざは曲がらないように気をつけましょう。首がつらければ、枕や折りたたんだタオルなどを頭の下に置くと楽になります。

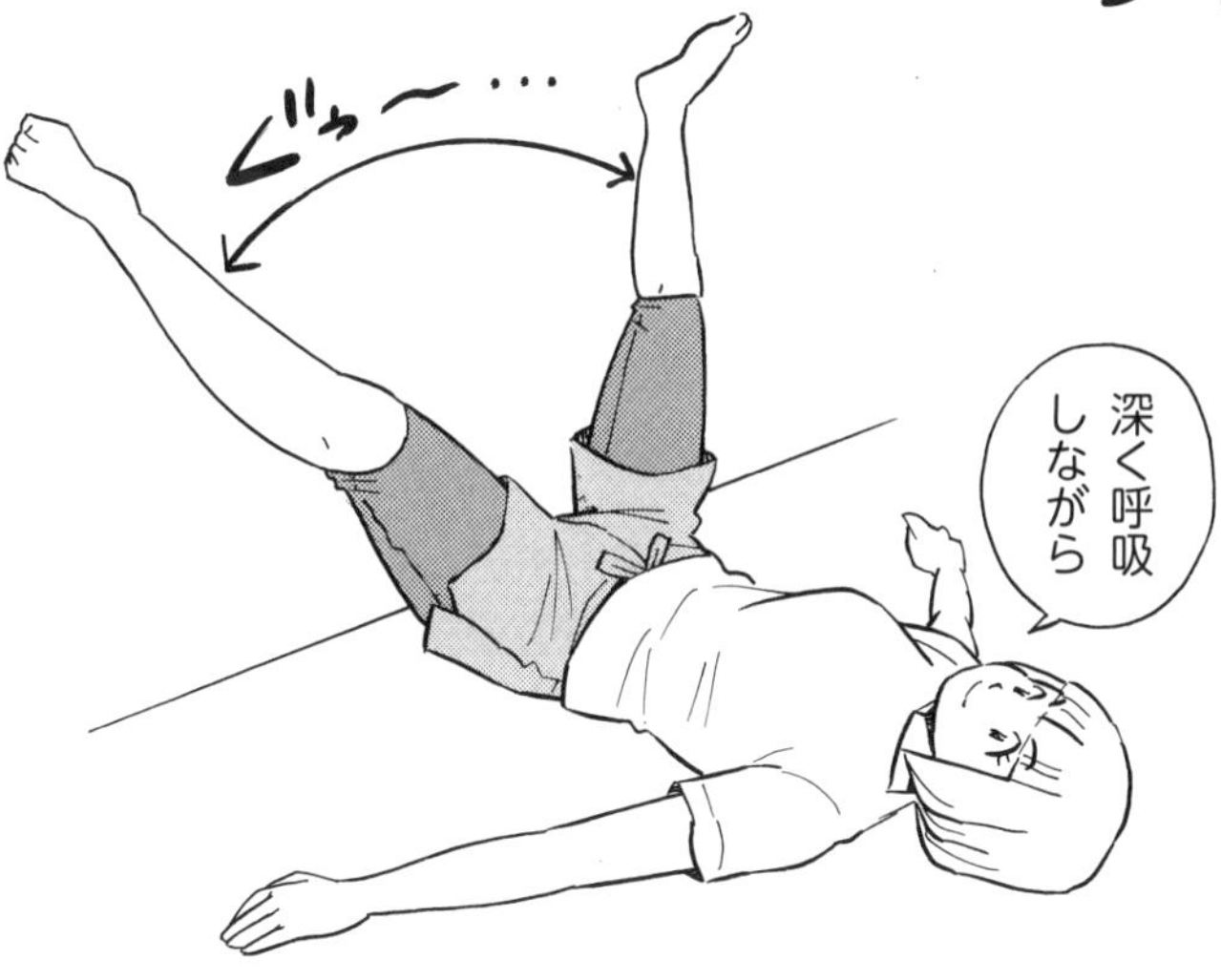

［監修者紹介］

原 幸夫（はら・ゆきお）

いいだ整骨院・鍼灸院／いいだカイロプラクティック院長
株式会社いいだケアアンドキュア代表取締役
柔道整復師。鍼灸師。あんまマッサージ指圧師。
カイロプラクティック　アクティベータメソッド　アドバンス認定
医薬品登録販売業
ホームページ／http://iida-seitai.com/
アキレス腱断裂を手術しないで歩きながら治す治療（保存歩行治療）で
年間100例以上の治療を行っている。

●著書・監修●

『ねこ背がスッキリ治る本』（中経の文庫・中経出版）、『ねこ背をぐんぐん治す！200%の基本ワザ』（日東書院本社）、『硬い体が驚くほどやわらかくなるストレッチ』（日東書院本社）など

マンガでわかる
ゆがみと痛みが消えるストレッチ

2017年12月1日　初版発行

監修　原 幸夫（はら・ゆきお）
マンガ　伊三次ちえ

編集　株式会社新紀元社 編集部
編集協力　有限会社フロッシュ
有限会社ファーザーアンドマザー
デザイン・DTP　株式会社明昌堂

発行者　宮田一登志
発行所　株式会社新紀元社
〒101-0054　東京都千代田区神田錦町1-7
錦町一丁目ビル2F
Tel 03-3219-0921
Fax 03-3219-0922
http://www.shinkigensha.co.jp/
郵便振替　00110-4-27618

印刷・製本　中央精版印刷株式会社

ISBN978-4-7753-1547-7
Printed in Japan